中医生理学归真

——烟建华《黄帝内经》藏象讲稿

烟建华 著

中国中医药出版社
·北京·

图书在版编目（CIP）数据

中医生理学归真：烟建华《黄帝内经》藏象讲稿／烟建华
著.—北京：中国中医药出版社，2014.8（2024.9重印）
ISBN 978-7-5132-1950-1

Ⅰ.①中… Ⅱ.①烟… Ⅲ.①《内经》—研究 Ⅳ.①R221

中国版本图书馆CIP数据核字（2014）第140210号

中 国 中 医 药 出 版 社 出 版
北京经济技术开发区科创十三街 31 号院二区 8 号楼
邮政编码　100176
传真　010 64405721
北京盛通印刷股份有限公司印刷
各地新华书店经销

*

开本 710mm×1000mm　1/16　印张 14.5　字数 214 千字
2014 年 8 月第 1 版　2024 年 9 月第 2 次印刷
书号 ISBN 978-7-5132-1950-1

*

定价 38.00 元

网址　www.cptcm.com

如有印装质量问题请与本社出版部调换
服务热线　010 64405510
购书热线　010 89535836
微信服务号　zgzyycbs
书店网址　csln.net/qksd/
官方微博　http://e.weibo.com/cptcm

自　序

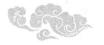

　　2013年8月在中华中医药学会内经分会举办的福州高层论坛上，我就《黄帝内经》（以下简称《内经》）教学和中医理论传承问题提出：中医自举办大规模学院式教育以来，在基础理论教学方面取得了显著成绩，但概念异化、理论破碎、临床失范的事实和倾向，也成为中医界刻下消而不去的烦扰隐痛与今后自身体系瓦解的致命忧虑。翻开中医教材不难发现，诸如"心气推动血脉运行"讲心就是泵血器官，胆只会贮藏胆汁，脾则是"包括消化系统、血液系统和体液代谢的部分功能和疾病"的杂凑，概念西化；气定义为"既是物质又是功能"，仅有"奇文共欣赏"的价值；脏气、经气、血气，至今还困惑着中医科研精英们，不知如何是好；对神这样一个生命大概念及其理论系统，除了依附于五脏的小小术语外，再也无话可说。概念的异化倾向使得精气、阴阳、五行被弃如敝屣，而废弃了中医特有的思维方法，则中医理论即成为经验理性化后的理论碎片，何谈系统理论？在临床教材和教学中，只讲病证的辨证分型，无论其局整制约、顺逆传变；仅述分型治疗，而耻谈传统大法，并流行辨证论治加"西化中药"，甚至"中药西用"。诊治如此失范，疗效自然难求，不仅有愧于民众，也使青年中医丧失学术与专业信心，严重影响着中医学的生存和发展。

　　过失必须反思、自责，关键在于学术传承。一个世纪以来的中医研究形成的基本共识是：中西医各有自己的理论体系，其差异是根本的、全面的，难以通约；与此相应，只要你使用天然药物（中药），就必须遵从中医理法方药之规矩，这是临床铁律。因此，目前中医应该强调改善基础理论的教学，矫枉求正、溯源归真，而《内经》作为《中医基础理论》（以下简称《中基》）

的提高课，当仁不让地担当着这一历史重任。

当前，《内经》教学存在着用《中基》知识讲解经典原文的弊病，而以中青年教师较为普遍，《内经》似乎成了中医基础的古文引证课。这是本末倒置，必须改变。需知，与近现代医学不同，中医概念与理论形成和发展采用的是经典引申—学术贯通模式，经典是源，规定了概念的本质内涵，后世为流，其发展不出扩展本义、丰厚外延，故中医学的基本概念、主体理论，必溯源探微才能求正归真。那么在《黄帝内经》教学中如何实施中医概念、理论的矫枉归真？除了仰仗学术界研经索隐，不断以新的学术成果提高教材编写质量外，关键就要看教师们的专业发挥。

讲好《内经》课难，登临《内经》教学高境界更难。笔者业医五十年，讲授《内经》亦三十余载，深感研经明理，至道求真，非苦学善悟，别无他途。浏览周易、诸子，涉猎现代系统科学知识，通读《内经》掌握其每篇精要，均是专业基础功夫，必不可少。作为专职教师研读和讲授《内经》，如何提高层次与水平？我在北京市高等教育精品教材《内经选读》的教学参考用书《〈内经〉学术精粹析要》中，曾概括了五条心得，五条依次是："系统研读，务求理论融会贯通""源流承继，从理论发展逆流溯源""临床实证，反究医理以辨真伪""文化哲理，彰显学术体系特征""科学研究，独重格物深探消息"。本书整理藏象讲稿也贯穿了这些心得及精神，以供同道之参考。

医术直接决定临床效果，医道乃医术的理性根基，若医道授之有误，鲜有不影响病证诊治的。鉴于目前中医基础知识传承中的流弊，本人不揣冒昧，将几十年教授《内经》的藏象讲稿整理成册，遑论完善，确欲以讲述《内经》之名义，对中医基本概念与理论正本清源、矫枉归真，并在医学理论方法学变迁、五脏概念形成与内涵、神概念及其系统理论等方面有所发挥。书名"中医生理学"似涉嫌西化，当然难与"藏象"比义，唯借其通俗易懂，含义相近，而重在"归真"而已。

北京中医药大学《内经》教研室原主任　烟建华

2014 年 4 月

前　言

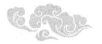

　　藏象是中医学的基本概念，藏象学说是中医学的基础理论。任何人学习和研究中医学都要从藏象理论入门，而后及于疾病及其诊法、治疗的有关内容。因此，历代类分研究《内经》者都将"藏象"列为一类，放在显要章节；清代著名医家唐宗海（字容川）说"业医不知脏腑，则病原莫辨，用药无方"，最看重藏象的基础医学地位。20世纪五六十年代，中医界对什么是中医学的理论核心展开过一次大讨论，认为唯有藏象理论能当此任。所以我们学习《内经》，以藏象为先，它的基本概念与理论乃至于医学方法，贯穿于整个中医基础理论与临床实践。

　　《黄帝内经》的藏象理论包括脏腑和精气神两部分。也有的《内经》教材与学术论著认为应包括经络、体质乃至对于生命的有关认识等内容，这是"仁者见仁、智者见智"，然而作为约定俗成的《内经》藏象理论的常规讲述内容，经络理论以其相对独立而形成系统单列章节；体质理论混杂于藏象、病机、诊法及治疗内容之中，而不予单列章节；对于生命的有关认识，内容也较复杂，多见于精气、阴阳五行及藏象等理论之中，高等教育中医药院校七年制《内经学》规划教材曾专列章节论述（中篇第五章"生命与人体"），可以参考，本书不单列内容讲述。

　　藏象理论中的脏腑与精气神两部分内容既相对独立，又相互联系，密不可分。在生理学意义上，它们都能单独说明人生命活动的主要规律和机理，如以五脏机能活动、脏腑藏泻等阐释人体生长、发育、衰亡及各项生理、精神活动机理与规律；也可以用精气神的生成、和谐有序运动等说明这些生命活动的机理与规律。然而要较为完善解释生命活动的基本问题，两者还必须配合，相辅相成。脏腑活动的基础是精、动力是气、表现为神，而精气神又是脏腑活动所产生的，其消长盛衰也受脏腑的影响，从而构成了以脏腑为主、精气神为辅，两者互为依存、互济互用，阐述人生理活动机理与规律的学术理论体系，并贯穿于病机病证、诊病断证、治疗理法，以及养生保健等诸理论之中，是中医基本理论中的基础。凡欲研读中医者无不以藏象理论为根本。基本概念与基础理论的差异，必然会导致中医理论研究与临床诊治的失误，俗话说："差之毫厘，谬之千里"就是这个道理。"文革"时，中医基础理论、特别是《内经》教学，几乎被废止，中医教育质量可想而知，因而才有当年毕业生的"回炉"补课，重学中基经典的无奈之举。这个历史教训不能忘记。

学习《内经》藏象理论，最好的方法是研读原文，但研读《内经》藏象原文有两点需要注意，一是原文选辑，二是研读方法。关于原文选辑，我们采用北京市高等教育精品教材《内经选读》藏象章原文而略加增删，信息量大，较好概括了《内经》藏象理论的精华内容而又无杂夹文字。关于研读方法，根据我们对《内经》的学术研究和教学经验，除了考校原文的字词、疏通其文义以及参考历代医家注解，明了基本医理外，最重要的是解析《内经》概念和理论的原本内涵，并阐明它们的科学意义和临床价值，具体做法，请参阅该教材的教学参考用书《〈内经〉学术精粹析要》。

本讲稿共分十一讲，所辑原文，《素问》部分据明·顾从德刻本，《灵枢》部分据明·赵府居敬堂刻本。讲稿章次按传统的《内经》藏象理论内容分脏腑与精气神两部分，对每段经文设"串讲""解读""释疑""资料"四个栏目："串讲"以语译为主，义译为辅，对重要字词文字做了必要的训校，务使读者明了经文的文义、医理；"解读"是讲稿的核心部分，主要阐明基本概念的原本内涵、有关的系统理论及其学术意义或临床价值；"释疑"就常见问题做出解答，以进一步阐明某些学术要点或疑难困惑；"资料"主要选录解读中涉及的重要文献或临床资料以备参考。此外，为探索和阐释中医学独特概念和理论形成的学术原因，本书还专列"藏象研究方法"单元。最后，关于原文繁简字处理，除个别容易引起义涵误解如"藏象"外，其余一律采用简体字。

此书之成，乃作者在长期的《内经》教学中讲课时的心得记录，并经亲授弟子郭华、杨凤珍、韩晶杰、禄颖、常立果、常宇、张军领整理成文，以供中医本科学生和中医爱好者学习参考，并就正于同道。

烟建华

2014 年 4 月

目　录

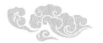

藏象研究方法

藏象理论就是中医的生理学，只不过它的基本概念、基本理论及其表述方式与源于西方的近现代医学（俗称西医学）有着巨大而深刻的差异。近现代医学以人体解剖结构系统为基础讲述各项生理活动的机理与规律，并在神经、内分泌系统的调控下达到生命活动的和谐、统一，因此它的基本概念、基本理论的内涵以解剖实体为基础，结构与功能相统一；而中医学则比较复杂，受民族文化、思维方式、实践环境等方面的影响，经过方法学的重大演变，形成了自己的独特医学概念、理论与理论规范。

在当今中西医共存、现代医学主导，以及青年学生传统科学文化理念与知识薄弱的情况下，我们学习《内经》，理解和掌握中医基本概念与理论，必须从源头上弄清其内涵。中西医理论学术发展史表明，中西医理论体系的巨大差异，主要是认知方式和研究方法造成的，中医内涵独特的概念与理论的形成有一个方法学的演变过程，为此，我们在藏象理论的讲述中专设了"藏象研究方法之演变"一讲。

第一讲　藏象研究方法之演变

本讲遴选三段原文，主要讲述《内经》藏象研究方法从解剖直观到望形生意、仿象臆测，再到取象类比的演变过程，从方法学而论更偏于系统科学方法，并造就了中医学"详于气化，略于形迹"的学术特点。

【原文】

若夫八尺之士，皮肉在此，外可度量切循而得之，其死可解剖而视之。其脏之坚脆，腑之大小，谷之多少，脉之长短，血之清浊，气之多少，

十二经之多血少气，与其少血多气，与其皆多血气，与其皆少血气，皆有大数。(《灵枢·经水》)

【串讲】

对于生活着的人，可以从外部测量其皮肉或用手指摸索其身体各部位，从而掌握它的尺度数据。八尺之士，《周礼·冬官考工记》云："人长八尺。"是当时一般人的身材长度。对于已死之人，则可通过解剖进行观察。其中五脏的坚脆，六腑的大小，肠胃容纳水谷的数量，脉道的长短，血液的清浊，十二经是多血少气，是少血多气，是气血皆多，还是气血皆少等等，都可以确定它的数据规范。大数，这里指规范、常量。

【解读】

这一段讲述古代使用解剖直观的方法研究人体。关于医学研究方法，人们深知生命现象的原因在人体内部，因而通过直接的解剖观察了解自身奥秘是最早、最基本的方法。这种方法在古代是大量应用的，如屠宰动物以作牺牲祭品，战争刑罚的杀戮，以及有目的的尸体解剖，都是了解人体内外形态结构的基本途径。征之古代文献也不乏记载，如《史记·殷本纪》记载纣王因怒大臣强谏，遂"剖比干，观其心"，并说是观察是否如传言中的"圣人心有七窍"；又"修孕妇之墓"，《集解》应劭注"纣剖妊者，观其胎产也"，是与人赌孕妇腹中胎儿的性别。《汉书·王莽传》也记载了叛军头目翟义党王孙庆被捕后，王莽"使太医、尚方与巧屠共刳剥之，量度五脏，以竹筵导其脉，知所终始，云可以治病。"还有，据甲骨文、金文有关字形结构的分析，夏、商、周三代对人的躯体官窍、骨骼、内脏已有基本正确认识。"心"甲骨文为♡形，金文为♡形，像心形，中有血；"心"在《说文解字》中是一个象形字，是对心脏器官的具体描画；肝、肾、脾、肺、胆、胃、肠等字均从"月（肉）"，而"肉"字象鸟兽之肉，假借用于制人体之字，说明这些字的意义均与解剖器官有关。与本段内容相呼应，《灵枢》"骨度""经脉"等篇记载了全身骨骼筋脉及各种解剖自然标志，"肠胃"篇记载了消化道解剖形态、长度，《素问》"刺禁论"还记载了误刺重要脏器后的严重后果。《难经》也记载有五脏六腑形态、长短、重量等等，如《四十二难》说："肝重二斤四两，左三叶，右四叶，凡七叶。""心重十二两，中有七孔三毛，盛精汁三合。"据分析，《灵枢·肠胃》篇所述消化道与食管长度之比为 55.8：1.6 = 34.87：1，而 1995 年上海科学技术出版社出版的《正常人体解剖学》为 850：25 = 34：1，两者基本相等。

凡此说明，直接观察在中医理论形成初期是人们进行医学研究的基本方法。在《内经》，通过解剖直观察验，凡是脏腑器官实体与其功能联系显而易见者，便被确定了下来，如目视、耳听、鼻嗅、口舌味觉功能，肺的呼吸功能、心与血脉联系以及胃受纳饮食、膀胱贮藏水液与排尿、子宫孕育胎儿功能等等。以解剖实体为基础，运用直观方法求解脏器功能，遵循机能与结构相统一的原则，这样脏腑概念形成的主体是内脏的解剖实体。

【原文】

五脏者，固有小大高下坚脆端正偏倾者；六腑亦有小大长短厚薄结直缓急。凡此二十五者，各不同，或善或恶，或吉或凶，请言其方。

肺小则少饮，不病喘喝；肺大则多饮，善病胸痹、喉痹、逆气。肺高则上气，肩息咳；肺下则居贲迫肺，善胁下痛。肺坚则不病咳上气；肺脆则苦病消瘅易伤。肺端正则和利难伤；肺偏倾则胸偏痛也。

五脏皆小者，少病，苦燋心，大愁忧；五脏皆大者，缓于事，难使以忧；五脏皆高者，好高举措；五脏皆下者，好出人下；五脏皆坚者，无病；五脏皆脆者，不离于病；五脏皆端正者，和利得人心；五脏皆偏倾者，邪心而善盗，不可以为人平，反复言语也。(《灵枢·本脏》)

【串讲】

五脏本有形质的大小、坚脆和位置的高低、端正偏斜的区别；六腑也有形态的大小、长短、厚薄、曲直、松缓和拘急的不同。总共这二十五种情况，各有不同，分别影响着相应内脏的机能优劣和疾病的好发情况。以下举肺为例：

肺脏小的，饮邪很少停留，所以不易引起喘促病；肺脏大的，饮邪就容易停留而常患胸痹、喉痹及气逆等病。肺位高的就容易引发气机逆上，而有喘促、抬肩及咳嗽等病；肺位低，其底部接近横膈，胃脘容易上迫肺脏而出现胁下作痛。肺脏坚固，则不易受外邪的扰动，所以咳逆上气病较少；肺脏脆弱，则气机不易宣达而多郁滞，并且容易化热而发生消瘅病。肺脏端正，则肺气和利宣通，不易受伤；肺脏偏向倾斜，就会使气不宣畅而胸中偏痛。

五脏都小的，较少因外邪内侵而致病，但却经常焦心思虑，多愁善感；五脏都大的，做事从容和缓，精神开阔，难得使他忧愁。五脏位置偏高的，举止好高骛远，空想自大，不切实际。五脏位置偏低的，则意志卑弱，甘居人下，不求进取。五脏都坚实的，内外邪气就不能侵犯，所以不易生病；五脏都脆弱的，易受病邪侵袭，所以病不离身。五脏位置都端正的，则脏气匀调，性情和顺，为人平正，办事易得人心；五脏位置偏斜的，则思想不端正，唯利是图，经常偷盗，这样的人不能去主持市场交易，因为他反复无常，说话是不算数的。

【解读】

本段实例说明从五脏形态推导其生理功能的方法，并举例演示其生理、病理联系。第一、二段，从脏腑形质、位置认识其机能，并举肺为例予以示范说明。文中将肺脏形质的大小、坚脆，位置的上下、正斜，同有关生命现象联系起来，如咳喘逆气、胸痹等，从中认识到肺的主要机能是呼吸。其中肺的大小、坚脆、上下、正斜，我们既可以理解为它的解剖结构与体质的差别，也可以理解为解剖生理与病理的差别。

第三段把内脏形质和位置的差别同人的整体生命状态及精神心理联系起来，提出"五脏皆小者，少病，苦憔心，大愁忧；五脏皆大者，缓于事，难使以忧"以及"五脏皆偏倾者，邪心而善盗，不可以为人平，反复言语"这样的论断。我们分析，这两者的联系，并不是从内脏实体的直接观察和体验得出的，而是通过对内脏实体形象的忖度、联想、臆测而来的，所以我们把它叫作"望形生意"或"仿象臆测"。运用这种方法推测内脏的功能，除《本脏》外，《内经》还有多篇，如《素问》的《痿论》篇说肺覆心上，如帝王之华盖，故称"脏之长，心之盖"，而《灵兰秘典论》更据此推测它对心有辅佐作用、治节诸脏，并称名相傅之官；《太阴阳明论》篇借脾胃"以膜相连"的解剖观察，联想脾"能为胃行其津液"等等。这种从实体直观形成概念的方法，在古代技术不发达的条件下，是形成概念的合乎逻辑的方法学取向之一，它对于显而易见的、简单的"结构—机能"联系，是行之有效的，如心主血脉、肺主呼吸等，但如果涉及生命的整体状态，由于它们与脏腑、精气神的联系是非常复杂的，决难用一对一的线性联系来说明，至于精神心理活动乃至于人格品质、政治立场等，就更难免其谬了。

【释疑】

问：什么是"望形生意""仿象臆测"？它们与"取象比类"是不是一回事？

答："望形生意"，顾名思义就是看内脏器官的形态特征而推测其功能特性的方法。由于它以实体形象为依据，结合经验，用联想、臆测方法，推导其机能和作用，所以又叫仿象臆测。比如物圆者可臆想它能转动，有孔者可推测它能鸣响，物轻者多浮于上而能升，物重者多沉于下而能降等等。这种方法相对于直观内脏实体，亲见其功效作用，将解剖实体与生理机能直接联系起来而形成概念的方法来说，是一种间接的、推测的方法。作为认识事物的方法有其一定的合理性，这是因为它的经验性含有一定的因果联系，如上所举数例；同时，它以物象（实体及其特征之象）为思维的基本材料，又是中国古代从实体思维演化为系统思维不可缺少的过渡环节。当然，由于它并非实验而来，并不严格遵守因果等形式逻辑，同时又因为生命现象与内脏之间的关系非常复杂，并非简单一对一的线性关系，所以它的结论又常常脱离实际，甚至于荒唐可笑。即便如此，"望形生意""仿象臆测"这种古代思维方式演变过程中的环节也是不能忽视的，没有这一过渡环节，意象思维形成就是无根之木、无源之水，所以直至明清，不少医学著作还画出脏腑图以示藏象理论渊源有自，这就说明他们的脏腑概念源自藏象，而不是来自脏器。

取象类比（又称取象比类、取类比象）是意象思维的一种，它以象为中心，通过观察物象，提取意象，形成法象的过程，将物象中隐藏的属性提出、归类，并用具体事物的形象，如日月、天地、水火等，或其象征性符号，如八卦、数字等，进行表述，以反映事物普遍联系与规律。其中的意象就是一种抽象归类，它描述的是事物的具有普遍性质的属性，在中医学即功能特性。

从方法学上看，取象类比是古人创造的一种思维方式，本质上属于系统思维。它与望形生意、仿象臆测均以象为基本思维材料（望形生意的形就是象），所不同的是有无触及事物的本质属性，前者已经抽象出并把握到具有普遍意义的事物属性，而后者仍停留在表象推测阶段，因此，在方法学上前者较之后者更高级。而从中医方法学发展史看，取象类比正是由望形生意和仿象臆测演化而来的，如取象类比也将脏腑、器官、组织之形象动态、位置上下左右、质地大小坚脆等形态特征视作"象"，且同生理活动、病理变化等生命之象一起，依其表征特点归类，从类体义，这是一种与还原思维完全不同的系统思维，如此便将"望形生意""仿象臆测"纳入中医学理论思维模式之中，在概念形成和理论建构中发挥了重要作用。

【原文】

黄帝问曰：余闻方士，或以脑髓为脏，或以肠胃为脏，或以为腑，敢问更相反，皆自谓是，不知其道，愿闻其说。岐伯对曰：脑、髓、骨、脉、胆、女子胞，此六者，地气之所生也，皆藏于阴而象于地，故藏而不泻，名曰奇恒之腑。夫胃、大肠、小肠、三焦、膀胱，此五者，天气之所生也，其气象天，故泻而不藏。此受五脏浊气，名曰传化之腑。此不能久留，输泻者也。魄门亦为五脏使，水谷不得久藏。所谓五脏者，藏精气而不泻也，故满而不能实。六腑者，传化物而不藏，故实而不能满也。（《素问·五脏别论》）

【串讲】

黄帝问道：我听说方士之中，有人以脑髓为脏，有人以肠胃为脏，也有的把这些都称为腑，如果向他们提出相反的意见，他们又都坚持自己的看法，不知哪种理论是对的，希望你谈一谈这个问题。方士，古代对掌握神仙术或会炼不死药之人的称呼，这里指通晓方术，以医术治病的人。岐伯回答说：脑、髓、骨、脉、胆、女子胞，这六者是禀承地气而生的，它们都能贮藏阴精，就像大地包藏万物一样，所以它们的作用是藏而不泻，叫做奇恒之腑。奇恒，指异于常，奇恒之腑的功能是藏而不泻，因有异于一般泻而不藏的腑，故有此称谓。下面讲一般腑的功能特点。胃、大肠、小肠、三焦、膀胱，这五者是禀承天气所生的，它们的作用，像天一样的运动周转，所以是泻而不藏的，它们接受五脏产生的浊气，并传导变化水谷之物，浊气与水谷化物不能久停其间，必须及时转输和排泄出去，所以称为传化之腑。其中肛门不仅是肠道的末端，也为五脏所驱使和服务，它的作用是使水谷留于胃肠内泌化精微、别出糟粕，但这种停留不能过久。魄门，即糟粕之门户。使，役使、支配的意思。所谓五脏，它的功能是藏而不泻，藏是在内贮藏精气，不泻是不向外排泄糟粕与浊气，所以它应当经常地保持精气饱满，而不应为糟粕与浊气所壅实。六腑，它的功能是传导、输泄水谷变化之物而不是贮藏精气，所以它有时可为水谷所充实，但却不能被精气所贮满。六腑，这里是上述所说胃、大肠、小肠、三焦、膀胱五者的泛指。实与满，按王冰、吴崑注，其意是讲因精气无形故讲满，满者弥满、充满之意，而水谷有形故讲实，实者积实、填实之意。

【解读】

本段经文不仅明确界定了脏腑分类标准，而且在医学方法学上也具有里程碑的意义。我们从以下三方面解读：

一、本段经文的医学方法学意义

本段以黄帝述说医学界在内脏分类标准上存在分歧为话头，引出解剖学派与功能学派的观点对立。据学者考证，这正是医学史上曾经发生过的学术大辩论，其结果以解剖学派失败而告终。《史记·扁鹊仓公列传》中的俞跗、《后汉书·方士列传》中的华佗，均以外科手术治病而著称，可视为这一学派的传人，但后来承继无续，便证此理。自《内经》后，中医即建立了系统整体研究方法并以此确立基本概念、理论，中医学也以此为主导形成理论体系而传承至今。这又是什么道理呢？

古人研究生命奥秘、把握生命机理与规律，先从解剖直观开始。这在古代，无论是中国，还是西方，概莫能外。正如前段所选经文所说"外可度量切循而得之，其死可解剖而视之"，我们还选了《本脏》篇五脏为例予以演示。但是从解剖直观研究内脏的生理机能，解释生命现象，乃至形成概念、理论，进一步指导临床，不仅需要有先进的物质工具，如各种理化仪器设备，进行客观的实验观察，还要经过严密的逻辑推理和精确的数学运算，而这些都是近、现代科学才具备的方法。我们的祖先在这种难以逾越的障碍前并未停止探索的脚步：没有先进的物质工具可供使用，就转而借助当时先进的思维工具——精气—阴阳—五行，并熟练地运用隐含于其中的"象思维"（又称意象思维、象数思维，俗称"取象类比"）观察生命现象、总结医疗经验、整理医学知识，进一步形成中医学的基本概念和理论。

正如《素问·五运行大论》所说："天地阴阳者，不以数推，以象之谓也。"，强调这种方法是人类探索事物的主要方法。《素问·示从容论》则进一步指出"援物比类，化之冥冥"。援，援取，运用；物，物象；冥冥，深藏于内、幽微不显。这是讲研究宇宙自然，主要从象入手；运用取象类比方法，通过"观象明理""观象体义"，从整体联系和功能关系上揭示和掌握隐藏在事物内部的本质，就是所谓的"化之冥冥"。这是一种思维方式，它不仅是《内经》乃至中医学建立概念、形成理论的基本法则，也是诊断疾病的主要思路与方法，作为中医生必须掌握。举例说，我曾治一孙姓更年期病人，月经过多，势如潮水，中医用补摄固涩止血不效，西医用月经周期之法略效而仍不止。此证固然病在肝、脾、肾，但据病象特点，冲脉为血海，来血如潮，是冲脉激荡不宁，于是处方在补摄脾肾调肝基础上重用紫石英以镇之，一剂见效，再剂血少，三剂血止，停药后嘱月经来前再服。这个病例关键在从血来如潮汹涌之象联系到冲脉血海，以入冲脉之质重石药镇摄，不如此不足以扼其势。反过来一味地固涩止血，甚至考虑中药止血成分，就难以取效了。

把话题转回来。当然，古人"取象类比"方法的形成并熟练运用来研究生命体，不是一蹴而就的，而是经过了一个相当长的时间阶段和思维演变过程，其中"因形生意""仿象臆测"就是它的过渡形态，主要是因为它们围绕"象"进行思考而成为象思维的要素被吸纳的。在运用上，需要剔除"生意"和"臆测"的直接结论，而取其象品类，并纳入类比之理。如脏位偏倾则"邪心而善盗"太荒唐，但如果因此说该脏五行之性发生偏颇而容易发生某种疾患，则有意义。又如肺对于心来说，象帝王出行时的华盖而命名为相傅，辅君而主治节，确立了肺在五脏整体系统中的地位；把脾称为孤脏，位居中央能灌四旁，象五行之中土，因其比喻如大地滋养一样，化生营气以养四脏，并在五脏气机升降循环系统内为斡旋之枢。这样就完成了生命实体原型向系统整体研究方法的演变，形成了异于近现代医学的理论体系，其特点是"详于气化，略于形迹"。今将方法学演变的过程和阶段图示如下：

作为中医方法学转变的标志性成果和例证，就是本段所阐述的，运用取象类比之理，以天地动静阴阳之"象—义"表述脏腑的功能特点，从而

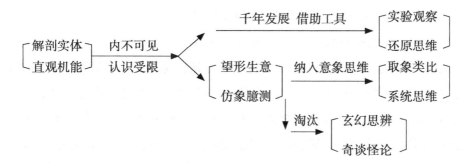

提出了以藏泻作为分类内脏的学术标准。为强调新标准的功能化特点，经文特举出脑、髓、骨、脉、胆、女子胞，人体内的这六种组织器官，虽然它们被排除在五脏之外只能称作腑，但其功能特点却与腑大不相同，并非主司有形之物的出入，而是贮藏生命活动的根本——精，并由精而化气、生神。这种作用正是脏的主要功能特点，也是脏与腑的基本区别要点。那么脏与腑的功能特点，也就是基本概念，是怎么提出的，这样提出的概念又有什么意义呢？

古人研究宇宙自然现象，建立了精气—阴阳—五行的方法学体系，取得了成功。这种方法移植到医学，说明生命现象、掌握生理病理变化规律，便形成了中医学的基本概念和理论。在本段，作者以天地阴阳之理确立并论证脏腑的概念差别，如说五脏是"地气之所生也，皆藏于阴而象于地，故藏而不泻"，将五脏之象类比于地，地属阴，其性静，具有包容而滋养万物的作用，因而在生命活动中主司藏纳精气而不管理排泄浊物。与脏相反，说诸腑是"天气之所生也，其气象天，故泻而不藏"，把腑之象类比于天，天属阳，其性动，具有健行不息而施泻的作用，因而在生命活动中主司排泄浊物而不能藏纳精气。《灵枢·本神》说："五脏者，主藏精气者也。不可伤，伤则失守而阴虚，阴虚则无气，无气则死矣。"又说："血脉营气精，此五脏之所藏也。"《素问·金匮真言论》说："夫精者，身之本也。"正是由精化气，才有生命活动中的新陈代谢——气化。《内经》谈及六腑作用，如《灵枢·本脏》说它们"化水谷而行津液"，《素问·六节藏象论》则说它们"能化糟粕，转味而入出者也"，都说是变化水谷，分出精微和糟粕，精微输注于五脏，糟粕则由诸腑传导、排泄而出，故经文说它们名为"传化之腑"，传化者，传导水谷化物也。

二、关于脏腑概念的学术价值与临床意义

《内经》的脏腑概念，是从取象类比天地而确定的。其学术价值和临床意义有三：其一，脏腑概念取象类比于天地，必然赋予其功能化的内涵，也就是说脏腑的概念主要描述的是功能性的含义，而绝非是对其解剖实体研究引出来的机能。这项讨论被置于前述的大辩论之后，具有辩论结果宣示的性质，从而为两千多年中医功能化概念为主导的学术发展奠定了基础。其二，对脏腑概念赋予系统整体性的义涵。《内经》将人身喻为一个小宇宙，宇宙间万物便是天地运动的产物。在这种观念下，以天地比脏腑，就是以脏腑活动概括生命运动之理，人的整个新陈代谢唯脏腑藏泻而已。这便是中医学的整体观念。在具体运用上，五脏主藏，六腑主泻，脏腑藏泻共为一体，不可分离，构成新陈代谢整体机能活动；而五脏之中，生、长、化、收、藏各司其时，疏泄、藏神、运化、宣降、藏精各有所主，而阴阳五行则将五脏联系为一个系统整体。其三，脏藏腑泻，不但各司其职，而且具有相互对待性质，相反而相成。脏主藏精，凡人体精气亏损虚弱，责脏之不藏，需补而令其满，故《灵枢·决气》说："六气者，各有部主也，其贵贱善恶，可为常主，然五谷与胃为大海也。"六气，指精、气、血、津、液、血脉；部主即五脏；贵贱善恶，言其生理、病理；可为常主，追责六气所主之脏。如精虚补肾、气虚补肺、血虚补肝、津液虚补脾、脉虚补心等，因而精气虚补脏是临床基本法则。腑主泻浊，凡浊物秽气之不化则责腑之不泻，需泻而令其通，故诸腑以通为用，通泻秽浊为治腑之不二法门。如各承气汤就是承胃下行通泻之性而设。又，脏腑藏泻，一静一动、一收一放、一养一泻，总属一阴一阳，脏腑的功能活动对立统一而和谐有序。有脏精之藏，生命体才有化气、生神的基础，是生命之本；有腑化谷、泻浊，脏才精可藏、浊物、浊气才能传导泻出，二者一有失常就会影响全身，故姚止庵《素问经注节解》说："精气至贵而难实，化物至秽而不可久留，其藏其泻，真造化自然之妙用乎。"如心火下注小肠，出现舌红、尿痛、尿血，则以导赤散泻小肠以清心火；热病津枯便干秘结则用增液汤补津液润燥通便。

三、关于"魄门亦为五脏使"句的深入理解

"魄门亦为五脏使"一句，不仅体现了《内经》整体观，具有深刻的理

论价值，对于临床大便失常疾患的辨证论治也有重要指导意义。

魄门即肛门，是肠道的末端，大便排泄的门户。肛门的这种作用，看似无甚紧要，实则关系重大。称之为门，乃关隘约制之处，其中水谷在胃肠中化为精微、输与五脏，分出糟粕、排泄体外，无不与肛门的活动有关。盖肛门的活动方式是启闭，适时开启则糟粕按时排出，秽浊不留体内；及时关闭，则保证水谷有充分消化、吸收的时间，五脏便能得到足够的精气。因此，肛门需要启闭适宜，以保持大便的和调。若启而不闭则腹泻，闭而不开则便秘，均属病态。论其启闭，《内经》认为不仅与肠胃有关，本段提出它也受五脏的支配。这是因为肛门启闭所控制的排便活动，是脏腑之气升降的基本形式之一，五脏能通过各自的功能活动影响它，因此五脏发生病变，肛门启闭就会失常，出现腹泻与便秘的病证；反之肛门启闭失常，也会影响五脏，导致各种疾患，甚至危及生命。今简述如下。

在脾胃，胃纳脾运，脾升清气，胃降浊物，升降协调，水谷精气布于五脏，糟粕浊气导于体外。若脾虚气陷，则魄门开启太过而发生水谷不化的飧泄，当补脾益气，升举清阳。亦可因水湿不运而发生寒湿泄泻，当温脾燥湿。如果脾失健运，不能为胃行其津液，则肠道失润，糟粕不降而出现脾约便秘，亦当润肠缓下。

在肾，肾为水脏，乃阴阳之根，主司二便。阳以温煦，阴以濡润，于是粪便干润适中，魄门启闭正常。倘若肾阴或肾阳偏衰，均会致粪便排出失常。如肾阳虚衰，火不生土，脾肾之阳俱虚，魄门失守，便会洞泄不止或见"五更泄泻"，需要温补脾肾，涩肠止利；对于年老体衰，阳气不足，而见肠道传送无力的虚秘，多予温阳通便。如果阴虚水亏，肠道失润，则津枯便秘，治当滋阴养血，润肠通便。

在肺，肺与大肠表里相合，脏腑气化相通，大肠得肺肃降之气而后传导排便。若肺移热于大肠，大肠传导加速，则下迫魄门而发生热泻，理当清肺肠之热；若肺气壅滞于上，肃降失职，大肠气滞于下，那么魄门就会闭塞而为便秘，这种情况，就要宣降肺气，上焦通则下焦利。

在肝，肝主疏泄。肝气条达，五脏安和，脾胃升降协调，则魄门启闭以常。若肝气疏泄失宜，魄门启闭也会相应受到影响。例如，暴怒而疏泄太过，就会伤脾，使脾气下陷，而出现腹泻症状。又如，肝火上炎，胃气亦多随之逆而不降，大肠传导失职，糟粕内停而致气秘，当泻肝降逆导滞。此外，临床上亦可见到肝失疏泄，肝木克土，气机不利，运化失职的腹痛泄泻症，当抑肝理气，健脾止泻。

在心，心主神明，而魄门的启闭同样受心神的支配；同时，心与小肠相表里，大小肠在阑门处相接。若精神失守，就可出现魄门不约，大便失禁；若邪闭心包而神昏，心神不得下通，又多兼见便闭一症，常用开窍通便法。此外，心移热于小肠，清浊泌别失职，则发生火泻，临床多用清心泄热之法，心热除小肠清，则利可止。

以上述及五脏病变导致魄门启闭失常，引起腹泻、便秘病证的不同机理。正由于机理不同，所以它们的临床证候也就各具特点，从而为临床辨证论治提供了依据。

肛门启闭失常还反影响五脏。《素问·玉机真脏论》有"五实死""五虚死"，便秘不通即为一实，洞泄不止即为一虚。其一，五脏所受精气来源于水谷化生的精微，如果泄泻不止、水谷不得停留，精气无以化生、输布，五脏得不到荣养，脏气就会衰竭。临床上暴泻不禁或泄泻不止，都会导致脏气脱绝，特别是年老、体衰或久病患者，亦常见小儿腹泻"脱水"，往往因此而毙命，治当以涩肠止利为急务，利止而后调补，或涩补并行。《伤寒论》赤石脂禹余粮丸即为此而设。例如有一陈姓患者，男，67岁，泄泻日久，屡进温补脾肾之剂不效，形瘦面憔、懒言短气，脉息细弱，舌淡苔白。此虽病属脾肾阳虚，然久泻滑脱，更耗脏气，不急止泻，不足以保存生机，所以法用固涩为主，合温补为治，以赤石脂禹余粮汤合四君加肉豆蔻、巴戟天，服五剂显效，续服五剂，恢复正常（《伤寒论方医案选编》）。其二，五脏气化活动中产生的浊气，需同糟粕一起排出体外，以维持体内代谢活动的平衡协调，如果魄门暴闭，便会出现许多严重的五脏证候，如神志失常，抽搐，剧烈腹痛，甚至神昏死亡，当此之时，通便泄浊，刻不容缓。印会河教授曾治一徐姓中风，男，35岁，清晨如厕，突然昏眩仆倒，气粗痰鸣，旬余不醒。口眼歪斜，右半身不用，小便自遗，久有大便燥结之症，自昏厥十余日来未见一行，舌歪，苔厚重灰黑，脉左弦劲而右濡缓。诊为中风闭实证，即用此法度，投三化汤加菖蒲。服一剂，腹中雷鸣，旋即便下焦黑粪块，半日后神识遂苏（印会河《中医内科新论》）。目前，临床上用通便法治疗神志病已屡见不鲜；而所谓通里攻下法治疗的"急腹症"，其基本原理也是如此。至于各种病变过程中出现的便秘，虽然只是一种标病，但它又能加重本病，特别是慢性便秘，久久不愈，浊邪留滞，侵扰与耗伤脏气，能加速衰老。正是由于以上原因，《内经》十分重视大便失常病证的治疗，如《素问·玉机真脏论》说："浆粥入胃，泄注止，则虚者活；身汗得后利，则实者活。"把纠正腹泻和便秘看作是治疗的关键。又如《灵枢·病本》篇论述病有标本，治有缓急先后时说："大小便不利治其标，大小便利治其本。"这就强调了大便失常是关系整体的病理变化，必须认真对待，及时治疗。

通过以上关于腹泻、便秘病理机制的讨论，可以看出，魄门的启闭绝不是单纯的肠胃道局部问题，而是整体生理病理的反映。这一观点对于临床实践的指导作用，我们在上文已经谈到。同时，它还提示我们应当加强对魄门启闭作用于全身的药物、方剂或方法的研究，以寻找新的治疗方法。近来，中医临床对于多种病证，特别是一些病危儿童，在不能口服或鼻饲药物，且保留灌肠也不满意的情况下，采取直肠点滴中药汤液的方法，取得较好效果并逐渐成为中医新的给药方式（幸良诠．直肠点滴中药煎剂是中医急症的有效给药途径．江西中医药，1983，2）。这是一个有启发性的尝试，也是一项很有意义的研究课题，它有助于解决临床诊治中的某些问题，也是中医整体观理论研究的一个组成部分。

【释疑】

一问：《中医基础理论》教材上说，腑是中空器官，如府库之府，所以叫腑。这与泻而不藏腑的概念有何不同？

答：据《中医基础理论》教材所写，相对于"脏是实质性器官"而言，"腑是中空器官"，故称为腑，这种解释以解剖形质立论，在理解上容易引导人们西化中医脏腑概念，后患甚多，不宜提倡。我们应从"因形生意"导向意象思维，将腑的中空形态特点理解为如府库有进有出，故"泻而不藏"，以与五脏只能藏无形精气故"满不能实"相对为言。这两者概念的内涵不同，在临床上，脏腑藏泻论可指导诊治，而解剖实空说则难用其理落实于方药。

二问："奇恒之腑"的名称是怎么来的？命名的内涵和意义是什么？

《中基》教材说，奇恒之腑，其中空如腑而非一般腑，故名。这种解释貌似合理，其实是从西化思路而来，经不起推敲，亦不能指导临床。本文说，方士"或以脑髓为脏"，从形态言脑髓实而不空当属脏，而骨、脉、胆、女子胞却中空当属腑，这些五脏、五腑之外的内脏器官的属性如果依形态标准划分很难确定，于是《内经》便开创性地将内脏的不同功能特点与天地藏泻的阴阳属性相类比作标准，来区分脏腑，也就是凡功能特点象地属阴，能藏精气、养万物的内脏属脏；功能特点象天属阳，能传化水谷、导泄浊物的内脏属腑，这样就分出脏、腑，但也有一些内脏，如脑、髓、骨、脉、胆、女子胞，它们功能属脏，能藏精气，为什么不叫脏呢？这是因为，《内经》以脏为生命活动之核心，配合五行而有五，即肝、心、脾、肺、肾，脑、髓等六者虽功能如脏，其地位远不能与五脏相比，故只能划入"腑"而称为"奇恒之腑"。奇恒之腑的这一命名，在五脏及其相合的诸腑之外又立另类内脏器官，在生命活动中担当重要生理角色，为解释复杂的生命现象发挥了不可替代的作用，临床上也为多种病证的诊治奠定了理论基础，如因女子胞而独立妇产科，又有骨科、脉管科，对于脑、髓也有重新认识的趋势而新立临床科室。

三问："详于气化，略于形迹"是对中医学术特点的高度概括，这个学术特点在临床上如何体现？

答："详于气化，略于形迹"作为中医的学术特点，源于清末中西汇通学派唐宗海（容川）的《中西汇通医经精义·例言》。唐氏说："西法近出，详形迹而略气化。"今天，我们对它的解读是，中医固然在生命实体方面研究不及西医，但中国古人另辟蹊径，运用中国古代朴素的系统科学方法即精气—阴阳—五行之理，从功能角度把握生命规律，建立基本概念和医学理论，并指导临床实践，却也形成了自己的诊疗特色与优势。这些特点和优势可以概括为：与西医相比，中医更擅长于诊治偏于功能性病证，多脏器、多系统复杂性病变，急性期过后的缓解期、慢性期、兼症期病变，病毒性疾病以及未明原因或找不出致病原的疾病等。这些病证需要整体、综合、个体性功能调节，而此正是中医所长。

我们举1998年底至来年初北京治疗"流感"为例，当时病邪肆虐，各医院门诊"爆棚"，北京中医药大学东直门医院根据该次流感特点，设计了"感冒合剂"，并代煎汤药、塑封包装，共治疗流感患者15万人次，有效率达95%左右。病人服药两剂基本退烧，一剂药价在8元以内。热退后，他们又针对主症咳嗽及其特点，设计了"咳嗽合剂"，也取得了满意疗效，许多单位以车载药集体服用，深受患者欢迎，医院也收到极好的经济效益。流行性感冒属于病毒性疾病，由于这种病原体的存在极其广泛，条件致病性很强，与气候的剧烈变化、卫生环境及饮食劳逸、精神心理、生活方式等有关，原因复杂，所以西医学对病毒性疾病的治疗，无能为力，没有可用药物，但中医却能进行综合调节，成为中医临床优势病种。不仅是流感，其他病毒性疾病，如各类型病毒性肝炎、流行性乙型脑炎、艾滋病等，都有中医治疗的用武之地。如1954年石家庄流行的乙型脑炎，在西医无能为力的情况下，中医以白虎汤取得极好疗效，病死率控制在10%，且后遗症少而轻。事后多家医学科研机构对白虎汤进行研究，虽然发现白虎汤有解热、抗病毒、抗炎等作用，但始终难以解释治疗乙脑的机理。20世纪80年代，人们运用系统科学方法研究终于明白，中医方药治疗病毒性疾病的机理：它既能给病毒造成不利生存的环境，扼其死亡，又可提高机体免疫力和抗损伤能力、促进病损恢复，还发挥了排除病毒病理产物的作用，而不是靠什么什么药物的有效成分直接杀灭病毒，白虎汤中的知母在体外试验中虽有轻微抑制病毒能力，但不足言效，正是整体、综合性的功能调节作用才显示出它的卓越疗效的，而这就是"详于气化"学术特点展示的结果。

再举一例。我的研究生同学李谈过，1997年到欧洲给友人看病，恰遇一产妇求治。该妇产后服用医生给予的多种补药，出现腹胀、大便难、食欲不振，继则恶心、呕吐，腹胀如鼓，甚至卧床，难以行动。医又予助消化、通便药不效。切脉滑而有力，两关弦滑，苔厚白腻，诊为胃浊失降、壅滞中上，仿保和丸方义，重用莱菔子加大黄、砂仁、枳壳。一剂症减，二剂显效，起床活动、进食，三剂基本痊愈，随后调养。当地医生赞以为奇。其实，这在中医是平常病证，人人能治。关键在于西医"单打一"，加强营养而不顾病人消化吸收能力，助消化而不顾已存在的停滞的食浊。中医则同时进行助胃消化和泄除浊物，并将两者巧妙溶合在一起，实现对人体机能的综合调节。这也是中医"详于气化"的又一体现。

【资料】

一、五脏概念的历史演变

（一）演变

1. *解剖直观，形成五脏概念的本始含义* 医学理论源于对生命体的直接观察，这便形成了最早的解剖学知识。古人通过屠宰动物做牺牲、战争与刑罚杀戮，或者有目的的医学解剖，了解人体内外的形态结构。如《史记·殷本纪》说纣王"剖比干，观其心""刳妊者，观其胎产"；《汉书·王莽传》记载医生与巧屠剖解叛军头目"量度五脏，以竹筳导其脉，知所终始"，以为治病参考。《灵枢·经水》更明确说"外可度量切循而得之，其死可解剖而视之。"因此，古人早就知道从解剖实体研究生命体，古代文献也多有关于人体器官的记载，如甲骨文、金文的心字为♡，心形，中有血；《灵枢》的《骨度》《经脉》等篇记载了全身骨骼筋脉及各种自然标志；《肠胃》篇记载了消化道解剖形态、长度，误刺重要脏器后的严重后果；《难经》进一步记载五脏六腑形态、长短、重量等等。这些都说明，五脏概念的本始含义是依据解剖实体观察而来的。

通过直观察验，凡是脏腑器官实体与其功能联系显而易见者，便被确定了下来，如目视、耳听、鼻嗅、口味功能，肺的呼吸功能、心与血脉联系以及胃受纳饮食、膀胱贮藏水液与排尿、子宫孕育胎儿功能等等。眼见为实，以解剖实体为基础，运用直观之法求解脏器功能，遵循机能与结构相统一的原则，其概念形成的主体是内脏的解剖实体。这种方法及其形成的概念，无论东方、西方，都是人类认识自身生命奥秘最初使用的方法。

2. *仿象臆测，促使五脏概念的虚化演变* 以直观方法认识内脏功能，其作用是有限的，除显而易见者外，不得不"望形生意"，通过对解剖实体形象的忖度，臆断其功能。这是在古代技术不发达的条件下，形成概念的合乎逻辑的方法学取向之一。如谓心脏在人体正中，故与中央主宰之神相应，主人身之神；《灵兰秘典论》《痿论》谓肺覆心上，如帝王之华盖，故为"脏之长，心之盖"，推测其对心有辅佐作用、治节诸脏而称为相傅之官；《太阴阳明论》借助"以膜相连"的解剖观察，想象脾"能为胃行其津液"等。

仿象臆测是直观研究方法受到限制后的一种无奈之举，虽然多不符合解剖五脏的实际功能，虚化了五脏概念，但它的观象测脏方法，却为中医方法学的演变提供了借鉴、过渡之桥。它的命运有两种：一是不符合实际而被淘汰，如《本脏》关于五脏形态特征与人格、禀性、道德品质的对应，如说"心偏倾则操持不一，无守司"之类；二是被医学实践验证而保存下来，成为五脏概念的基本含义，如《玉机真脏论》脾"中央土以灌四旁"，为后天之本脾营五脏说理。其"望形生意"之所以有用，主要是将包括内脏解剖形态在内的观象测脏之法，纳入意象思维的方法学轨道，如心位中央，为"君主之官"，在脏腑分工合作系统中发挥主导作用，从而成为系统整体研究生命规律的方法学组成部分。

3. 意象思维，五脏概念系统整体化　当意识到解剖实体的直观察验不能满意解释复杂的生命现象，更不能有效指导医疗实践后，古代医家转而采用当时盛行的自然哲学方法，即运用精气、阴阳、五行之理，对生命现象进行系统整体把握，从生命过程及生命体各部分机能活动的关系，分析其机制与规律。

五脏概念的形成，显然与五行之意象思维有关，它以五脏作为生命活动整体格局之中五个基本"要素"，以其刚柔相济、生克制化机制来探索生命规律。能说明这种方法学的证据，当推《五脏生成论》所说的"五脏之象，可以类推"。按王冰解释："象，谓气象也，言五脏虽隐而不见，然其气象性用，犹可以物类推之，何者？肝象木而曲直，心象火而炎上，脾象土而安静，肺象金而刚决，肾象水而润下。夫如是皆大举宗兆，其中随事变化，象法傍通者，可以同类而推之尔。"这里的木火土金水，就是五行之法象。对五脏来说，只是象征性符号，它所表征的五脏"气象性用"即其功能特性。人体正是以五脏功能间的生克制化及其与自然界的通应，完成机体复杂生理过程的。除五行之外，四时盛衰递迁、封建官职制度等，都曾经作为这种方法分析的法象模式。

五脏概念的三种学术形态及其发展三阶段，说明它经历了复杂的学术演变过程，最后"详于气化、略于形迹"的五脏概念成为主导，形成主流派，使五脏概念在内涵上发生了重大转变，但在实际应用中仍然存在三种概念错杂情况，如外科、产科、五官科、针灸推拿科等，因临床医学的需要，仍不绝"形脏"痕迹。即便如此，五脏概念演化过程是客观存在的，演化结果应当受到尊重，这正是中西医学根本差异所在，蕴涵着中医学宝贵的科学价值。

（二）寻迹

由解剖实体直观形成五脏概念，到运用意象思维建立系统整体的五脏概念，在方法学和学术内涵上都是根本转变，其迹象可查。

五行之说源于《尚书》，五行与四时、五脏的联系反映于《周礼·月令》。《月令》在四季祭祀所用动物内脏归属五行方面，有春祭先脾属木、夏祭先肺属火、季夏祭先心属土、秋祭先肝属金、冬祭先肾属水的记载。郑玄指出这样配属的依据是五脏在体内的解剖位置上下前后。医家的五行，最初是从经学移植过来的，其五行配五脏理论，是否最初也如同《月令》，现还无据可考，但在《内经》则确是依据"五行之气"的特点配属的，并在医疗实践中取得成功，故郑玄说："今医疾之法，以肝为木、心为火、脾为土、肺为金、肾为水，则有瘳也。若反其术，不死为剧。"说明在五行配五脏原则上，《内经》已选择弃解剖实体而从"气象性用"。

《内经》还展示了有关脏腑概念学术大辩论的痕迹。《素问·五脏别论》篇始黄帝即提出，医家"或以脑髓为脏，或以肠胃为脏，或以为腑，敢问更相反，皆自谓是"，说明当时脏腑概念混乱、有争论。焦点是什么？据下文当是脏腑分类标准的争论。是以解剖形态还是功能所主分脏分腑，学术界未能统一。《史记·扁鹊仓公列传》记载了传说中的上古俞跗擅长外科，《后汉书》《三国志》也都记载了华佗实施外科手术的事迹，可能就是其传人。此外，据考古人类学家在近期考古中发现，据今四五千年前，我们的祖先已能进行以医学治疗为目的开颅手术。这些资料显示，在该篇论文写作之前，确实存在以解剖实体观察形成理论，指导疾病诊治的事实，或形成学派。但因前已述及的缘故，它们受到临床实践的挑战，当然就产生了争论。该篇岐伯所言以取象天地阴阳藏泻论脏腑功能特点，成为脏腑概念功能化的转折点，也成为这次争辩的结论，五脏概念也因此走上系统整体思路之轨道。

（三）探源

五脏概念的演变，根本原因是学术发展的需求。社会发展，经济繁荣，交往增多，疾病变化，必然向医道医术提出更高要求。解剖实体直观方法，由于近代科学技术远未出现，没有物质工具可资利用，因而不能满足理论研究的需要，也不能指导临床实践。在这种情况下，中国古代医学家们便转求先进的思维工具，以弥补不足。

在五脏概念的具体演变方向上，民族文化背景、哲学理义、思维逻辑、认知方式等起了导向作用。其系统整体思想决定了五脏概念的整体性、动态性的方法学特征；重道轻器思想确立了五脏概念以机能为本体、忽略形质的独特生命结构理论；意象思维、辩证逻辑、主客一体、关系实在、模型范式等认识论特色，均反映在五脏概念的形成与内涵上。

当然，儒家重死厚葬的伦理、慎肢体剖割的禁忌等封建礼教，也制约着从解剖实体直观形成和发展五脏概念的努力，但它不是决定性的因素，因为任何力量也阻挡不住医疗实践的强烈需求。这也可以解释清末王清任"医林改错"之举企图改变中医内脏概念，结果成效甚微的原因了。（烟建华，《内经》学术研究基础，北京，中国中医药出版社，2009：135）

二、意象思维

意象思维是人们在观察事物取得直接经验的基础上，依靠类比、联想等方法进行思维活动，再运用客观世界具体事物的形象或其象征性符号进行表述，以反映事物普遍联系与规律的一种思维方法。由于它是直观、直觉的，运用的是类比、联想方法，在思维过程中经历观察形象、形成意象、归类法象三个阶段，具有形象化、宏观性与整体性特点，因而又有直觉思维、具象思维、类比思维、整体思维等不同的名称。作为中国传统的思维形式，它隐藏于古代自然哲学之中，深刻影响着人们的生活、生产实践活动，促进了古代科技发明与创造。如《周易·系辞》就对意象思维方式的形成与应用作过系统表述，并以八卦作概括性形征符号构建事物整体联系体系，推演与把握事物现象的特征和属性，即"以通神明之德，以类万物之情。"

意象思维在《内经》理论的形成中发挥了重要作用，如《素问·示从容论》就有"援物比类，化之冥冥"之论。对于意象思维的过程，《内经》也有"审察于物"（《灵枢·逆顺肥瘦》）、"别异比类"（《素问·示从容论》）和"慧然独悟"（《素问·八正神明论》）的论述。它侧重于从相互关联的角度整理杂乱无章的感性经验与认识，使之成为条理化、规范化的理论，建构学术体系；同时还运用这种思维方法论述深奥的医学理论，研究新问题，启发历代医学家进行医学理论创新，是高层次医生必须具备的学术素质。与西方医学形式逻辑推理与实验证明的思维模式不同，意象思维更接近于系统科学的认识方法。它所比附与推演的"类"，是现象之间的相同状态、类似格局，因而它注意的是事物的功能性，把认识对象作为运动的、相互联系的生化整体来把握，这就形成了中医学注重功能、强调整体、善于宏观把握和微观认识不足的学术特点。意象思维的运用主要有取象类比和运数类比两个方面。

《内经》理论的意象思维主要是取象比类。《素问·五运行大论》说："天地阴阳者，不以数推，以象之谓也。"强调取象比类的认识论意义。《周易》以天地日月为法象，以四时有序递迁为天地变化通泰的昭示，成为以象类比法则的示范。《内经》也确立了人体小天地的类比模式，提出"人以天地之气生，四时之法成"的生命功能结构模型，并以"五脏之象，可以类推"（《素问·五脏生成论》）表述五脏的功能特性。同时还通过具体的事物和现象，借其特征，使人领悟医学概念和理论所要表达的含义。《内经》用以说明抽象概念的具体事物极为广泛，涉及天象、地象、气候象、生物象、颜色象、社会象、生活经验象等。如以太阳类比人体阳气，以月廓盈亏类比血气消长，以天地藏泻类比脏腑功能特点，是借用天地之象；以物色晦明含蓄暴露类比人的气色善恶，是借用颜色之象；以官职制度类比脏腑分工合作与主次关系，是借用社会之象；以物态变动类比脉象，是借用生活之象。

运数类比主要是运用数理模型表征和推演自然事物变化规律，认识人体机能活动及其联系。如《素问·金匮真言论》运用五行生成数模拟天地人时空联系，构成四时五方五脏生态大系统，突出了中土与脾的中心地位。《内经》的运数类比具有数学模型的功能，在思维模型的形成中具有重要地位。（烟建华．医道求真——《黄帝内经》学术体系的研究．北京：人民军医出版社，2007，16）

三、中医临床优势病种

通过对 105 名临床医学专家关于常见病、难治病中医优势病种调查和北京地区某三级甲等中医医院 31669 份病案回顾性调查及其资料分析，可以看出：

1. 就器质性病变与功能性病变相对比而言，中医的优势病种偏于功能性病变，如心脏神经官能症、习惯性便秘、功能性痛经等。

2. 就疾病的急性期或发作期与疾病的慢性期或缓解期相对比而言，中医的优势病种偏于疾病的慢性期或缓解期，如慢性消化道炎症、慢性泌尿系炎症等。

3. 就躯体性疾病与心身性疾病相对比而言，中医的优势病种偏于心身性疾病，如支气管哮喘、功能性痛经、湿疹等。

4. 就原因和病变明确与否、单纯与复杂相对比而言，中医的优势病种偏于病因、病变复杂不清的疾病，如各种综合征等多种难治性疾病。

5. 就生物性致病因素所致感染性疾病而言，中医的优势病种偏于病毒性病变，如流行性感冒，慢性病毒性肝炎等。

中医擅长治疗功能性病变、慢性病、心身性疾病、病毒感染性和原因、病变复杂不清的疾病，这些病种的共同特点是：

1.病因复杂而非单纯，往往涉及人类生活的多方面，如天时、气候、地域水土等自然环境；政治、经济、人际关系等社会环境；以及人格变异、心理障碍等个体因素，并非单纯的理化生物学因素。

2.病变复杂，往往是多组织、多器官、多系统的综合病变，特别是神经、内分泌、免疫、代谢系统异常变化，而非一系统、器官或组织疾病。

3.病变多呈慢性进程和反复的多方位的功能紊乱。

4.病毒的条件致病性很强，病毒感染的发生与卫生状况、饮食劳倦、精神心理等生活方式有关，原因复杂，抗生药物无效。

具有这些特点的病种，要求临床诊治进行动态的综合调节，力求避免简单粗暴、顾此失彼，而中医药治疗，在局部病灶和机体整体的关系上，在致病因素和机体反应的关系上，在器质病变和功能异常的关系上，更注意后者，同时还突出疾病过程中人与生存环境和心身关系的调节，因而能在临床上取得切实疗效。

总之，通过上述研究可以认为，在功能失调性病变、病毒感染病变、病变进入慢性期或缓解期，原因不明或病因、病理复杂病变的治疗上，中医具有优势。与西医在形体或器质性疾病，病因单纯、病变明确，疾病的急性、激烈阶段的优势相对，具有优势互补的态势或趋势。应当承认，我们的调查还有不完善之处，主要是规模和样本小、缺乏中西医对照，这除了研究经费等原因外，还因为影响中西医药临床优势对比的参数太多，如医疗体制、整体中医水平、家庭经济、风俗习惯、文化信仰等，因而任何单一方法都很难阐释清楚。仅从已经进行的几种调查来看，情况比较复杂，中、西医药在临床上的优势可以说是犬牙交错，彼此互为优劣，从一个方面说明中医的优势病种。（烟建华.医道求真——《黄帝内经》学术体系的研究，北京：人民军医出版社，2007，243）

脏腑理论

脏腑理论是藏象理论的第一部分，主要讨论五脏的基本概念、功能特性、活动机理、相互关系，还有五脏与诸腑、躯体组织、官窍的关系以及与五脏外界的通应联系等。《内经》在《灵枢》有"本脏"篇，讲脏腑为生命之本，由于传统医学研究方法的演变，脏腑的概念从解剖实体演化为系统整体之内涵，因此脏腑，其中主要是五脏及其功能活动就成为解释生命现象的基本理论。《内经》脏腑理论的主要特点，一是脏主腑从，五脏是生理活动的主体，六腑与之相配，共同完成各项生理任务，如《六节藏象论》藏象之论。二是以不同方式阐述五脏的功能特性，如《刺禁论》以五脏为全身气化的主体；《脏气法时论》讲五脏应时；《灵兰秘典论》则以十二官职作类比，论脏腑功能分工协作，强调脏腑概念的功能内涵及脏腑间的统一整体联系。三是建构了以五脏为中心，以经脉为联络通道，外应四时，内系六腑、奇恒之腑以及各组织、官窍的整体功能活动系统。《内经》的脏腑概念及其系统理论，是中医理论的基础，也是临床脏腑辨证的基础。

第二讲　脏腑总论

本讲遴选两段原文，主要讲述《内经》藏象概念、藏象基本内容，并阐明五脏功能活动的气化原理。

【原文】

帝曰：藏象何如？岐伯曰：心者，生之本，神之变也，其华在面，其充在血脉，为阳中之太阳，通于夏气。肺者，气之本，魄之处也，其华在毛，其充在皮，为阳中之太阴，通于秋气。肾者主蛰，封藏之本，精之处也，其华在发，其充在骨，为阴中之少阴，通于冬气。肝者，罢极之本，魂之居也，其华在爪，其充在筋，以生血气，其味酸，其色苍，此为阳中之少阳，通于春气。脾、胃、大肠、小肠、三焦、膀胱者，仓廪之本，营之居也，名曰器，能化糟粕，转味而入出者也。其华在唇四白，其充在肌，其味甘，其色黄，此至阴之类，通于土气。凡十一脏，取决于胆也。(《素问·六节藏象论》)

【串讲】

黄帝问：藏象的内容是怎样的？岐伯回答说：心，是生命的根本，为神所居之处，它的华彩反映在面部，它充养的组织是血脉，其属性是阳中的太阳，与夏气相通应。变，全元起本并《太素》均作"处"，疑两者的繁体字形近而误，且与下文相合，应该据此改正。华，华彩。最能反映该脏功能盛衰的人体组织或部位，称为五脏所华。充，充养。各脏所荣养、并具有特定联系的组织，称为五脏所充。肺，是气的根本，为魄所居之处，它的华彩反映在毫毛，它充养的组织是皮肤，其属性是阳中的太阴，与秋气相通应。肾主蛰伏，是封闭潜藏功能的根本，为精所居之处，它的华彩反映在头发，它充养的组织是骨，其属性是阴中的少阴，与冬气相通应。肝，是劳作发力的根本，为魂所居之处，它的华彩反映在爪甲，其充养的组织是筋，可以生养血气，其属性是阳中的少阳，与春气相通应。罢极，众释纷纭，但总不离乎肝主筋，劳作之力及疲困乏竭源于肝之意。"其味酸，其色苍"与脾下的"其味甘，其色黄"各六字，《新校正》认为与心、肺、肾三脏文例不合，应删去不予解释，可从。脾、胃、大肠、小肠、三焦、膀胱，似仓廪是谷米的本源，为营气所居之处，因其功能象是盛贮食物的器皿，故称为器，它们能吸收水谷精微，化生出糟粕，管理饮食五味的转化、吸收和排泄，它的华彩反映在口唇四旁的白肉，它充养的组织是肌肉，这类脏腑属于至阴之类，与土气相通应。这节文字，将脾与五腑统论，虽然它们的功能在水谷的受纳、消化、吸收、传导上有密切联系，但与以上唯脏独论的文例有别，故元·滑寿《读素问钞》以为有错简，将"脾、胃、大肠、小肠、三焦、膀胱者……通于土气"五十八字改为："脾者，仓廪之本，营之居也，其华在唇四白，其充在肌，此至阴之类，通于土气。胃、大肠、小肠、三焦、膀胱，名曰器，能化糟粕，转味而出入者也。"如此则以五脏为主体的文

脏腑理论　第二讲　脏腑总论

例与宗旨相贯通,胃等五腑附于脾,专事水谷有形物之传化为用,故称为器。此外,"能化糟粕,转味而入出"两句文字过于简略而费解。应理解为:能化生精微,分出糟粕,转化水谷五味,使精气入于五脏,糟粕排出体外。脾与胃等都是围绕水谷化生精气传导糟粕开展活动的,就像五行中土的作用一样,在季节上与夏秋之交的至阴相通应。以上十一脏功能的发挥,都取决于胆气的升发。

【解读】

一、关于"藏象"

藏象一词仅见于本篇,只此一处,但它的重要性却是中医学独一无二的。《辞海》"藏"有两种音义,一读作Cáng,隐藏;贮藏。二读作Zàng,藏东西的地方;佛、道经典总称;内脏之脏的古字。藏象之藏取何义呢?当是第二种,读Zàng,乃藏物之所在内,与在外之象相应,胸腹腔内固然有内脏,但并不限于此,故将藏定义为"藏于内的脏腑器官"太局限,因为还有经络、精血津液等,特别是与象联词,不仅有它独特的概念,还内含了形成藏象理论的方法学在内。由于它的方法是"从象论藏",在方法学上属于古代象思维,故象与藏就有"象—义"的内涵,是"观象体义",义就是藏于内的有形、无形之脏腑经络、精气血津液等功能活动的机理和规律。

二、藏象理论的内容

本段以五脏功能活动为中心,从内外两个方面概括人的生理活动机制,并建成中医学藏象理论结构,其实质是一种生命体功能性结构模式。五脏内主五大"生命之本"、藏舍精气神,荣养诸躯体组织(五充)、华采于诸肢节形表(五华),外与自然相适应,通于四时之气。

1. 五脏为生命之本　人的生命活动以脏腑为本,故《灵枢》有"本脏"篇,此脏为内脏之意。而脏腑之中,脏为主、腑为配,正如《读素问钞》述藏象之义时所说:"五脏以位,六腑以配,五行攸属,职同攸分,具藏象钞。""心者生之本""肺者气之本""肾者主蛰,封藏之本""肝者罢极之本""脾者仓廪之本",本,根本、本源,这里是主持、主管的意思。五脏各主持人的一项生理活动,也就是五脏的核心机能。按五行之理,宇宙自然运行机括在于五行之气的生克制化,人的生命活动机理亦可以五行之理来把握,故《灵枢·阴阳二十五人》篇说:"天地之间,六合之内,不离于五,人亦应之。"

五行之理的要领在于将研究对象看成一个整体，五行是其中既各具作用特点、相互独立，又相互联系、密不可分的五个部分，正是它们的"分工合作"，才能保持事物运动的和谐有序，如此，《内经》以五脏既相互独立又相互联系、相互制约的生理活动概括整体生命活动。

心为"生之本"，一般语译成"心是生命的根本"。《素问·生气通天论》说："夫自古通天者，生之本本于阴阳。"张介宾解释说："心为君主而属阳，阳主生，万物系之以存亡，故曰生之本。"心以火为法象，属阳中之太阳而应夏，盛阳也，夏日万物精气与生机最旺，其象蕃茂，如此才有秋之实、冬之藏，也是春气生发的基础，在人则是生命能量化生和储备的关键，《周易》有乾卦，纯阳之卦也，其九五尊位即君主所在，心应之以明，所谓阳光普照，阴霾自散，即王冰注《至真要大论》所说"益火之源以消阴翳"。又，《素问·解精微论》说"火之精为神"，心在人既属阳中之太阳，于五行为火之源，则火精神主非心莫属，故本篇说心乃"神之变（处）"。这里的神，特别强调主持意识活动"五神"（神、魂、魄、意、志）之首的心神，实质是人的自觉意识，心神与魂魄等低层次神相比，只有人才具有，在整个精神活动，包括意识、思维、情志等神志生理中处于顶端主宰地位，发挥着统率、主导作用，所以张介宾说它："总统魂魄，并该意志。"（《素问·举痛论》）综上所说，心在生理、精神两方面对人的生存至关重要，故称"生之本"。从心概念而言，本段所论，其内涵主要体现在阳、火、心神、心血、血脉诸方面，如古人常将胸部比作天空，阳光普照则宇廓清朗，胸阳式微则阴霾阻蔽，出现胸痹、心痛甚至真心痛诸证，治疗多从振奋胸阳（心阳）、消除阴翳（寒气、痰浊、瘀血）着手。《金匮要略》有胸痹心痛病证，临证多诊为冠心病心绞痛，就是从胸阳式微、阴浊痹阻立论，以通阳消浊为法，通阳用薤白、桂枝，回阳救脱用附子，张仲景用瓜蒌薤白桂枝等汤方，临床常加丹参饮、川芎、三七粉化瘀药，比单用活血破瘀药为好。友人谈及经验，曾治冠心病心绞痛病人，症如胸闷窒塞刺痛，向后背放射，每夜发作，服硝酸甘油片缓解，用桃红丹参失笑等药，服十余剂，症缓而未除，尤以爬楼、行走频发，疑心气虚损，不耐劳顿，更方养心气、和心营，投参、芪、淮小麦、丹参、当归、麦冬，症无进退。忽一日大寒，夜中胸痛大发，连服苏合香丸、麝香保心丸等略舒，再诊时思忖年届古稀，阳气已衰，复加外寒，心阳式微，血脉痹阻，此真心痛也，遂投温阳宣痹法，药用桂枝、附子、万年青、制半夏、乌药、薤白、细辛等，药后心绞痛一周未发，始悟"天运当以日光明"，人体气血的运行全赖阳气温煦，所谓离照当空，阴霾消散也。原方加减调治月余，病情趋稳，走路上楼未见发作。（王庆其.内经临证发微.上海，上海科学技术出版社，2007，40）又，心火和煦，生神化血，若有亢盛则神躁为狂，血热腐肉为疮，而血虚不养则神疲晕眩，故心药多清火凉血、养血安神之品，如黄连、当归、朱砂、龙眼肉等。

肺为"气之本"，《素问·五脏生成论》说"诸气者皆属于肺"，言肺主气。属于，是主持的意思。《素问·平人气象论》说："藏真高于肺，以行营卫阴阳。"古人以肺居胸中，居高临下，朝百脉，通过宗气推动精血津液的运动；司呼吸，如橐龠之开合，不仅主持人体气的清浊交换，并调节全身精气的运行，这与秋季大自然精气收敛、肃降，法象相合，《素问·痿论》有"五脏因肺热叶焦发为痿躄"之论，与其主气行营卫阴阳有关，故说它为气之本。肺主气的理论，在呼吸和精血津液的病证及其诊治与调息养生方面，有着广泛的指导价值。

肾为"封藏之本"，其藏象为水，位处最下，与冬季万物闭藏相应，自然主持生命精华物质封闭潜藏的总功能，以防止精气的散逸流失。前文"主蛰"，正是"封藏"的真义，像冬天的蛰虫一样蛰伏于地下，进行自我保护；后文"精之处"则是"封藏"的主要对象。封藏是肾功能的核心内涵，藏精、主生殖、主水液，主纳气为气之根等，都是这一概念的外延，无论在理论上还是临床中，均有很高的意义。现代研究也证实了这一理论，如北京中医药大学一研究组对青壮年人群冬至、夏至血清睾酮的分泌量对比研究中发现，冬至比夏至低，且有显著的统计学差异；用实验大白鼠观察，冬至的生殖腺重量、生殖激素分泌量亦较夏至低。说明肾主封藏是生命体自我保护机能的一种概括。

肝为"罢极之本"一句，历代对"罢极"争论较大，但不外两类。一类罢训为疲，罢极释为疲累劳困，从而以肝主筋，筋司运动说理，如姚止庵《素问经注节解》。另类罢训为能而通耐，极者疲困之意，罢极则释耐受疲劳，如《黄帝内经素问校释》引李今庸说；或"罴"训为"罴"，熊之雌者，耐劳而多勇力，如高世栻《素问直解》。两者意见相反，但主旨是相通的。无论是导致疲困之本，还是耐受疲劳，都是在说肝支配着人体的力量，关系精气或气血调节分配的机制，这与阳气生发、精气疏泄条达的本义是相通的。这种机能所本是四时冬伏春发的自然生化大义。《格致余论·阳有余而阴不足论》说："主闭藏者肾也，司疏泄者肝也。……《内经》曰：冬不藏精者，春必病温。十月属亥，十一月属子，正火气潜伏闭藏，以养其本然之真，而为来春发生升动之本。"从生理而言，肝藏血，通过疏泄调节血气的分布和分配，以满足生理之需，使人有充足的能量应付生存，此即"罴极之本"的真义。现代的研究表明，应激反应（stress）是机体在受到各种内外环境因素刺激时所出现的非特异性全身反应。按发生应激的长短分急性应激、慢性应激，按应激的结果可分生理性应激、病理性应激（恶性应激），应激反应是生命为了生存和发展所必需的，它是机体适应、保护机制的重要组成部分。应激反应可提高机体的准备状态，有利于机体的战斗或逃避；有利于在变动的环境中维持机体的自稳态，增强适应能力。应激反应的本质是防御性保护性的，以对抗各种强烈刺激的损伤性作用，但超过一定限度就会引起应激性疾病。肝称为"罴极之本"，是机体应付生理需求调配血气的主管机制，与现代生物学的应激反应可联系起来理解。

脾为"仓廪之本"一句甚为形象，主管人体生命活动所需营养物质的化生，即运化水谷、生成气血的功能，与土养万物可以类比，这就奠定了脾为后天之本，是气血化生之源的学术基础。

以上解读五脏概念有一个要点，就是说中医五脏绝非解剖概念，而是一种系统概念，也就是恽铁樵所说的非"血肉之五脏"，而是"四时之五脏""气化之五脏"。

2. 五脏藏精、气、神　精、气、神俗称人之三宝，精化气，气生神，是生命活动的三要素。在《内经》的生命活动系统中，精气神与五脏密切联系，为突出五脏的生命核心地位，建立了五脏各藏精气神的理论：五脏各有所藏之精，又有所藏之气、神。本篇概其要，述其代表之例：肾为"精之处"、脾为"营之居"、心为"神之变（处）"、肝为"魂之居"、肺为"魄

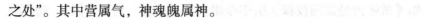

之处"。其中营属气，神魂魄属神。

3."五充"与"五华"　这是《内经》五脏为中心藏象理论结构的两个层次。五充是五脏精气充养的形体组织，从外至内依次是皮—血脉—肌—筋—骨，又称为"五体"，既体现形体内外层次，也与五脏阴阳表里结构内外相呼应。五华是五脏精气盛衰表现于外的标志，分别是面—皮毛—发—爪—唇四白，具有诊断意义。

4.关于六腑　脏为主，腑为辅，是《内经》藏象理论的定说，但其具体说法有二：一是脏腑阴阳配属，即脏腑相合，如肺与大肠、心与小肠、肝与胆等；二是将六腑中胃、大肠、小肠、三焦、膀胱五腑归属于脾之下，《灵枢·本脏》说："五脏者，所以藏精神血气魂魄者也；六腑（统称）者，所以化水谷而行津液者也。"理由是它们都围绕水谷的精微化生、糟粕排泄工作的，故本篇说它们"名曰器，能化糟粕，转味而入出者也。"唯胆特殊，专门讨论。

5.关于五脏外应四时　《素问·五常政大论》说："根于中者，命曰神机，神去则机息。"这里的神机即是指生物体内主宰生命活动的机制，不仅如此，人还受外界自然环境的影响，《内经》称为气立，即如《素问·五常政大论》所说："根于外者，命曰气立，气止则化绝。"制约人生命活动的自然因素最重要的是四时，因而四时成为藏象理论结构的重要组成部分，并与五脏建立了系统联系，即《素问·金匮真言论》所说的"五脏应四时，各有收受"，本篇称作"通于"。《内经》将五脏与四时联系起来，主要学术观念是天人合一思想，它把人放在大自然环境中考察，认为人体在长期进化过程中形成适应大自然四季递迁、循环往复节律的机制，在表述形式上即五脏应四时，如心"通于夏气"，认为夏季阳盛阴衰，天地精气旺盛，万物蕃茂，在人，心属火，阳气最盛，犹如夏日之阳，故其气相通，故《素问·平人气象论》说:（夏）"藏真通于心。"藏真，指的是生命精气，其夏季的流向是供奉给心，由心主持人的生理适应夏季。以下肺"通于秋气"、肾"通于冬气"、肝"通于春气"均是此义。关于脾，本篇连同诸腑称为"至阴之类""通于土气"，这里的至阴就是到达属阴季节的意思。脾所通应的季节是夏季与秋季之间，乃从阳到阴两个季节的过度时段，故称至阴，又叫季夏或长夏。土是该季节的五行属性。

综上所述，《内经》就完成了以五脏为中心、内外相联系的藏象理论结构的建立，它是功能性的系统结构，内系五腑、五体、五窍、五液、五神、五志等，外应五时、五方、五音、五色、五味等。毫无疑义，这个藏象理论结构是古人在阴阳五行思维框架之上，结合医学实践建立的探讨生命活动机制和规律的医学理论模式，是中华民族的理论创造，经过两千多年的临床应用，在内涵上逐渐深刻，在应用上积累了丰富经验，成为中医学理论的学术基础。现将本篇的藏象理论结构表示如下：

五脏	五脏内所主				五脏外所应
	生命之本	藏精气神	五充	五华	
心	生之本	神之处	在血脉	在面	通于夏气
肺	气之本	魄之处	在皮	在皮毛	通于秋气
肾	封藏之本	精之处	在骨	在发	通于冬气
肝	罢极之本	魂之居	在筋	在爪	通于春气
脾	仓廪之本	营之居	在肌	在唇四白	至阴类通于土气

三、关于五脏的阴阳属性

本篇所述五脏的阴阳属性是对五脏功能特性及其与四时关系的综合概括，但文字上除心、脾外，对于肺、肾、肝三脏属性颇有争议，现将林亿《新校正》校勘后的文字与王冰本原文列表对照如下：

版　本	肺	肾	肝
王冰本之原文	阳中之太阴	阴中之少阴	阳中之少阳
林亿校后之文	阳中之少阴	阴中之太阴	阴中之少阳

林亿《新校正》的校勘是引《甲乙经》《太素》之文，并结合全元起本以为外证，又引《灵枢·阴阳系日月》原文以为内证，颇具说服力。至于为什么有这样的差异，王玉川《运气探秘·阴阳发微》认为：“古代在技术

信息的交流传递方面，是十分困难和迟缓的，许多理论和技术难免带有地区和学派的局限性，因而，对于事物的表述缺乏统一的规范。""对同一事物，从不同的角度出发，运用不同的表述方法，可以产生两个或两个以上不同的名称；不同的事物，又可出现相同的称谓。"我们从《新校正》说。以理而言，本篇所论五脏阴阳属性，前一阴阳是讲五脏所在位置之阴阳，则胸为阳、腹为阴，阴阳取上下之义；后之阴阳，分出太少，与五脏的五行属性及相通的季节特点有关。心居胸中，其性属火而炎上，与自然界中盛阳的夏季相应，故为阳中之太阳；肺位胸中，其性属金而主肃降，与入阴尚少的秋气相应，故为阳中之少阴；肝居腹中，其性属木而主升发，与春季之阳尚微少相应，故为阴中之少阳；肾居腹中，其性属水而主封藏、润下，与冬季之阴气隆盛相应，故为阴中之太阴。

四、如何理解"凡十一脏，取决于胆"

对于本句，古今争议很大，一是认为原文有误，以为旁注误入正文，或为别字之误，有的甚至提出"十一"应为"土"字，依据总嫌不足。二以胆主决断为解，如王冰注"胆者中正刚断无私偏，故十一脏取决于胆也"，以胆为中正主决断立论。仿此，程文囿从胆气勇怯加以阐述，其引《医参》语曰："气以胆壮，邪不可干，故十一脏取决于胆。"三是从胆主春升之气解，如李杲《脾胃论》云："胆者，少阳春升之气，春气升则万化安，故胆气春升，则余脏从之。"从"天人相应"观点着眼。今人亦有的认为：《六节藏象论》原文的顺序是先论天气运转，提出"求其至也，皆归始春"，然后论脏气活动具有与天运相应的生长收藏变化，在此基础上才提出"取决于胆"。（傅心明．中医杂志，1988，2）此说有理，故张介宾《类经·藏象类二》也说："足少阳为半表半里之经，亦曰中正之官，又曰奇恒腑，所以能通达阴阳，而十一脏皆取乎此也。"这种解释的实际意义在于，强调人体生理中的少阳升发之气，以促进各项功能活动勃勃有生机，保持健康的上进状态，故《素问·平人气象论》以微弦为春肝平脉，《伤寒论》212条在论及阳明病津竭神脱而见昏不识人，循衣摸床，惕而不安，微喘直视时说"脉弦者生，涩者死"。脉弦表示生机不绝。又，俗语说"一年之计在于春，一天之计在于晨"，春天、寅卯正是一年、一天之始，对于全年、整天都有重要意义，而在慢性病的治疗中亦需注意肝胆之气的疏达条畅，各项生理活动才会顺利展开。

【释疑】

一问：《中医基础理论》教材说"中医五脏是以解剖为基础衍化出来的功能概念"如何理解？

答：这种表述似是而非，逻辑上不严密。中医五脏的功能与同名解剖实体的内脏不相对应，不符合机能与机能相统一的原则，于是就造出来一个"功能概念"的词，企图说明中西概念的差异，但又不想让中医概念缺乏"物质基础"，只好又解释说是"以解剖为基础衍化出来的"。如何衍化的？怎么也说不通。其实，脏象与脏器是本质不同的两种概念。中医五脏概念由于医学方法学的演变，已经脱离了解剖实体而成为一个生命活动系统整体中的虚化概念，只讲其功能相对独立而又与其他脏不分割的联系，勿论其解剖来由，否则在临床应用中难免套上解剖的"枷锁"，降低疗效。

二问：近来出版的"中基"教材都说心的主要功能是推动血液的运行，若心气衰竭或心脉瘀阻，血不养脏腑躯体，生命就会终止，并以此说明"心者生之本"。这种认识对吗？

答：这种说法将中医脏腑与现代生物学解剖内脏的概念捆绑在一起，似是而非、貌合神离，是典型的西化中医概念，不可取。它所依据的《内经》"心主血脉"之说，充其量只是认识到心与脉相连、与血的生养有关，并没有将血液泵向全身的意思，而《内经》所说推动血液运行的是宗气；《内经》讲心在生命活动中的重要性，将心肺比为父母，也并非以此为依据。导致此说的缘由只有解剖所指，而这正是理解中医概念的大忌。盖本篇以阴阳五行立论，五脏处于同一层次，它们分工合作，共为生命中枢，"心者生之本"的内涵必须从阴阳五脏、五行五脏中的独特地位来理解，如上文"解读"所讲。

此外，还可以从入心经药物的性味功用搜集证据。1964 年出版的高等中医药院校教材（俗称二版教材）《中药学讲义》共列"官药"420 种，其中 76 种入心。按药物性味功用分，清热药 21 味，安神药 11 味，芳香开窍药 4 味，理血药 7 味，温里药 2 味，补药 10 味（补气 1、补阳 2、补血 4、补阴 3）。火热入心，故清热药多归心；心主神，故安神、开窍药多归心；

心主血，故理血药、生血药多归心；温里即温阳，有附子、干姜归心，补阳药有紫河车、骨碎补归心，补阴药有麦冬、龟甲、百合归心，补气药只有甘草，而非参、术、黄芪能推动血脉运行的药。临床中药的归经和性味功用紧扣五脏概念，从临床验证《内经》藏象理论，具有较强的说服力。

除上述外，我还有一条证据。《素问·至真要大论》病机十九条有"诸痛痒疮皆属于心"，王冰解释说："心寂则痛微，心躁则痛甚，百端之起，皆自心生，痛痒疮疡，生于心也。"痛痒感觉源自魂魄，但与心神关系更大；疮疡系营热瘀于脉道，腐损肌肤，心主血、暑热通于心，故以苦寒药清心凉血解毒治之。这些理论对心的概念在临床应用上有切实印证。

三问：一般讲脏腑关系是脏腑相合，本段则将诸腑均附于脾之下，有何特殊意义？

答：脏腑相合是依据天地藏泻从阴阳属性论脏腑，见于《素问·五脏别论》《灵枢·本输》等，对于诊治病证的虚实、表里、寒热、阴阳等属性有直接指导意义，如临证虚从脏而实从腑，分析邪正虚实，制定补泻之法；本段则将诸腑均附于脾之下，主要突出受纳、腐熟、吸收及传导、排泄水谷化物为诸腑联合作用，才能与脾共同完成后天气血由水谷转化的过程和任务，故本段说脾为"仓廪之本"，诸腑"能化糟粕，转味而入出"。后世论后天气血化生之源，常以脾为后天之本，则概括胃大小肠等，而膀胱、三焦、胆与此也有密切关系，故《灵枢·本脏》说"六腑者，所以化水谷而行津液者也"，《灵枢·经水》也说"六腑者，受谷而行之，受气而扬之"，故临证治水谷气血不足和化生障碍多从脾胃、诸腑入手。两者或因两个学派的观点差异，或从不同角度阐述脏腑关系，在临床上都有指导意义。

【资料】

一、关于心的概念

1. 从入心经药物性能及功效特点分析心概念内涵　通过计算机分析，我们得知入心经药物寒性最多（占49.5%），平性次之（占20.7%），温性位居第三（占19.8%），凉性和热性位居第四（占5.0%）。这与心经的生理、病理特点是相符的。五味中以苦味最多，占47.5%；甘味次之，占45.5%；辛味居第三，占35.6%；咸味居第四，占10.9%；淡味居第五，占5.0%；涩味居第六，占4.0%；酸味最少，占3.0%。

五味与功效虽有一定联系，但从上面的论述得知，五味理论并不能很好地解释这些功效特点，这是五味理论的不足之处，但我们找到研究五味与功效关系的新方法，为今后的进一步研究打下了基础。

中药的类别是以功效来划分的，其类别分布代表着该经药物所具有的功效范围和特点。入心经中药具有清热泻火解毒、活血化瘀、养心安神定志、开窍、止血、治疗诸痒疮疡等多种功效。入心经中药以沉降作用为主，占药物总数的54.2%，升浮作用居次要地位，占药物总数的43.8%。具有毒性的心经中药有12味，在临床运用时要加以注意。[赖昌生 . 入心经中药性能及功效特点的计算机分析 . 湖南中医杂志，2010，26（1）：81]

2. 从临床诊治胸痹、心痛看心的概念

（1）《金匮要略·胸痹心痛短气病脉证治第九》师曰：夫脉当取太过不及，阳微阴弦，即胸痹而痛，所以然者，责其极虚也。今阳虚知在上焦，所以胸痹、心痛者，以其阴弦故也。平人无寒热，短气不足以息者，实也。（尤在泾《金匮要略心典》:阳微，阳不足也;阴弦，阴太过也。阳主开，阴主闭，阳虚而干之，即胸痹而痛。痹，闭也。夫上焦为阳之位，而微脉为虚之甚，故曰责其极虚。以虚阳而受阴邪之击，故为心痛）

胸痹之病，喘息咳唾，胸背痛，短气，寸口脉沉而迟，关上小紧数，栝蒌薤白白酒汤主之。

胸痹不得卧，心痛彻背者，栝蒌薤白半夏汤主之。

胸痹心中痞气，气结在胸，胸满，胁下逆抢心，枳实薤白桂枝汤（有栝蒌、厚朴）主之。

（2）《中国现代名中医医案精华》贲子明医案：王某，男，56岁。初诊1981年11月10日。主诉阵发性心痛3年，曾在市某医院诊为冠心病、高血压、动脉硬化症。近日心痛频发，胸闷气短，身冷汗出，用硝酸甘油片未能缓解。诊查：病休肥胖，面色苍白，精神萎靡。舌质暗淡有瘀斑，苔白滑，脉濡缓而结代。血压190/120mmHg，胆固醇7.28mmol/L，心电图提示窦性心动过缓、冠状动脉供血不足，不完全右束传导阻滞。胸透：左心一、二弓增大。眼底检查有动脉硬化改变。西医诊断为心绞痛、冠心病、动脉硬化症。辨证:痰浊瘀滞，胸阳痹阻。治法:温通胸阳，化瘀通脉。处方：瓜蒌50g，薤白15g，半夏15g，桂枝10g，丹参30g，川芎15g，枳壳15g，橘红25g，6剂，水煎服。二诊：药后心痛次数减少，胸闷气短亦减轻。

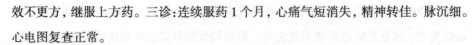

效不更方，继服上方药。三诊：连续服药 1 个月，心痛气短消失，精神转佳。脉沉细。心电图复查正常。

（3）《临证指南医案·胸痹》华玉堂评：若夫胸痹，则但因胸中阳气不运，久而成痹。《内经》未曾详言，惟《金匮》立方，俱用辛滑温通，所云寸口脉沉而迟，阳微阴弦，是知但有寒证而无热证矣。先生宗之加减而治，亦惟流通上焦清阳为主，莫与胸痞、结胸、噎膈、痰食等症混治，斯得之矣。

二、关于"罢极之本"与应激反应

1. 关于"罢极之本"的解释　对于罢极一词，古今注解有歧义，约之有三：一作疲劳解，如《素问吴注》云："动作劳甚，谓之罢极，肝主筋，筋主运动，故为罢极之本。"二是"罢"同熊罴之"罴"，如《素问直解》云：罴同熊。肝者将军之官，如熊罴之任劳，故为罢极之本。"三是现代学者李今庸谓"本节罢极的罢字，当为能字，而读为耐，其极字则训为疲困。所谓能极，则为耐受疲劳。人之运动，在于筋力，肝主筋，而司人体运动，故肝为能极之本。后世不识能读为耐和能极之义，徒见古有罢极之词，遂于能上妄加四头，而成罷（罢），今应改正。"三家审视角度不同，但释义大致类同，其中尤以李今庸教授的诠释最能服人，于义理通顺。……考临床所见，凡肝病的病理变化，无非环绕气血阴阳四字演绎。肝主疏泄，则主要指对气机的疏通条达；肝失疏泄则气机郁滞，演变诸症。肝藏血，即肝有调节气血之功，血不运则肝血瘀阻，血不足则肝阴不足。肝体阴而用阳，肝阴不足则肝阳上亢，肝阳有余则损及肝阴，从而出现种种证候。但肝病的临床表现再多，其中疲乏一症为肝病的典型症状。临床上许多疾病在病变过程中均可疲乏，但非特异性症状，唯肝病的病理变化中，疲乏则是其特异性症状。临床上许多早期症状就是疲乏，且可存在于病变的始终，如急慢性肝炎、肝硬化等。另一方面，疲劳过度最容易伤肝，乃至于出现急慢性肝病。奈何此？因为"肝者，罢极之本"。肝有耐受疲劳的功能，肝病则不耐疲劳而出现疲乏无力；若疲劳过度，超过了肝的耐受能力，则可能伤及肝，致生肝病，出现神疲乏力等症状。（王庆其主编. 内经临证发微. 上海：上海科学技术出版社，2007，74-75）

2. "罢极之本"与应激反应　现代生物学认为，机体遭受强烈的物理、化学、生物等因素作用，或精神刺激时，在没有发生特异的病理性损害之前，会产生一系列非特异性的应答反应，表现为交感神经兴奋、垂体和肾上腺皮质激素分泌增多、血糖升高、血压上升、心率加快、呼吸加速等，这种应答性生理反应，称作"应激反应"。中医学认为，人体的这种反应是由肝的疏泄功能完成的。

《素问·五脏生成》说："人卧血归于肝，肝受血而能视，足受血而能步，掌受血而能握，指受血而能摄。"王冰注云"人动则血运于诸经，人静则血归于肝藏"，这就是说，血气是人体进行各项生理活动的物质基础，筋骨肌肉受到充养，即化为活动的能量与动力，《素问·阴阳应象大论》所说"清阳实四肢"就是这个意思。不仅如此，凡外界刺激引起的情绪反应、肢体运动、卫气趋表抗邪等都需要血气灌注于相应的效应器官，变为应答活动，自我保护，而血气随生理需要发生的输布变化就是靠肝的疏泄功能实现的。人体在受到或将要受到强烈刺激时，为了对付伤害，在心神的主导下，肝发挥疏泄作用，调节血行，使所藏之血迅速运行于有关组织器官，使其血气增加，产生一系列的应答反应。生活中常见面对危及生命的人，目瞪怒视、气满胸膺、呼吸急促握拳蹬脚，精神高度紧张，增强了防御和攻击能力，就是应激反应的外在表现。

应激反应是机体的保护性反应，但是过度的和持久的应激反应大量地消耗气血，使肝藏血与疏泄发生严重失调，进而会影响内脏功能，使之失调，导致多种病变。有的学者曾做动物实验，在大白鼠脑内情绪中枢埋入一个电极，每刺激脑细胞，就引起防御性反应：躲在角落、缩成一团。连续刺激三四个小时后，小鼠的血压升高、心率、呼吸频率加快，生理活明显失调，甚至发生心力衰竭和血管梗死。在日常生活中，由于肢体过度使用，或精神过度集中及紧张，人体往往感到疲软困乏，其道理就在于肝脏疏泄太过、所藏之血耗损的缘故，故《素问·六节藏象论》说肝为"罢极之本"。

长期和激烈的应激反应，使肝藏血与疏泄功能失调，可以导致多种病变，如心理失衡、情绪变异形成神经衰弱；自主神经功能紊乱，形成各种神经官能症；内脏血管过度紧张收缩，形成多种内脏病变，特别是心脑血管的病症，高血压、动脉硬化甚至心脑血管栓塞，也可以引起肾病变；内分泌失调等。据中医理论分析，常见下列病症：①肝气上逆，甚至气逼血升，发生头痛、头目眩晕，严重者目暗、昏厥。②肝气横逆、脾胃不和，多出现胸胁胀满疼痛、脘腹憋闷、食欲不振、消化不良，呕吐、呃逆、嗳气，大便或秘或泻。③肝气下泄、肾气不固，常引起遗精滑泄、遗尿、大便失禁、疝气。④经脉气血运行紊乱，导致气血输布失衡的虚实证候，在肌肤则麻木不仁或疼痛，在小经脉则血瘀痰结而成肿块，在内脏则除疼痛之外还使其功能失

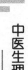
调。⑤肝血不足，外而不能应抗邪之需极易外感，不能应肢体之需而易疲劳，内而不能灌注诸脏，形成阴精亏耗的虚证。可见，应激过度不仅会造成心理情绪方面的失调，还能影响生理而导致内脏病变。

每个人在一生中都要接受来自多方面的刺激，频繁的应激反应是不可避免的，特别是在当今现代生活的快节奏以及社会变革的情况下，心理上的应激反应更应该适度把握。这就要求每个人注意养生，学会自我调节。工作紧张的，一定要安排心身完全放松的健康活动，以恢复精力，所谓"文武之道，一张一弛"也是养生的原则。另外，还应该注意锻炼体魄，体质强壮的一般应激能力强，不易发病。

既病之后必须治疗。治疗的原则，除了及时排除刺激源及调节心理外，还可以使用药物、针灸、心理等疗法。药物治疗，一般以调肝为主，如果病及他脏，或病久以他脏为主者，与常用的内科病治疗无异。调肝常用舒肝、理气、降逆、和血、甚者平肝气、镇肝阳诸法。如笔者曾治一妇，因突丧偶，其子尚幼小，感情离绝，生活无着，悲痛欲绝，遂病胁痛不食，呕吐呃逆频频，卧床不起，所幸诊治及时，给予旋覆代赭汤原方，更加温语劝解，晓以道理，一剂轻，二剂呃吐止，三剂胁痛愈而进食。此方旋覆花疏肝散结、消痰下气，代赭石平肝镇逆，二者协和，镇肝和胃、降逆化浊，兼人参之补脾胃，半夏之降胃浊，故能气平胃开，迅速痊愈。又治一壮年男子，素有胃病，在市内某医院做胃镜检查，报告单有"胃滤泡"三字书写极草，请当地县医院一医生辨认，告之为"胃癌症"，受此精神刺激，病人当即四肢瘫软不能行走，食欲全无，胃痛胀闷，求我诊治，先开之以心，解除了精神负担，继用逍遥散加香附以舒肝开其结醒其脾，后视其兼有湿热，用柴胡疏肝散加藿、佩、薏、蔻而愈。（烟建华，黄安．中医刊授自学之友．1990年1-2期合刊）

【原文】

肝生于左，肺藏于右，心部于表，肾治于里，脾为之使，胃为之市。（《素问·刺禁论》）

【串讲】

天地有东西南北中五方，人有左右内外，人的精气亦如自然界阴阳之气，自东往南经西至北运转一样，左右升降、内外浮沉。肝应东方，其气生于左而主升发。生，人体气的初生，这里指肝气在人体气机运转中的初生阶段与特点。左，人体左侧部位。肺应西方，其气藏于右而主肃降。藏，人体气的内藏，这里指肺气在人体气机运转中的内藏阶段与特点。心应南方，其气炎盛而布散于表。部，分布。表，泛指外部。肾应北方，其气沉潜而治于里。治，治理。里，泛指内部。脾应中央，其气运转四旁，故为之使；胃应中央，其气主汇纳，故为之市。姚止庵注："趋走不息谓之使，脾主运化水谷以营养夫一身，其使之为乎。百物聚集谓之市，胃谓水谷之海，以变化夫五味，其市之为乎？"

【解读】

本段选自《素问·刺禁论》，原义讲针刺禁忌，说："脏有要害，不可不查，……从之有福，逆之有咎。"内脏作为针刺禁忌提出，所在之处针刺不宜过深，以免伤害内脏，危及生命，唯文中所涉五脏与胃的论述，为医家所推重，对于理解五脏概念的内涵有着十分重要价值。

本段根据天人相应的观念，以天论人。人面南而立，左东右西前南后北。位置之所以重要，是因为它与阴阳之气的运转有关。一年之中，阳气生于东而升发在春、长于南而旺盛在夏、收于西而沉降在秋、伏于北而闭潜在冬，中央是四方往来汇聚之地兼四者之性而有之。类比于人的生理，五脏则是气机运转的主体，故肝主少阳之气起于左而生升，肺主少阴之气藏于右而收降，心主太阳之气性炎散而分布于表，肾主太阴之气性沉潜而治于里。脾胃居于中央，一则主受纳五谷，如市之聚众物；一则主运化水谷，如使之趋走不息，以营四脏。肝肺主左右气机升降，心肾主气机表里沉浮，脾胃在中主气机的轮转斡旋，诸脏相互配合则气机运转和谐有序，保持生命的健康。

以上讲五脏主气机运转之理，可与前段总论五脏是生命活动核心原文结合学习。五脏是生命活动核心以五行之理为法，而五行之理"以气而不以质"（黄元御《四圣心源·天人解·五行生克》）那么五脏的概念则"非解剖之五脏，乃气化之五脏"（恽树珏《群经见智录》），所以在五脏概念中有"气化五脏"的内涵。气化五脏的概念有大小，大概念的气化即整体气化生理，如所谓封藏之本、罢极之本、仓廪之本均从气化立论，小概念气化即是本段具体论五脏气机运转，这在医疗活动中更有意义。如本段说"肝生于左"，当然不能理解为肝的解剖部位，而指的是气化部位，临床常说"左肝右肺""左血右气"，就是以此为依据的，故而左侧之病，如左胁痛症责之肝或肝经络病证用郁金，郁金入血分，能行血中气，解郁、破瘀；右侧之病用枳壳，枳壳入气分，治胸膈痞气。其次，心肾的"部于表""治于里"主要是指人体精气浮沉而说的，也讲人体生理病理部位，其中外浮为表属阳，内沉为里属阴，从而将心肾表里（上下、内外）关系确定下来，为中医多种生理、病理奠定了学术框架，如《难经》四难、五难论切脉指力轻重，浮取与皮毛、血脉相得者，是心肺之部，以候在表之病；沉取与筋骨相得者，是肝肾之部，以候在里之病。又如，《素问·四气调神大论》"春夏养阳、秋冬养阴"与后世的"夏病冬治，冬病夏治"，《素问·至真要大论》"诸寒之而热者取之阴，热之而寒者取之阳"，王冰注明确心为火之源、肾为水之主，其中的四时阴阳、水火心肾以及诸病证中涉及的表里内外，其学术基础尽在本段经文之中。此外，脾胃为"使"、为"市"的经论，与《内经》"脾为孤藏，中央土以灌四傍""常以四时长四脏"（见《素问》的《玉机真脏论》《太阴阳明论》），"胃者五脏六腑之海"（见《灵枢》的《五味》《动输》），大旨是聚集、运转的意思，从而确立了脾胃为后天水谷精微化源、运转并荣养五脏六腑的地位。我教研室已故王洪图教授，据脾胃在五脏及其气机升降的中枢地位，提出"脾胃转输是五脏藏神关键"学术观点，并在临床中筛选出治疗癫痫、失眠、抑郁等疾病的有效方药——利脑明颗粒，取得了较好的临证疗效。不仅如此，脾胃的调养在养生中占据重要地位。道家气功的古理阐述，亦将脾胃戊己土视作"黄婆"，以此为媒，将坎卦中阳移至离卦，置换离中之阴，即谓行阴阳颠倒之术，成此乾坤先天纯阳纯阴，炼金丹大药，返还生命的原始状态。

本段经文，除了论述五脏气化之理外，更重要的是，这种气机运转与五脏关系被古代医家简约为一种系统整体模型，今将模型图示如下：

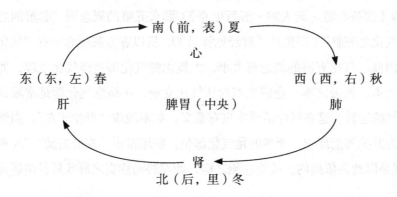

此图与古代河图相似，后世据此提出五脏气机升降模式：肝气从左而升，肺气从右而降，肺之肃降制约肝之升发；心火下温肾水，肾水上济心火，肾之水沉制约心火上炎；脾胃在中斡旋气机，脾气之升带动肝肾二气提升以交心肺，胃气之降带动心肺二气沉降以交肝肾，在五脏气机运转中发挥枢纽作用。这是一个系统整体理论模式，五脏之间的气机升降联动、互动，生克制化，在临床组方、用药和养生保健中有提纲性的指导作用。

【释疑】

一问：常有人以《内经》"肝生于左"批评中医不懂解剖知识，这种责难对吗？

答：从原文来看，"脏有要害不可不察"似乎是讲内脏的解剖位置，但究其实质，"肝生于左……胃为之市"是仿效天地时空气化之理讨论五脏的气化所主部位和功能特点的，因此二者难以契合。那么《内经》真不懂解剖吗？答案当然是否定的，"其死可解剖而视之"，古人完全可以通过战争、刑罚以及祭祀牺牲等机会剖解人与动物而知之。那为什么又将"气化"之脏与解剖相混呢？这很可能是概念演化处于混杂阶段——"仿象臆测"的特有现象，我们不能责之解剖谬误而只能从类比天地阴阳之气升降的气化概念理解它，在中医藏象理论中，这种意义更深刻，更有临床价值。

二问："心部于表，肾治于里"在临床上有什么应验？

答：人体精气的运转与宇宙自然一样具有时空特性。精气旺于南方，在时为夏，在人精气浮于外，心气应之而主表，是"心部于表"之义；精气旺于北方，在时为冬，在人精气沉于里，肾气应之而主里，是"肾治于里"之义。心、肾的这种作用，已属于脏腑概念泛化范畴。夏季天气炎热，气血浮于外，大汗耗伤心液，心气随之外脱而神厥，用生脉饮养阴收敛心气是基础治法。已故王洪图教授《黄帝医术临证切要》记载用凉血清心透热法治疗两例心经郁热、皮表脉络阻滞，症见皮肤刺痛，不能触摸的病患，所依据者即是"心部于表"。他认为，一般皮表之证多责之肺、膀胱经，临床的区别是：肺主皮毛，邪气袭表，内合皮毛，影响肺的宣发、肃降，出现咳嗽、鼻塞、发热诸症时宜从肺治，常用桑菊饮、杏苏散、桑杏汤等；太阳经皮表之证，多外邪所为，症见头项强痛、寒热无汗等，宜用麻黄汤、葛根汤之类方剂。而皮表之证责之于心，是从五脏气机升降出入角度来分析的。因此，在临床上这类证候多系脏气紊乱所致，而非外邪侵袭，症状上也与心火郁盛、血脉壅热有关，其特点多是皮表疼痛、灼热、搔痒乃至疮疡，与《素问·至真要大论》"诸痛痒疮，皆属于心"相呼应，具有一定的普遍意义。至于"肾治于里"，则与肾主闭藏是同一含义。《难经》沉取肝肾，其肾脉取法是"按之至骨"；脉浮于表而沉取无力是病至骨髓，正气衰、肾中精气虚馁，病势沉重而难愈；若浮取有脉，沉按则无，是肾（命门）中元气衰竭，有危亡之虞。又如叶桂《外感温热篇》论"若斑出热不解"分胃津亡、肾水亏两层次，胃津亡主以甘寒，重则如玉女煎，轻则如梨皮、蔗浆之类，若其人肾水素亏，则有病及深里之虞，当于甘寒之中加入咸寒，务在先安未受邪之地。可见"肾治于里"已是中医理论常识。

【资料】

一、气化五脏的概念、意义

精化气、气生神，《内经》以气化作为生理活动的基本方式，主体就是五脏，称为气化五脏。气化五脏的概念有大小。大概念针对解剖五脏而言，《六节藏象论》"心者生之本""肺者气之本""肝者罢极之本""脾……者，仓廪之本""肾者主蛰，封藏之本"，即论五脏在生命活动中的主体功能，后世概括为心主血脉藏神、肺主气司呼吸、脾主水谷运化、肝藏血主疏泄、肾藏精主水液。小概念主要指气机升降出入，如《刺禁论》说："肝生于左，肺藏于右，心部于表，肾治于里，脾为之使，胃为之市。"此仿天地上下四方阴阳精气运转方式，五脏则为其机枢。此外，《内经》还借五脏的解剖位置来说明体内气机上下升降，其论述散见于各篇经文，经后世整理形成系统的五脏气机升降学说：心肺在上，其气降；肝肾在下，其气升；脾胃斡旋气机于中。其中心火降而肾水升，水火交济；肝气升而肺气降，相互制约。（烟建华.《内经》五脏概念的研究 // 烟建华主编.《内经》学术研究基础.北京：中国中医药出版社，2010，138–139）

二、中气与五脏气机升降

脾为己土，以太阴而主升；胃为戊土，以阳明而主降。升降之权则在阴阳之交，是谓中气。胃主受盛，脾主消化，中气旺则胃降而善纳、脾升而善磨，水谷腐熟，精气滋生，所以无病。脾升则肾肝亦升，故水木不郁；胃降则心肺亦降，故金火不滞。火降则水不下寒，水升则火不上热。平人下温而上清者，以中气之善运也。中气衰则升降窒，肾水下寒而精病，心火上炎而神病，肝木左郁而血病，肺金右滞而气病。神病则惊悸而不宁，精病则遗泄而不秘，血病则凝瘀而不流，气病则痞塞而不宣。四维之病悉因于中气，中气者和济水火之机，升降金木之轴，道家谓之黄婆，婴儿姹女之交非媒不得，其义精矣。医书不解滋阴泻火代削中气，故病不皆死而药不一生。盖足太阴脾以湿土主令，足阳明胃从燥金化气，是以阳明之燥不敌太阴之湿。及其病也，胃阳衰而脾阴旺，十人之中，湿居八九而不止也。胃主降浊，脾主升清，湿则中气不运，升降反作，清阳下陷，浊阴上逆，人之衰老病死，莫不出此，以故医家之药首在中气，在二土之交。土生于火而火死于水，火盛则土燥，水盛则土湿，泄水补火扶阳抑阴，使中气轮转，清浊复位，却病延年之法，莫妙于此矣。黄芽汤：人参三钱、甘草二钱炙、茯苓二钱、干姜二钱，煎大杯温服。（黄元御《四圣心源·中气》）

三、"心部于表"病案

张某，女，51岁，1988年3月2日初诊。主诉自1月20日起全身皮肤刺痛，不能触摸，尤以腰及颈项部位为甚，自觉"腰带好像一根草绳"。内衣必须翻穿，以免衣里缝制曲线棱摩擦皮肤。无论坐卧，均感触及皮肤处刺痛难忍，痛苦欲死。时有心慌、心烦。夜晚盗汗，睡眠不佳，食欲尚可，二便调。观其皮肤颜色无明显异常改变。舌质稍暗，苔薄白略腻，中间有剥落，脉象节律欠调，左弦细略数，右弦滑。证属心经郁热。拟用凉血清心之法。川黄连8克，丹皮12克，丹参12克，炒栀子10克，赤芍12克，蝉蜕6克，白僵蚕10克，青蒿10克，桑白皮12克，地骨皮10克，枳壳10克，竹茹8克，生甘草6克。6剂，水煎服，每日1剂。

3月9日二诊：服上药后皮肤疼痛基本消失，触摸也不以为然。心烦、心慌、盗汗等症亦除。二便调，舌暗红，脉弦滑。患者心情愉快，转诉面部、下肢微有浮肿，要求治疗。仍用前方加减。黄连8克，丹皮12克，冬瓜皮10克，赤芍12克，丹参12克，炒栀子10克，蝉蜕6克，僵蚕10克，桑白皮12克，防风4克，生石膏15克（同煎），麻黄绒3克。六剂，水煎，每日一剂分两次服。痊愈。（王洪图，詹海洪编著，黄帝医术临证切要．北京：华夏出版社，1993：112-112）

第三讲　脏气法时论

　　本讲遴选两段原文，主要讲述《内经》五脏主时理论与五脏苦欲理论。五脏主时理论是五脏概念形成的源头之一，五脏苦欲理论则成为《内经》另类补泻概念和方法的学术依据。

【原文】

　　黄帝问曰：合人形以法四时五行而治，何如而从？何如而逆？得失之意，愿闻其事。岐伯对曰：五行者，金木水火土也，更贵更贱，以知死生，以决成败，而定五脏之气，间甚之时，死生之期也。帝曰：愿卒闻之。岐伯曰：肝主春，足厥阴少阳主治，其日甲乙；肝苦急，急食甘以缓之。心主夏，手少阴太阳主治，其日丙丁；心苦缓，急食酸以收之。脾主长夏，足太阴阳明主治，其日戊己；脾苦湿，急食苦以燥之。肺主秋，手太阴阳明主治，其日庚辛；肺苦气上逆，急食苦以泄之。肾主冬，足少阴太阳主治，其日壬癸；肾苦燥，急食辛以润之。开腠理，致津液，通气也。（《素问·脏气法时论》）

【串讲】

　　黄帝问：结合人体五脏之气的具体情况，取法四时五行的生克制化规律，作为救治疾病的法则，怎样是顺，怎样是逆呢？我想了解治法中的顺逆和得失是怎么回事？岐伯回答说：五行就是金木水火土。五行有递相衰旺胜负的规律，从这些规律中可以测知疾病的生死，判断疗效的成败，从而确定五脏之气的盛衰，疾病轻重的时间以及生死日期。黄帝说：我想听你详尽地讲一讲。岐伯回答说：肝属木，旺于春，肝与胆相表里，春天是足厥阴肝和足少阳胆主治的时间；甲乙日属木，足少阳胆属甲木，足厥阴肝属乙木，所以肝胆旺日为甲乙；肝主筋在志为怒，气急则多怒而筋挛，甘味能缓急，故宜急食甘以缓之。甲乙丙丁戊己庚辛壬癸十天干，古人用来纪时，这里纪日一旬十天。甲乙皆属木，甲为阳木，乙为阴木，内应肝胆。肝应乙木，胆应甲木，故肝旺于乙日，胆旺于甲日。余脏类推。心属火，旺于夏，心与小肠相表里，夏天是手少阴心和手太阳小肠主治的时间；丙丁属火，手少阴心属丁火，手太阳小肠属丙火，所以心与小肠的旺日为丙丁；心藏神主血脉在志为喜，心虚气缓则气涣神散，酸味能收敛，故宜急食酸以收之。脾属土，旺于长夏（六月），脾与胃相表里，长夏是足太阴脾和足阳明胃主治的时间；戊己属土，足太阴脾属己土，足阳明胃属戊土，所以脾与胃的旺日为戊己；脾性恶湿，湿盛则伤脾，苦味能燥湿，故宜急食苦以燥之。肺属金，旺于秋，肺与大肠相表里，秋天是手太阴肺和手阳明大肠主治的时间；庚辛属金，手太阴肺属辛金，手阳明大肠属庚金，所以肺与大肠的旺日为庚辛；肺主气，其性清肃，若气上逆则肺病，苦味能泄，故宜急食苦以泄之。肾属水，旺于冬，肾与膀胱相表里，冬天是足少阴肾与足太阳膀胱主治的时间；壬癸属水，足少阴肾属癸水，足太阳膀胱属壬水，所以肾与膀胱的旺日为壬癸；肾为水脏，喜润而恶燥，故宜急食辛以润之。辛能开发腠理，运行津液，宣通气机，津随气行，故津得以润。也有的注家认为最后九字有误，如《读素问钞》注："此一句九字，疑原是注文。"《素问悬解》也删此九字，可以参考。

【原文】

肝欲散，急食辛以散之，用辛补之，酸泻之。

心欲软，急食咸以软之，用咸补之，甘泻之。

脾欲缓，急食甘以缓之，用苦泻之，甘补之。

肺欲收，急食酸以收之，用酸补之，辛泻之。

肾欲坚，急食苦以坚之，用苦补之，咸泻之。（《素问·脏气法时论》）

【串讲】

脏气各有其性能特点，治疗顺其性者为补，逆其性者为泻。肝性疏达升散，宜用辛味药物疏散之，故肝病以辛味药物疏散为补，以酸味药物收敛为泻。心性柔软，宜用咸味药物柔软之，故心病以咸味药物柔软为补，以甘味药物舒缓为泻。脾性缓和，宜用甘味药物和缓之，故脾病以苦味药物泄利为泻，以甘药物和缓为补。肺性收敛，宜用酸味药物收敛之，故肺病用酸味收敛为补，以辛味药物宣泄为泻。肾主藏精，其性坚涩，宜用苦味药物泻火以坚之，故肾病用苦味药物坚阴为补，以咸味药物柔软为泻。

【解读】

一、"脏气法时"的理论基础

时间观念：人们常说"宇宙"，《文子·自然》说："往古今来谓之宙，

脏腑理论　第三讲　脏气法时论

四方上下谓之宇。"可见宇指空间，宙指时间，宇宙是空间、时间的综合。一般人对宇宙的空间内涵了如指掌，但对其时间的内涵往往知之甚少，特别是涉及具体事物时更是如此。比如一个动物，只见其形态、动静、功用，很少考虑其过去、现在和未来，更不去了解其体内随时间发生的变化，这对于一般人来说无关紧要，但对于科学实验而言就成了学术缺陷。之所以形成这种局面，可能与近代科学研究中的还原思维与方法有关——假设时间不变，但时间因素对于所有事物来说是无论如何不能排除和割裂开来的。就这一问题，当我们进入古今中外研究范围时，就会惊奇地发现，中国古人早就有明确认识，《黄帝内经》也有确凿文字记载。如《素问·玉机真脏论》说："神转不回，回则不转，乃失其机。"这里说的神就是生化之理，不息之机，乃生命的主宰。神的功用是，人的生化不息之机，总是按着一定方向和规律运转的，循环往复，不可违逆，一旦停滞乃至反转逆行，就要失掉生机，在人则会发生病痛以至于死亡，从而形成《内经》的一种生命观，就是把生命体机能随时而变看作是生命的基本特征：人的生命活动不但要和谐（空间），而且要有序（时间），生理机能的和谐有序是健康的基本准则。

进一步研究表明，中西方传统的时间观念有着明显差异。西方人将时间看作均匀流逝的连续存在，而中国人认为时间与空间不可分离，并以空间的变化标示时间的流逝，如春夏秋冬，万物各有标志性的容貌、姿态，"叶落而知秋"的肃杀萧索与春枝花艳的生机盎然自然不同；十天干、十二地支既是时辰的计量文字，也是万物发生、发展、衰亡的标识。正因为如此，古人将时间和空间同时赋予中医学概念，成为其不可剥离的固有内涵，"五脏主时"或"脏气法时"就是五脏概念时间内涵的表现形式之一。

此外，与西方时间均匀流逝的观念不同，《内经》还认为时间流变具有周期性，也就是随着时间的流转而发生着空间状态的周期演变，表现为天地万物的精气有着生长盛衰的循环周期，在古代有"五行休王论"，在中医学则有"四时五脏论"。所谓"五行休王"，按王冰解释《玉机真脏论》"神转不回"说："五气循环，不衍时叙（序），是为神气流转不回，若却行衰王，反天之常气，是则却回而不转，由是却回不转，乃失生气之机矣。"这里提到的五行衰王，即五行休王，是讲自然界五行精气，递相衰王，循环往复，如木衰火王，火衰土王……而应于四时，是春尽夏来，夏尽秋来……每行亦各有衰王之时，如木王于春、休于夏、囚于长夏、死于秋、相于冬，火王于夏、休于长夏、囚于秋、死于冬、相于春……古代医学家以人的五行精气寄予五脏，说明生理变化机制及规律，这就是《内经》的"四时五脏论"。今将"五行休王"过程表示如下：

五行五时	木	火	土	金	水
春	王	相	死	囚	休
夏	休	王	相	死	囚
长夏	囚	休	王	相	死
秋	死	囚	休	王	相
冬	相	死	囚	休	王

二、关于"五脏主时"

本段讨论的"五脏主时"，即《素问·金匮真言论》所说"五脏应四时"，这是《内经》的一个重要命题。我们的祖先早就观察到自然界对人类生存的影响，而自然对人影响最重要、最具代表性的是春夏秋冬四季，循环往复，亘古不变，为人类提供了稳定的生存环境，而人类在漫长的进化过程中也形成了相应的适应机制，《内经》把这种观察、经验和观念与自然哲学"五行休王论"相结合，形成了"五脏应四时"或称"五脏主时"理论。

五脏应四时就是五脏之气随四时而旺，即本段的"肝主春""心主夏""脾主长夏""肺主秋""肾主冬"。其原理是，随着一年四季的递迁，人体内也有春生、夏长、秋收、冬藏的精气盛衰节律，并由肝心肺肾分别主持。另有脾与季节时段无以对应，就在夏季分出第三个月称作长夏属土（又称季夏或称至阴），与脾对应，以全五脏、五行之数。《素问·平人气象论》也有类似的表述：春"藏真散于肝"，夏"藏真通于心"，长夏"藏真濡于脾"，秋"藏真高于肺"，冬"藏真下于肾"。藏真，即人体进行生命活动的精气。由此可见，所谓五脏随时而旺就是人体精气在四季（五季）各时段分由五脏主持，其实质则是人体精气周期变化在不同时段的状态及其特点的概括

（代表）。如肝主春，精气散于肝，精气活动以生发、宣扬为主；心主夏，精气活动以旺盛、亢张为主；脾主长夏，精气活动以化生、贮养为主；肺主秋，精气活动以肃降、收敛为主；肾主冬，精气活动以封闭、伏藏为主。

五脏主时理论，贯穿于《内经》全书，除了说明五脏概念具有时间内涵之外，还指导着病机的分析、病证的诊断与治疗，也是养生的基本原则之一。如《素问·咳论》说："五脏各以其时受病，非其时，各传以与之。""乘春则肝先受之，乘夏则心先受之，乘至阴则脾先受之，乘冬则肾先受之。"举例说，春咳是肝病伤肺，所谓肝病，包括春季气候异常风温邪盛（肝邪）、适应春季的肝发生虚实病变两个方面，故治疗除宣降肺气外，另当疏风泄热以祛肝邪、调理肝气以和时令。又如《难经》五十六难在论述五脏积证形成时也运用了"脏气法时"理论，举肝积肥气为例："肝之积，名曰肥气，在左胁下，如覆杯，有头足，久不愈，令人发咳逆痎疟，连岁不已，以季夏戊己日得之。何以言之？肺病传于肝，肝当传脾，脾季夏适王，王者不受邪，肝复欲还肺，肺不肯受，故留结为积，故知肥气以季夏戊己日得之。""王（旺）不受邪"虽然讲的是季节，其实质是脏气旺时，旺者实，实不受邪，是疾病传变的重要法则，也是防治疾病的实用思路。此外，病证的时间特点还可用于协助辨证，如每年春季咳嗽当从肝肺辨证，而《内经》更重视与时间有关的病证预后的预测，如本篇《脏气法时论》有言："夫邪气之客于身也，以胜相加，至其所生而愈，至其所不胜而甚，至于所生而持，自得其位而起。必先定五脏之脉，乃可言间甚之时，死生之期也。"预测病情的"间甚生死"，主要用的是四时五行的生克乘侮之法，仍举肝病为例，本篇《脏气法时论》又言："病在肝，愈于夏，夏不愈，甚于秋，秋不死，持于冬，起于春，禁当风。肝病者，愈在丙丁，丙丁不愈，加于庚辛，庚辛不死，持于壬癸，起于甲乙。肝病者，平旦慧，下晡甚，夜半静。"其中涉及三种时间尺度，第一种是年四时，第二种是旬日，第三种是日辰，时间尺度大小不等，但预测模式是一样的。在这方面，古今留下大量病案，可资参考与验证。今举两例：

一是叶桂痰饮病案。施某，劳烦太甚，胃阳受伤，外卫单薄，怯寒畏冷，食物少运，痰饮内起，气阻浊凝，胸背皆痛。辛甘理阳已效，当此长夏，脾胃主令，崇其生气，休旺病可全好。六君子加益智、木香。(《临证指南医案·痰饮》)此案是烦劳伤脾胃之阳，痰饮滞于中焦，阻于肺卫，故在脾胃旺时养其生气，可愈土休季节肺卫之疾。

二是顽固性目痒证案。农民季某，男，20岁，1982年4月26日诊诉：每年春季双眼红赤奇痒，已历三四年，西医院诊为"春季卡他性结膜炎"。口干、口苦，时感头晕。望其白睛黄赤，色如玛瑙，内外眦部角膜呈胶状隆起，舌质红少苔，脉弦且数。证属肝热内盛，气火上炎，予以滋阴平肝清热，药用：石决明、决明子各15克，生地、黄柏、知母、黄芩各10克，生甘草4克。10剂后症状缓解，20剂后眼痒消失，唯白眼黄浊未退。此证春天肝旺，风热郁火升于目，据此治肝固效，若证发前一周用药当可预防发作。

除上述之外，五脏应四时的理论还用于指导养生。举肝为例，《素问·四气调神大论》说："春三月，此谓发陈，天地俱生，万物以荣。夜卧早起，广步于庭，被发缓形，以使志生，生而勿杀，予而勿夺，赏而勿罚，此春气之应，养生之道也。逆之则伤肝。""逆春气则少阳不生，肝气内变。"认为春季养生就是养肝，逆之则伤肝。余脏类推。验之临床，春天是风温外感或温热疫病多发和流行的季节，而春天人们肝气多旺，与肝气虚实有关的病证如眩晕、抑郁症、癫狂病易发作，如民间有"菜花黄，痴子忙"之说，讲春天是某些精神分裂症病患复发季节，应引起特别注意。

三、"五脏苦欲"与五脏概念

《脏气法时论》的"肝苦急""心苦缓""脾苦湿""肺苦气上逆""肾苦燥"讲五脏所苦，"肝欲散""心欲软""脾欲缓""肺欲收""肾欲坚"讲五脏所欲，共为"五脏苦欲"，经文并列出其五味补泻，不仅有理论意义，而且有临床价值。

"五脏苦欲"由"五脏应四时"理论进一步论证所得，是五脏生理、病理特点的具体表述，它阐明了五脏功能特点，是《内经》五脏概念的重要源头。如前所述，中国人将时间与空间视为一体，认为时间流逝具有空间周期（节律）性变化的特点。因此，四时、昼夜、时辰这些时间概念是由空间变化来表达的，只是时间尺度不同而已，而空间万物的状态和特点又是由时间决定的，故《素问·阴阳离合论》说："生因春，长因夏，收因秋，藏因冬。"

移植到医学，四季的空间状态、特点及其气化之机，即生长化收藏，就成为五脏功能特点的高度概括，《内经》将此称为"脏气法时"，用现代话来说，就是"生命的四时法则"，正如《素问·宝命全形论》所说："人以天地之气生，四时之法成。"由此中医五脏概念又可理解为"四时的五脏"（恽铁樵《群经见智录·四时为主》）。

"五脏所欲"表述了五脏的生理特性。"肝欲散"是说肝主人体精气活动处于少阳初生阶段的生化之机，具有升发、宣达的特点，故肝性喜升散；"心欲耎"是说心主人体精气活动处于旺盛阶段的生化之机，似太阳之于万物，和柔则生、亢烈则焚，故心火喜柔软恶亢烈；"脾欲缓"是说脾主人体精气活动处于化物阶段的生化之机，和缓则润养，故脾性和缓润泽；"肺欲收"是说肺主人体精气活动处于收敛阶段的生化之机，收敛结聚则成实，故肺性喜收降；"肾欲坚"是说肾主人体精气活动处于闭藏阶段的生化之机，精气伏潜宜坚固不散，故肾性喜坚闭。"五脏所欲"表达出来的五脏功能特点是五脏概念的基本内涵，它可以帮助我们理解五脏概念的学术实质。这是因为《内经》之五脏乃人体某部分生理机能的概括，如朱震亨《格致余论·阳有余阴不足论》说"主闭藏者肾也，司疏泄者肝也"，讲的就是肝肾概念，因此在临床实践中，凡能干预闭藏、疏泄功能的，即是调肾、调肝。

"五脏所苦"表述了逆五脏生理本性的病理特点。"肝苦急"是说肝性宣泄升发，太过则易怒、筋挛而急；"心苦缓"是说心气过缓乃至涣散，则血脉散漫、汗脱、神散；"脾苦湿"是说脾主化、运水湿，常见湿盛反困遏脾土而腹胀、腹水而肿；"肺苦气上逆"是说逆肺性收降则气上逆而咳喘上气；"肾苦燥"是说肾为水脏主津液，其水寒伏藏之性太过则肾气不蒸化水液，反致津液不润而生燥病。

理解《内经》五脏补泻法则，必须以五脏苦欲理论为基础。《医宗必读·苦欲补泻论》说："夫五脏者，违其性则苦，遂其性则欲。本脏所恶，即名为泻，本脏所喜，即名为补。苦欲既明，而五味更当详审。水曰润下，润下作咸；火曰炎上，炎上作苦；木曰曲直，曲直作酸；金曰从革，从革作辛；土爰稼穑，稼穑作甘。苦者直行而泄，辛者横行而散，酸者束而收敛，咸者止软而坚；甘之一味，可上可下，土位居中而兼五行也；淡之一味，五脏无归，专入太阳而利小便也。善用药者，不废准绳，亦不囿于准绳。"说明了根据五脏苦欲定补泻之理，并从五脏五行生克解释其补泻药物之五味应用原则，可以参照《汤液本草》"五脏苦欲补泻药味"一节（见"资料项"）具体用法。

举肝为例，民国名医张锡纯《医学衷中参西录》制镇肝熄风汤用麦芽或川楝子、茵陈，并说明："从前所拟之方，原止此数味（指无此三味）。后因用此方效者固多，间有初次将药服下，转觉气血上攻而病加剧者，于斯加生麦芽、茵陈、川楝子即无斯弊。盖肝为将军之官，其性刚果。若但用药强制，或转激发其反动之力。茵陈为青蒿之嫩者，得初春少阳生发之气，与肝木同气相求，泄肝热兼舒肝郁，实能将顺肝木之性。麦芽为谷之萌芽，生用之亦善将顺肝木之性使不抑郁。川楝子善引肝气下达，又能折其反动之力。方中加此三味，而后用此方者，自无他虞也。"此"肝欲散，急食辛以散之"意也。又如，肝疏发太过而拘急生风发生筋挛、腹绞痛等病证，宜用甘缓药，如芍药甘草汤治脚挛急、饴糖甘草治腹拘急痛，也是运用"肝苦急，急食甘以缓之"之意。

另"肾苦燥，急食辛以润之"的机理，常用于化气利水润燥法，适用于气不化水，水气内停，津液不布之证，代表方剂是五苓散、茯苓泽泻汤，桂枝配合茯苓化气行水；或温阳利水润燥法，治疗阳虚水停，津液不化，代表方剂是肾气丸，有桂枝、附子通阳化气；或因寒邪外束，肺气不宣，津液失于布散而致的寒闭内燥证，石寿棠《医原》提出"辛润开气机，如杏仁、牛蒡、桔梗之属，兼寒加温润如豆豉、前胡、姜、葱之类；邪机闭遏，加以通润，如白芥子、细辛之类"，符合"开腠理，致津液，通气"的原则。

【释疑】

一问：如何理解恽铁樵所说"《内经》的五脏乃四时之五脏"？

答：一般人会认为，"五脏应四时"讲的是中医的时间医学，将五脏与四季（加长夏为五季）一一对应——"五脏应时而旺"，从而说明中医已认识到人的生命活动有生理节律，进而联系到某些疾病与时间节律相应的加重或减轻的特点，并对这些疾病的诊断和治疗、用药有一定的指导作用。而恽氏所说则涉及五脏概念内涵的理解，原文说："《内经》之五脏，非血肉的五脏，乃四时的五脏，不明此理，则触处荆棘，《内经》无一语可通矣。"(《群经见智录·四时为主第九》)他指出，《内经》五脏概念与西医同名内脏概念不同，其特别之处，就是《内经》五脏概念并非从解剖实体引出，而是源于四时；它的内涵，"详于气化，略于形迹"，现代解读为功能化概念。

《阴阳应象大论》说："天有四时五行，以生长收藏，以生寒暑燥湿风；人有五脏化五气，以生喜怒悲忧恐。"这是讲四时的生化规律以生长收藏概括，与此相类比，五脏的功能特性也可以生长收藏来表述，并通过五者之间的阴阳相反相成、五行生克制化完成人体生化活动。如肝应春类木而具有生发作用，即疏泄功能；又以春生从冬藏而来，故又能藏血。心应夏类火，精气长旺，阳之盛也，即人身火之源、主神明。肺应秋类金而具有收敛作用，即肃降功能，居高临下而行营卫。肾应冬类水而具有闭藏作用，即藏精、纳气、主水液功能。脾应长夏类土而主运化水谷、水湿，或言不主时寄旺于四季而为四脏调节机枢，从而可纳入五脏五行相生相克的理论。《脏气法时论》所说的五脏苦欲及药治原则，就是这类五脏概念的应用。

二问：《内经》"五脏主时"以时论脏，有什么科学价值和临床意义？

答：一是建立了中医五脏概念，并确定了其独特的内涵，恽铁樵所说的"《内经》的五脏是四时的五脏"，也就是说五脏概念的形成与四时有密切关系，因而时脏论成为中医独特理论体系的基础。又由于以时论脏注重生命的时间特性，注重生命体的机能特性，而不是空间变化及其度量，所以中医学术难以用还原科学说明其原理，也可说它开辟了从系统方法研究生命规律的先河。二是建立了中医时间医学。三是由此形成的概念和理论，贯穿于中医病证诊治和养生保健的各方面，密切指导着中医临床的理法方药，是学习和研究中医学的基本功夫所在。

三问：《内经》五脏苦欲补泻与当今用药补泻不同，如何理解？

答：当今用药补泻源于《素问·通评虚实论》"邪气盛则实，精气夺则虚"之理，而本篇五脏苦欲补则本于五脏功能特性的顺逆，两者或许出于《内经》成书时期的不同医学派别，而我们更乐于把它看作从五脏概念内涵的不同角度调理五脏机能障碍的方法。五脏藏精化气生神构成生命活动的基本内容，其精气化生的充实与空虚、能力的强与弱，是当今用药补泻的对象和方向，如方药补五脏的阴阳气血、温清五脏寒热即是；而调理五脏障碍中，顺逆其特性以扬抑之，也能使五脏功能得以恢复，如川芎、细辛味辛散补肝，宣扬肝生发之性也，在肝气不足生发或肝郁升发障碍时均可用；芍药味酸敛泻肝，收敛肝亢奋之气也，在肝气肝火亢逆或肝精气不足其气阳失敛上逆时可用。可见，两者概念不同，内涵交叉。目前，本篇五脏苦欲补泻之法主要用于邪正补泻基础上，加以五脏功能特性用药，随机用巧，以取良效，如张锡纯镇肝息风汤用生麦芽、茵陈、川楝子。

【资料】

一、"四时五脏"的相关经文

病在肝，愈于夏，夏不愈，甚于秋，秋不死，持于冬，起于春，禁当风。肝病者，愈在丙丁，丙丁不愈，加于庚辛，庚辛不死，持于壬癸，起于甲乙。肝病者，平旦慧，下晡甚，夜半静。肝欲散，急食辛以散之，用辛补之，酸泻之。病在心，愈在长夏，长夏不愈，甚于冬，冬不死，持于春，起于夏，禁温食热衣。心病者，愈在戊己，戊己不愈，加于壬癸，壬癸不死。持于甲乙，起于丙丁。心病者，日中慧，夜半甚，平旦静。心欲软，急食咸以软之，用咸补之，甘泻之。病在脾，愈在秋，秋不愈，甚于春，春不死，持于夏，起于长夏，禁温食饱食湿地濡衣。脾病者，愈在庚辛，庚辛不愈，加于甲乙，甲乙不死，持于丙丁，起于戊己。脾病者，日昳慧，日出甚，下晡静。脾欲缓，急食甘以缓之，用苦泻之，甘补之。病在肺，愈在冬，冬不愈，甚于夏，夏不死，持于长夏，起于秋，禁寒饮食寒衣。肺病者，愈在壬癸，壬癸不愈，加于丙丁，丙丁不死，持于戊己，起于庚辛。肺病者，下晡慧，日中甚，夜半静。肺欲收，急食酸以收之，用酸补之，辛泻之。病在肾，愈在春，春不愈，甚于长夏，长夏不死，持于秋，起于冬，禁犯焠㶥热食温炙衣。肾病者，愈在甲乙，甲乙不愈，甚于戊己，戊己不死，持于庚辛，起于壬癸。肾病者，夜半慧，四季甚，下晡静。肾欲坚，急食苦以坚之，用苦补之，咸泻之。夫邪气之客于身也，以胜相加，至其所生而愈，至其所不胜而甚，至于所生而持，自得其位而起。必先定五脏之脉，乃可言间甚之时，死生之期也。（《素问·脏气法时论》）

二、恽铁樵"四时五脏论"

1. 易之基础在四时 《内经》常言"少壮老病已、生长化收藏"，此十字即《易》之精义。含生之伦，无论动植，莫不有少壮老病已、生长化收藏。而尤妙者，在生

脏腑理论　第三讲　脏气法时论

51

则必长，少则必壮，壮则必老，老则必已，已者自已，生者自生，万汇纷纭，绝无一刻停息。毕竟孰为之？孰令致此？则时序为之也。夏暖秋必凉，冬寒春必温。假使无温凉寒暑之变化，则无生老病死之变化。自今日言之，南北极终年冰雪，动植不生，殆近于无变化者。古人虽不知有南北极，然早已洞明此理，故《内经》全书言四时，其著者如"彼春之暖，为夏之暑；秋之忿，为冬之怒"，如敷和、升明、备化、审平、静顺各纪之类。《易经》则曰："法象莫大乎天地，变通莫大乎四时。"知万事万物无不变易，故书名曰"易"。知万事万物之变化由于四时寒暑，四时寒暑之变化由于日月运行。欲万物不变，非四时不行不可；欲四时不行，非日月不运不可。故曰"易不可见，则乾坤或几乎息矣""乾坤毁，则易不可见矣"。四时为基础，《内经》与《易经》同建筑于此基础上者也。

2. 四时之五脏　是故春生物，授之夏；夏长物，授之秋；秋成物，授之冬；冬藏物，以待春之再生。故四时之序，成功者退，母气既衰，子气代王。《内经》以肝属之春，以心属之夏，脾属之长夏，肺属之秋，肾属之冬，则肝当授气于心，心当授气于脾，脾当授气于肺，肺当授气于肾，肾当授气于肝。故《内经》之五脏，非血肉的五脏，乃四时的五脏。不明此理，则触处荆棘，《内经》无一语可通矣。然此事甚费解，不辞辞费，再述病情以明之。

3. 中西病理之不同　有人于此，初病腹满、浮肿，已而四肢皆肿，按之，肿处陷下，须臾复起。此为何病？何以故？两种答语如下。

其一，病名水肿。原因静脉血归流障碍，小血管内血压增加，或因管壁之渗漏机过盛。凡有以上原因，液体集于皮之蜂窝织内部，故肿。其远因，凡患心脏瓣膜病者，最易罹此证。

其二，病名水肿，肾病也。肾何以能聚水而生病？肾者，胃之关，关门不利，故聚水而从其类也，上下溢于皮肤，故肤肿。肤肿者，聚水而生病也。水之始起也，目窝上微肿如新卧起之状，阴股间寒，腹乃大，其水已成矣。其原因在湿土太过，阳光不治，而大寒在下，肾气伤也。故《气交变大论》曰："岁水不及，湿乃盛行。长气反用，民病腹满、身重、濡泄、寒疡、流水腰股、痛发腘腨、股膝不便、烦冤、足痿、清厥、脚下痛，甚则跗肿，寒疾于下，甚则腹满、浮肿。"

上第一答语为西国医学，第二答语为《内经》。以两说一相比较，则所同者为水肿之病名，至病理则完全不同。西说从血肉之躯研究而得，《内经》则从四时运行推考而得。若据西说以研究《内经》，则有最不可解之两点：其一，血管壁之渗漏机过盛，液质集于皮之蜂窝织内部，究与肾脏有何关系，而《内经》指为肾病？其二，所谓心脏瓣膜病者，谓心房回血管有三尖瓣、僧帽瓣，血行时此瓣司启闭，启闭不密，则脉搏不匀而心跳，此则《内经》所谓"宗气泄，左乳下跳动应衣"者也。患瓣膜病者，易患水肿，与手少阴心有关系，与足少阴肾无关，谓之肾病何也？而《内经》之意义，则谓"水不及，土太过，无阳则大寒在下，故肿"？且《内经》于此病独有方，云："治以鸡矢醴，一剂知，二剂已。"鸡矢醴，治脾者也。病源、病理既与实地考验者不同，何以治脾而效？于是可知《内经》之所谓肾，非即实地考验之肾。其物是，其名是，其用则非。《内经》谓"十一、十二月冰复，人气在肾"，又云"肾者主蛰，其华在发，其充在骨，为阴中之少阴，通于冬气"（其他不备举），凡此皆非解剖所能明了，亦非由解剖而得，乃由四时推考而得者也。

不知五行生克之理即本四时之生长化收藏而来，则求五行之说不可得；不知五脏气化亦由四时之生长化收藏而来，则求五脏之说不可得。五行、五脏不明了，则《内经》全书皆不明了。刻苦好学之士，只知其然，不知其所以然，凡不知所以然，勉强说法，必多误解，张隐庵之注释是也。下焉者不耐探讨，妄拾程明道之言，谓："气运之说，除非尧舜时五风十雨始验。"明道非医家，不料此语竟为后人口实。须知，将气运之说抹去，则《内经》且无一字。不知彼一面口中尊《内经》，一面谓气运之说不可从者，对于《内经》之见解何如也？至于今日欧风东渐，则多一重障碍。西医谓中国之药庸有可采取者，其说则谬。在西医云然，又何足怪？而为中医者，与之哗辩，谓"吾国医学，流传已四千年"云云，是欲以中国医学与西国医学争齿德也。（恽铁樵《群经见智录·四时为主》）

三、五脏概念——四时五脏

人体在漫长进化过程中，受自然选择而生存、发展，体内形成相适应的机制。大自然对于天地万物的影响，最主要是四时，故《四气调神大论》说："夫阴阳四时者，万物之根本也。故圣人……与万物沉浮于生长之门。"《宝命全形论》也说："人以天地之气生，四时之法成。""人能应四时者，天地为之父母。"《内经》以五脏作为人体适应四时变化规律的主体，即四时五脏，称作"脏气法时"。

脏气法时的形式有两种：一是五脏应五时，其中脾应长夏。如《脏气法时论》说"肝主春，足厥阴少阳主治，其日甲乙""脾主长夏，足太阴阳明主治，其日戊己"等。

脏腑理论　第三讲　脏气法时论

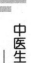
另《六节藏象论》也有心"通于夏气"、肺"通于秋气"等。"主"与"通于"即应时而旺之意,标志着五脏精气随时序(段)而递相盛衰,亦即《平人气象论》所说春"藏真散于肝"、长夏"藏真濡于脾"之类,故《咳论》《风论》有邪乘春病肝、乘长夏病脾之类病机。二是《太阴阳明论》脾不主时,寄旺于四季。五脏应时之所以有两种形式,可能与季节的两种五行配属方法有关。前者为合五数,四季之外又增一长夏,在功能上主湿、主化;后者则以土居中,与《玉机真脏论》"脾为孤脏,中央土以灌四傍"相呼应,通过主运化水谷精微荣养四脏,为脾为后天之本理论奠定了基础。

此外,"四时法则"还成为《内经》建立五脏概念的重要方法学依据。《阴阳应象大论》说:"天有四时五行,以生长收藏,以生寒暑燥湿风;人有五脏化五气,以生喜怒悲忧恐。"四时的生化规律以生长收藏概括,五脏的气象性用,即其功能特性也用生长收藏表述,并通过其间的阴阳相反相成、五行生克制化完成人体生化活动。如肝以其应春类木而具有生发作用,医言之疏泄;又以春生从冬藏而出,故应之藏血;心以其应夏类火而具有长旺作用,医言之主神明,神乃火气之精;肺以其应秋类金而具有收敛作用,医言之肃降,居高临下而行营卫;肾以其应冬类水而具有闭藏作用,医言之藏精气,居下而主水。脾或以其应长夏类土而主运化水谷、水湿,或以其不主时寄旺于四季而为四脏调节机枢之用,前者可纳入五脏五行相生相克的轨道,后者则以肝心之升肝与肺肾之降藏互制,肝与肺、心与肾互制,而脾胃斡旋其中,以成四脏升降之用。《藏气法时论》所言五脏苦欲及药治原则,就是这类五脏概念的应用;《四气调神大论》则有逆春气伤肝、逆夏气伤心的养生告诫。

《内经》五脏概念的这种内涵,对于中医理论的发展影响很大,它不仅是中医时间医学的重要内容,成为传统生命科学沟通天人两界的理论之源,而且也为气化五脏奠定了理论基础,故恽铁樵在《群经见智录》说:"《内经》之五脏,非血肉之五脏,乃四时之五脏。不明此理,则触处荆棘,《内经》无一语可通矣。"(《内经》五脏概念研究//烟建华主编.《内经》学术研究基础.北京:中国中医药出版社,2010,139)

四、《难经》关于五脏积证发病时间的论述

五十六难曰:五脏之积,各有名乎?以何月何日得之?

然。肝之积,名曰肥气,在左胁下,如覆杯,有头足,久不愈,令人发咳逆痎疟,连岁不已,以季夏戊己日得之。何以言之?肺病传于肝,肝当传脾,脾季夏适王,

王者不受邪，肝复欲还肺，肺不肯受，故留结为积，故知肥气以季夏戊己日得之。

心之积，名曰伏梁，起齐上，大如臂，上至心下，久不愈，令人病烦心，以秋庚辛日得之。何以言之？肾病传心，心当传肺，肺以秋适王，王者不受邪，心复欲还肾，肾不肯受，故留结为积。故知伏梁以秋庚辛日得之。

脾之积，名曰痞气，在胃脘，覆大如盘，久不愈，令人四肢不收，发黄疸，饮食不为肌肤，以冬壬癸日得之。何以言之？肝病传脾，脾当传肾，肾以冬适王，王者不受邪，脾复欲还肝，肝不肯受，故留结为积。故知痞气以冬壬癸日得之。

肺之积，名曰息贲，在右胁下，覆大如杯，久不已，令人洒淅寒热，喘咳，发肺痈，以春甲乙日得之。何以言之？心病传肺，肺当传肝，肝以春适王，王者不受邪，肺复欲还心，心不肯受，故留结为积。故知息贲以春甲乙日得之。

肾之积，名曰奔豚，发于少腹，上至心下，若豚状，或上或下无时，久不已，令人喘逆，骨痿少气，以夏丙丁日得之。何以言之？脾病传肾，肾当传心，心以夏适王，王者不受邪，肾复欲还脾，脾不肯受，故留结为积。故知奔豚以夏丙丁日得之。此五积之要法也。

五、周期性发作病案

例 1：顽固性目痒、春季复发

季某，男，20 岁，农民，1982 年 4 月 26 日诊。自诉每于春季双眼红赤奇痒已三四年，伴有口干口苦，且时感头晕，视之白睛黄赤，色如玛瑙，内外眦部角膜呈胶状隆起，舌质红少苔，脉弦且数。西医院诊为双眼"春季卡他性结膜炎"。此肝热内郁，至春阳气升动，气火上炎，风气上旋，故红赤痒甚。白睛红赤，当是木火以刑金之故。法予滋阴平肝清热之剂。药用：石决明、决明子各 15 克，生地、黄柏、知母、黄芩各 10 克，生草 4 克。服 10 剂后症状缓解，20 剂后眼痒消失。（赵经梅. 春季时复症治验举隅. 陕西中医，1986，2：93）

例 2：头晕、胃痛夏至发作案

患者岳某，男，40 岁，干部，1970 年夏来诊。患者主诉头晕、发烧、胃痛。常年脘腹胀满，泛酸呕逆，食少神疲，四肢无力，腰酸腿软，溲清便燥，复到夏天，全身发热，体温 38℃ 左右，形体更加衰惫，精神萎靡，头晕欲倒，因病不能工作已七八年。自诉此病多年有一规律，每到冬至以后，身体自然好转，虽不用药，纳呆、头晕、身热也很少出现，而一到夏至，这种胃病及头晕、发热，准时发病。这次又值发病期间，初诊时脉沉弦，舌燥质红无苔，显然为脾肾阳衰，内有饮邪及阴盛格阳之象。究其多年来所以有冬安夏甚之病情，系因冬至一阳生，阳气来复，阳衰而得阳气之助，是以好转。夏至一阴生，阴气来临，阳衰而阴气复乘，是以多病。遂予附子理中汤加茯苓、白芍以降饮镇逆，扶阳抑阴。服3剂后，患者头晕、身热等症，竟出乎意料地完全退去。唯腰腿酸软，足膝无力，迄未能止，知为久病阳损及阴，肾阴亦亏。将附子理中汤合金匮肾气汤加鹿茸、巴戟、菟丝子、女贞子、枸杞，服10余剂，腰腿自如，小便正常。后改为丸药，连服3个月左右，多年夏季发病之患，竟然痊愈，至今随访未发。（王与贤．"冬至一阳生，夏至一阴生"在辨证上的应用．上海中医药杂志，1980，3：29）

例3：冬病夏治、夏病冬治

冬病夏治案：岳某，男72岁，患咳喘已20余年，每至秋末冬初辄发不已，痰多盈盆，色白质稀，形寒肢冷，小便清长频数，大便溏薄，时有失禁，一到深秋即不敢出户，围炉度日，待来春方渐缓解，至夏一如常人。遍服中西药物，仅取短期小效，每年至时即发。一次偶遇笔者，余建议于发病时治其标，缓解时治其本。每年大暑后服药一个月，方用右归丸加减：熟地、山萸肉、怀山药、菟丝子、鹿角片、补骨脂、巴戟天、怀牛膝、胡芦巴、淡附片、肉桂、沉香、坎炁（用量略）。每日一剂，水煎服，连服一个月。服药后第一个冬天，症状明显减轻，服至第三年后，入冬时仅有咳嗽，喘则大减，并可外出活动。又访视两年，病情稳定。

夏病冬治案：李某，女，29岁，教师。每至孟夏即感受神疲乏力，四肢倦精神不振，胃纳不佳。至七月以后，更是五心烦热，肌肤炽手，低热缠绵，自汗口干，胃纳极差，仅以西瓜、冷饮度日，体重冬夏相差七八公斤。病已十余年，遍服中西药，均无显效。笔者取"夏病冬治"之法，宗"秋冬养阴"之旨，嘱其每年冬至日后服药，方取左归丸意：生熟地、山萸肉、菟丝子、怀山药、枸杞子、怀牛膝、五味子、麦冬、肥玉竹、地骨皮、南北沙参、银柴胡、当归、龟甲、冰糖（用量略），配成一料膏滋，一月内服完。服药后，当年夏天症状减十之三四，第二年夏天仅稍有不适，但生活、工作如常。连服三年，诸症悉除，访视三年夏天，未见复发。[夏顺明．"春夏养阳，秋冬养阴"如何应用的讨论，中医杂志，1990，（4）：7]

例4：调节肝肾藏泄并按发病周期服药防治精神分裂症

刘某，女，45岁，已婚。1998年12月10日诊。患者系北京回龙观医院住院病人，该医院系精神疾患专科医院。病人 1994 年 10 月开始发病,如今 4 年有余。发病以来,大致是每年三、四月至九月加重,发作期间了无宁日,秋冬相对缓解,而今年入秋来病情波动较大。主要表现为幻听、妄想,有被控制感,总有声音数叨她的错误和"罪行",并命令她做这事、那事,驱之不去,欲罢不能,彻夜不眠,无故哭笑,大声喊叫,行为孤僻、怪异。

诊查:形体尚壮实,但神情呆滞,思维凌乱,答非所问,交谈困难。舌略红绛而不鲜泽,苔薄腻,脉弦左略涩。

辨证:病人患精神分裂症,中医诊为癫狂,血瘀痰结、蒙闭神窍,故令神志错乱;春夏发作、秋冬缓解,系冬日肾失闭藏,春日气疏泄太过之故。

治法:疏肝解郁、活血化痰、滋阴潜阳。

处方:王清任《医林改错》癫狂梦醒汤加减:柴胡、桃仁、香附、大腹皮、苏子、胆星、龟甲、甘草等,煎汤浓缩,口服每次 15mL,2 次 / 日,从 1998 年冬至到 1999 年立春,共 45 天。同时,按常规服用西药氯氮平,每日 400mg。

复诊:临床观察了 1999 年立春至立秋整个春夏共 9 个月的病情变化,记录表明,患者病情稳定,未出现幻听、妄想症状,并能意识到自己有病,配合吃药,有一定的生活自理能力。

精神分裂症有春夏发作、秋冬缓解的现象,尤其在青春发育期患者中占较高比例,民间有"菜花黄,痴子忙"的谚语,我们的流行病学调查也证实了这种说法。为此,我们开展了精神分裂症季节性发病机理的研究,发现模型动物和患者体内以 5-羟色胺(5-HT)、多巴胺(DA)为代表的中枢神经递质分泌量及其比例有明显季节性变化规律,并具统计学意义 [苏晶 . 四时阴阳消长变化与精神分裂症季节性发病关系的探讨 . 北京中医药大学学报,1995,18(2):34-37] 在此基础上,我们依据肾气失于闭藏、肝气疏泄太过的理论,并结合临床经验,研制了预防药物,以王清任《医林改错》癫狂梦醒汤加减,方中桃仁活血,苏子、胆星化痰,以通利窍络;柴胡疏肝解郁,香附、大腹皮理气,龟甲滋阴潜阳,上药共同调节肝肾,使之藏泄和谐,使肝气当春生发和缓,防止其暴发倾向,从而能起到预防或缓解发作的作用。与该精神病医院合作,临床观察了连续 3 年有春夏发作或加重、秋冬缓解规律的病人 11 名,在发作前从冬至到立春期间服用 45 天,然后观察春夏发作和加重的情况。其结果,中药组仅有 1 例严重发作,7 例表现平稳,3 例病情轻微波动但未加用其

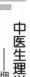

他药物；而西药对照组则有 5 例严重发作，不得不加大西药量并加用强力抗精神病药物；3 例病情有较大的波动，仅加大原用药物，而未加用其他药物。（本资料系北京中医药大学 1997 级硕士研究生常宇之学位论文摘要，导师烟建华）

六、《汤液本草》五脏苦欲补泻药味

肝苦急，急食甘以缓之，甘草；欲散，急食辛以散之，川芎；以辛补之，细辛；以酸泻之，芍药。心苦缓，急酸酸以收之，五味子；欲软，急食咸以软之，芒硝；以咸补之，泽泻；以甘泻之，人参、黄芪、甘草。脾苦湿，急食苦以燥之，白术；欲缓，急食甘以缓之，甘草；以甘补之，人参；以苦泻之，黄连。肺苦气上逆，急食苦以泻之，诃子皮（一作黄芩，宜用葶苈子）；欲收，急食酸以收之，白芍；以辛泻之，桑白皮；以酸补之，五味子。肾苦燥，急食辛以润之，知母、黄柏（宜用川芎、细辛、桂枝类）；欲坚，急食苦以坚之，知母；以苦补之，黄柏；以咸泻之，泽泻。

七、附作者"《内经》生命的四时法则"一文摘录

1 生命四时法则的基本内容

1.1 生命的四时法则　在中国人的观念中，时间总是与空间一体观察和认识的，四季有序递迁必然伴随空间万物之象的周期性变化，而与此相应的是万物体内生机变化的周期，《内经》概括为生、长、收、藏。人是万物之一，也有生、长、收、藏的生机变化周期，而"与万物沉浮于生长之门"，因而"逆春气则少阳不生，肝气内变；逆夏气则太阳不长，心气内洞；逆秋气则太阴不收，肺气焦满；逆冬气则少阴不藏，肾气独沉"（《素问·四气调神大论》）。

生命的四时之序是宇宙自然阴阳之气消长变化的体现，《内经》称为"四时阴阳"，而阴阳消长所依据的阴阳对待、交感、制约、转化运动，具有普遍意义，即《素问·至真要大论》所说的"天地之大纪，人神之通应也。"它不仅用以分析生命过程中的节律现象，也用以把握生命体内部各部分生理功能及其与外环境的相互关系，《内经》称为"四时之法"，我们命之为"四时法则"，用现代流行语言说，就是《内经》分析生命规律的一种机能结构模式，故《素问·阴阳应象大论》说："天有四时五行，以生长收藏，以生寒暑燥湿风；人有五脏化五气，以生喜怒悲忧恐。"而《素问·生气通天论》则说："凡阴阳之要，阳密乃固。两者不和，若春无秋，若冬无夏。"明白无误地以"四时之法"作为分析人体生命活动的普遍法则了。

需要说明的是，《内经》对一年中时段的划分，除四时外尚有五时、六时、八时之说。五时分法是以夏季的第三个月为长夏，为五行五脏配属的一种，较为常用，另当别论；六时分法主要见于王冰补入的"七篇大论"，用于五运六气学说。此外还有以七十二日、两个月为一时段的五时说、六时说，以二分二至四立划分的八时说，仅见于《内经》个别篇章，且已淘汰，（今）置而勿论。可见四季是时段划分中最基本的一种，也是《内经》论时基础。

1.2 四时法则与《内经》生命节律思想　由于四时周期是生命活动的基本节律，因而四时法则对于中医时间医学思想的形成有重要意义。其意义有二：一是奠定了中医外感病学的理论基础。六气为四时主气，淫盛则为致病因素而称六淫。由于六淫致病具有时效性，故外感病以四时类分而有春温、暑温、秋燥、冬温等名称。二是奠定了中医时间医学的理论基础。生命的四时节律整体反映了人体脏腑气血与其生存环境变化周期相适应的生理活动规律，并由此出现疾病生死、休作、间甚的周期现象，因而四时法则又用以分析病机，指导诊断；针、药因四时而施治，饮食、情志、起居、房事、气功、服饵因四时而调养。近年此类论著颇多，在此不赘。

1.3 四时法则与《内经》藏象　《内经》认为五脏是生命活动的主体，对五脏功能特性及其相互关系的认识与四时法则有密切关系，即所谓"脏气法时"。关于四时与五脏的配属关系，肝应春、心应夏、肺应秋、肾应冬，四者并无疑义，是四时四脏的配法。对于脾与时的配属，《内经》有两种方法：一种是在此基础上将脾的主时分于四季，叫作四时五脏论，乃基于脾属土、居中央、作用于四脏的观念。另一种也是以此为基础，但从夏季之末划出一个月名长夏以配脾，叫作五时五脏论，组成五行生克循环。两种方法都为解决四时配五脏难题，本文论四时法则，取第一种。

以五脏配四时，主要说明五脏功能特性及其相互关系，即王冰注《素问·五脏生成》"五脏之象，可以类推"所说的"气象性用"。类推，是物类相比推理，以万物生长收藏的生机变化之象类推及人的五脏之象。则肝以其应春类木而具有生发作用，医言之疏泄；又以春生从冬藏而出，故应之藏血。心以其应夏类火而具有长旺作用，医言之主神明，神乃火气之精。肺以其应秋类金而具有收敛作用，医言之肃降，居高临下而行营卫。肾以其应冬类水而具有闭藏作用，医言之藏精气，居下而主水。至于脾，《素问·玉机真脏论》说"脾为孤脏，中央以灌四旁"，《素问·太阴阳明论》说"治中央，常以四时长四脏"，通过主运化，化水谷精微荣养四脏、运转气机斡旋四脏，是蕴藏于四时、四脏之中的调节机枢。后世称为后天之本的脾即指此，《内经》有时言之胃气，与脾胃相对而说的脾概念略有不同，是脾的大概念。故《素问·平人气象论》说："人无胃气曰逆，逆者死。"这里的胃气即脾的大概念，它已不限于胃磨化水谷、通降糟粕的功能，当包括对肝心肺肾四脏的调节作用，故无论何脉，凡常人有胃之脉"自有一种雍容和缓之状"（张介宾《类经·脉色类十一》），胃气少者为普通病脉，无胃气者为真藏死脉。以上所论乃"脏气法时"的基本含义，它除了说明中医五脏概念具有时间内涵外，还取法生长收藏，并以其相互联系、相互制约来维持生理和谐，阐明五脏概念的基本内涵。以人体气机升降运动为例，肝主从左而生升，继之以心气长旺；肺主从右而收降，继之以肾气伏藏，故《素问·刺禁论》说："肝生于左，肺藏于右，心部于表，肾治于里，脾为之使……"其间肝心之升旺与肺肾之降藏互制，肝与肺、心与肾互制，而脾胃斡旋其中，以成四脏升降之用。

中医解释基本生理现象，以法时之五脏的功能活动为主体。以情志为例，恚怒主于肝气疏泄，喜乐主于心气和旺，悲忧主于肺气收敛，恐惧主于肾气伏藏。四者之中，不仅怒与悲、喜与恐各相互制，怒喜与悲恐之间亦可互制，阴阳自调、和谐而致用，其中自和之机在思。盖思虽列情志之一，但又是思维过程的关键，其用在于调节怒喜悲恐，是四者之间互制、转化的内在依据，这与脾在四脏之间的特殊地位是相呼应的。

1.4　四时法则与《内经》诊治养生理论　《内经》诊法、论治与养生学说，虽各有具体内容，但基本原理均与四时法则密切相关。

（1）四时法则与《内经》诊法原则：《内经》以把握五脏功能状态作为诊病的基本纲领，而五脏脉象又是重要指征。其中肝、心、肺、肾的脉象，《素问》的《脉要精微论》言规、矩、权、衡，《玉机真脏论》言弦、钩、浮、营，《宣明五气》篇言弦、钩、毛、石，虽用词不同，但均反映四脏生、长、收、藏的性用特征。这些脉象，除了表示人体气血随季节进行适应性调节外，在《内经》主要用于反映五脏所代表的一般生理状态，而所谓病脉就是这些脉象的太过、不及，它反映人体的一般病理状态。至于脾脉，《宣明五气》篇言"代"，指四时脉象相递迁替代，则是脾主调节四脏的反映；前述脉有胃气"雍容和缓之状"和无胃气的真藏死脉，则是脾平脉、病脉的另一种反映，更有临床使用价值。

（2）四时法则与《内经》论治原则：《内经》既认为五脏是生命活动的主体，则调和五脏便是论治的基本大法，与以四时法则论五脏的病变特点直接相关。如治肝，《素问·藏气法时论》说"肝欲散，急食辛以散之""肝苦急，急食甘以缓之"，散是肝的生理特性，与生发相通；急是肝的病变特点，生发受抑或太过，表现为两胁胀痛、眩晕耳鸣、筋脉抽搐甚或昏厥，治当顺其性而疏达之，用辛散之品桂、防、芎、辛类；逆其性而缓其急，用甘缓之品甘草等，或降其冲、镇其逆。金元医家张元素《医学启源》有"药类法象"，其药物分类亦受到四时法则的启发，如第一类为"风升生"，就是基于生发特性归纳治肝药物，李杲也以此类药在益气的基础上升发阳气。后世对药物作用的分类虽与此有所不同，但学术源头在此。

（3）四时法则与《内经》养生原则：《内经》重视顺时养生，其实就是借时序调养五脏生长收藏之气，如《素问·四气调神大论》四时养肝心肺肾生长收藏之气。推而广之，凡能促进人体精气生发者，如畅达情志、运动筋肉均可调肝；凡能闭藏精气者，如静匿情志、充足睡眠、惜精不纵欲等均可养肾。如此等等，都是四时法则指导养生活动的体现。至于养脾，除调饮食、适劳逸外，合理思虑调七情、小劳四肢助脾阳，都在于发挥脾的中土作用。

综上所述，四时法则是《内经》分析生命功能结构的基本模式之一，它通过赋予五脏概念的基本内涵，阐明生命活动的机制和规律，使中医学具有鲜明的学术特色。

2 生命四时法则的现代研究

2.1 生命四时法则的形成有中华民族的文化背景和哲学基础　研究者认为，中国古人探索生命规律的活动，最早也始于形态观察，但是随着医疗实践和医学研究的深入，这种方法越来越不能满足人们的需要，因为在当时的科技条件下，即使将人体解剖开来，也无法明了其生理功能和病理机制，大量非外科疾病得不到答案，于是这种方法遂被冷落，不得不代之以理性思辨、实践验证，而正是这种理性思辨赋予中医学以浓厚的特色。

《周易·系辞上》说"形而上者谓之道，形而下者谓之器"，将包括人体在内的天地万物均视为有形之器，其中无形的变化机制和规律视为道；"法象莫大乎天地，变化莫大乎四时"，天地之间，四季递迁、循环往复是天地间最显见的自然现象，为道的精义体现。古人研究天地万物之道，不仅以天文历法、地理、气象、物候等知识指导生产、生活活动，并且以形成的有机自然观和整体思维模式探索生命的奥秘，四时法则就是这种思维模式的一种，它将天人、形神、心身看作一个整体，研究其自然和谐的机制与规律。这种研究的思路、方法，与中国传统的诗词、绘画、书法、棋奕、戏曲、武术、烹饪、制器乃至军事谋略、理政治国等如出一辙。生命的四时法则正是以这种思路和方法，从整体角度、功能角度、变化角度把握生命规律，充分体现了中国传统文化精神和科学观，反映了中医学术特征。与西医学赖以成立的欧洲文化背景、哲学基础以及近代实验科学精神有着全面、深刻的差异（王洪图主编.黄帝内经研究大成.北京：北京出版社，1997，815-862）。

2.2 《内经》生命四时法则蕴含系统结构模式　自70年代末以来，学者们争相用系统科学方法研究中医学，对中医理论的系统科学内涵有了进一步的认识。研究认为，中医学视为生命活动主体的五脏，实质是一种系统结构模式。它虽有解剖学基础，但其概念却部分或全部脱离解剖生理，而是对生命过程中相关生理功能的分类整合，或称功能集合。从生命的四时法则而论，肝心肺肾整合生长收藏四类功能，而脾调控四脏，从而形成生命功能活动系统整体。它是一个开放的巨系统，其与外在的生存环境密切联系而构成为一个更大的系统。这与传统将人看作小宇宙的认识是一致的。毫无疑问，它所建构的是一种功能模式。因此生命的四时法则所阐明的正是生命体内部生理活动自我组织及其与外环境相协调的方式、方法；同时强调，生命的本质不仅体现于躯体器官等有形之物的存在，其活力在于生命体内部各种功能活动相互合作、相互制约的自组织自协调之中，在于它与外环境永不休止进行物质、能量的交换之中。（雷顺群主编《内经》多学科研究.南京:江苏科学技术出版社，1990，70-174）

2.3 生命四时法则的实验研究及其启示　对于生命四时结构论的实验研究，目前主要见于程士德教授领导的科研组有关《内经》"时藏阴阳"理论的系列探讨。他们以生命节律为研究的切入点，从四季气候变化对人体生理及某些疾病季节性发病现象入手，探讨五脏功能活动系统调控的规律，测得大鼠脑内5-羟色胺（5-HT）、去甲肾上腺素（NE）、多巴胺（DA）及其代谢产物（5-羟吲哚乙酸、高香草酸、多巴胺酸），以及环磷酸腺苷（cAMP）、环磷酸鸟苷（cGMP）、P物质（SP）、生长抑素（SS）等，均有明显的季节变化，但其生理分泌曲线不尽相同。5-HT、NE、DA等的含量均是春夏季增高，秋冬季降低，呈单峰式节律变化趋势；cAMP、cGMP、SS的含量，秋季最高，春季最低，而 SP 的含量春季最高。精神分裂症、抑郁症模型动物则上述生理物质呈季节性分泌紊乱。人与动物略有差异。DA 血浆含量，健康人春夏增高、秋冬降低，其中夏、冬差别显著；精神分裂症病人则春季最高，夏秋冬呈逐渐降低趋势，与健康人相比，其高峰位相明显前移，且春季的含量明显高于正常人。5-HT 血浆的含量，健康人一年四季呈单峰式，最高峰出现在冬季，夏季含量最低；精神分裂症病人呈反位相，最高峰在夏季，最低峰在冬季，夏秋二季的含量明显高于健康人 [苏晶 . 四时阴阳消长变化与精神分裂症季节性发病关系的探讨 . 北京中医药大学学报，1995，18（2）：34-37；金光亮 . 有关抑郁症季节性发病机理的研究及其启示 . 北京中医药大学学报，1997，20（1）：15-16]。

据以上观察结果认为，生命四时节律适应于宇宙自然阴阳消长而形成，以五脏之气递相盛衰来体现；其生化基础，是包括神经递质在内的各种生理物质及其间比例的综合变化在四个时段的有序转化。从中可以体会《内经》五脏概念的时间内涵，并有助于理解中医学五脏一般概念的实质，为今后的研究提示了方向。以往的研究，总是企图寻找单一或特异生理物质的变化，探讨或论证某脏的实质，实践证明这是行不通的。以肝为例，在健康人，其 DA、5-HT 血浆含量及其比例变化，与心、肺、肾有差异，略证它的概念与其他三脏不同；而精神分裂症病人，其 DA 血浆含量入春即陡然升高，峰位相明显前移，且春季的含量明显高于健康人，5-HT 血浆含量春季逐渐升高，呈反位相，以此说明肝气生发太过，这是肝病的特殊之处。同时还发现，这种情况不仅出现在入春季节，在其他季节，凡精神分裂症病人发病，则 DA、5-HT 血浆含量及其比例变化亦类于此。因此认为，探讨五脏概念的实质，应从体内所有生理物质及其比例变化的整合状态入手。当然，人体生理物质是非常复杂的，同时研究所有生理物质几乎是不可能的，但决定事物本质的是主要矛盾和矛盾的主要方面，只要我们认真探索、善于总结，必定能把握其中基本的、主要的、关键的部分，然后进行科学整理、理论升华，则探索中医学五脏实质及有关生命规律理论的目的一定能达到。

3 生命四时法则的科学价值

3.1 反映中西两种医学体系的对立与统一　人类及其个体的生理、精神活动，是宇宙自然发展、演化的最高产物，它不仅经历了化学进化、分子自组织进化和生物进化三个阶段，包含着从低级到高级的所有物质运动形式及其演化、转化和进化

脏腑理论　第三讲　脏气法时论

机制，而且使自己的本质超出了自然界领域，进入到社会历史领域，因而与一般生命体相比，人类个体的生命活动有着最为复杂的机制和规律。以此为研究对象和内容的生命科学与医学科学，不仅有艰难的发展历程，而且也有地域和民族的不同特色。中、西医学正是这种不同特色的集中体现，形成两种研究和认知思路、方法和价值观。研究者认为，客观世界的存在形式，不外乎物质与其运动，但人们探索其规律的角度却有侧重运动的物质和物质的运动的不同，不应当混为一谈，更不应以此律彼、评判是非，但在生命的物质性与运动性、物质结构与功能活动关系不可分割的意义上又是统一的。正像太极的两仪，虽可分析却不可割裂，共同构成人类认识自身奥秘的完整的知识系统。

3.2 **提出研究生命规律和医学应用的独特理论模式** 《内经》生命四时结构论是中医学对人类个体生命过程中各种机能活动及其与外环境协调模式的概括。中医学以此模式阐述生命活动的机制和规律，分析病理变化及其转归，指导疾病的诊断与防治，指导药物、针灸等疗法的应用，并取得实践效果，重复千百年，其客观实在性不容置疑，从而提示研究生命规律，除了近代科学及西医学从生命体的解剖形态及其生理物质变化探索外，还可以从生命过程中各种生理功能之间及其与生存环境的相互关系来探索；提示人类个体的生命活动，除了已知的解剖生理系统及其功能调控规律外，还可能存在基于相关生命现象、整合为四大功能活动系统自我调控的规律。它注重研究生命体的功能结构，强调功能的整体、动态和谐，与中华民族的文化社会观、哲学义理观、科学技术观同出一辙，在生命科学研究的思维方式上有重要价值，在医疗实践上也有重要的指导意义。当前，基于近代科学研究思路和方法发展起来的西医学，借助现代科技手段对生命体的物质结构、组织形态分析越来越细，促进了医学科学与实践的飞速发展，但在生命活动的辩证综合研究方面却进展缓慢，在功能性疾病、多组织多器官多系统性等需要宏观与综合调控的疾病治疗上却捉襟见肘、力不从心，这不是个人医疗水平和个别医疗技术的不足，而是其学术体系本身的弱点，它的完善需要相当长时间。这正是中医学之所长。这就给中医学的存在和发展以大好机遇。我们应当抓住机遇，加速发展，为生命科学和医学科学的发展作出自己的贡献。

3.3 **提示中医科学研究思路** 进入20世纪80年代，在政府的支持下，我们对中医的研究加快了步伐。但是，人们的研究思路总走不出"趋同"和"认同"西医学的怪圈。如言肾实质必及下丘脑 – 垂体 – 肾上腺（性腺、甲状腺）轴，言脾实质必从消化系统寻找特异指标，言经络实质必求其新的、特异组织等，与四时法则所确定的中医五脏概念，即四类相关功能整合的本质背道而驰。基础理论研究思路的偏反，不仅影响中医学的发展，也造成中医学概念的混乱，还极易导致中医事业决策失当，如开发专治某病或某类病的特效中药，建设设备全面现代化的中医院等，忽略了中医药学术特色和优势所在，这种情况应当改变。[烟建华.论《内经》生命的四时法则，北京中医药大学学报，1998，21（4）：3-6]

第四讲　脏腑官能论

本讲遴选两段原文，主要讲述《内经》以封建国家官职制度类比十二脏腑关系，意在阐明脏腑间分工合作、心为主导的生命活动机理，并举悲伤流泪为例说明任何一种生命现象都关乎多脏腑参与的复杂生理、心理活动。

【原文】

黄帝问曰：愿闻十二脏之相使，贵贱何如？岐伯对曰：悉乎哉问也，请遂言之。心者，君主之官也，神明出焉。肺者，相傅之官，治节出焉。肝者，将军之官，谋虑出焉。胆者，中正之官，决断出焉。膻中者，臣使之官，喜乐出焉。脾胃者，仓廪之官，五味出焉。大肠者，传道之官，变化出焉。小肠者，受盛之官，化物出焉。肾者，作强之官，伎巧出焉。三焦者，决渎之官，水道出焉。膀胱者，州都之官，津液藏焉，气化则能出矣。凡此十二官者，不得相失也。故主明则下安，以此养生则寿，殁世不殆，以为天下则大昌。主不明则十二官危，使道闭塞而不通，形乃大伤，以此养生则殃，以为天下者，其宗大危，戒之戒之。(《素问·灵兰秘典论》)

【串讲】

黄帝问道：人体十二内脏职责分工、高低贵贱的情况是怎样的呢？脏，这里泛指脏腑，五脏六腑加一膻中即心包络共十二，古人称为十二形、神之脏。相使，一说辅相、臣使，代指各种官职；一说相互使用、相互关系的意思。贵贱，主次的意思，君贵臣贱，发挥的作用不同。岐伯回答说：请让我全面、系统谈谈这个问题。如果把人身比作一个大社会，人的生命活动看成社会运转，那么脏腑就是各职能部门的管理者，以此命名官职，心可比为君主，在"国家机器"中起着主宰作用，心的功能正常发挥，生命活动就会和谐有序、身体康泰。张介宾注："心为一身之君主，禀虚灵而含造化，具一理以应万机，脏腑百骸，惟所是命，聪明智慧，莫不由之，故曰神明出焉。"神明，与《素问·阴阳应象大论》"神明之府"的神明同义。在这里指心主宰于内，人的各项生命指征表现正常，健康无病。肺，官比相傅，辅佐君主治理各部门、协助心调节着全身的生理活动。张介宾注："肺与心皆居膈上，位高近君，犹之宰辅，故称相傅之官。肺主气，气调则营卫脏腑无所不治，故曰治节出焉。"主要从心主血、肺主气，气血相互关系上讲心肺关系。肝，称为将军，它护卫着人体生命活动，应战敌邪，既要勇武，又要有谋略。王冰注："勇而能断，故曰将军。潜发未萌，故谋虑出焉。"从品性勇武论将军，由怒产生阻吓作用以护卫；从处事预谋防范论谋虑远见，与肝少阳之属性相合。胆，以其性刚正果决，命为中正之官；与肝相配，谋而能决，决断由胆所出。膻中，即心包，其位居膈上，为心之围护，又近心传令，因而官名臣使。喜为心之志，心阳气舒则人喜乐，阳气不化则人悲愁，心之志由臣使传而出。脾和胃主管饮食的受纳和布化，是仓廪之宫，五味的营养靠它们的作用才得以消化、吸收和运输。古人说"谷藏曰仓，米藏曰廪"（《荀子·富国篇》），仓廪，即粮食仓库。大肠是传道之官，它传导食物的糟粕，并变为粪便排出体外。道、导同义。小肠是受盛之官，它承受从胃下行的食物，对在胃初步消化的食物进一步分化清浊，精微吸收由脾运化，糟粕送入大肠，故说"化物出焉"。肾，命为作强之官，以其藏精养骨生髓而使人发挥强力，并产生各种伎巧。作强，即运用强力的意思。伎巧，指人的智巧能力，既有先天本能，如生殖功能等，又包括后天之技艺。高士宗注："肾藏精，男女媾精，鼓气鼓力，故肾者犹作强之官，造化生人，伎巧由之出焉。"吴崑注："作强，作用强力也。伎，多能也。巧，精巧也。"二注应合参。三焦，是决渎之官，其职能为通行水道。张介宾注："决，通也；渎，水道也。……三焦气治，则脉络通而水道利，故曰决渎之官。"膀胱，是州都之官，蓄藏津液，通过气化作用，方能排出尿液。州都，水液积聚的意思。水液聚于膀胱，不能自出，必得下焦气化作用之助，方能排出，所以说"气化则能出矣"。以上这十二官，虽各有职责分工，但必须协调合作而不能相互脱节、失于协调。这里最关键的是君主的作用：如果心君明智顺达，充分发挥其调控协调作用，则下属就会各司其职，安定正常；用这样的道理来养生，就可以使人长寿，终生不会发生危殆；用来治理天下，就会使国家昌盛繁荣。如果心君不能明智顺达，那么，包括其本身在内的十二官就都要发生危殆，各器官相互联系的通道就会闭塞不通，人体就要受到严重伤害，在这种情况下，谈养生续命是不可能的，只会招致灾殃，缩短寿命；同样，以君主之昏聩不明来治理天下，那政权就危险难保了。使道，指脏腑相互联系的通道，也是心调控各脏腑的途径，由于心通过臣使之官与各脏腑沟通联系，故称使道。宗，指宗庙社稷，是国家政权的象征。

【解读】

本段将人体类比于一个社会，人的脏腑就像社会组织结构中的各部门司职为官。一个社会的和谐有序运转，在于所有部门既各司其职，又分工合作，人的生命活动也需要各脏腑发挥作用，相互配合。同时，任何国家的行政运转都需要统一领导，在封建社会是"国不可以一日无君"，以君王为主宰；在人体则心为君主，在心的主导下开展各项生理活动，故经文一开始就提出"十二官之相使、贵贱"作为讨论的话题。在此，相使指相互关系，贵贱指等级主次，突出心的主导地位。

一、拟职官能，各司其职，各尽其能

"设职命官，类比脏腑"，有两方面考虑，一是列官名论职能。本段包括君主在内共设十二官，其职能涉及一个国家中社会管理的各个方面，除了君主、宰辅外，还有农粮、水利、防卫、技艺、司法、交通、信息等主管。二是脏腑任职出其能。此外，各官司职各任其能，它们之间的密切联系，必然寓于其中，这一点务求理解。

肺为相傅主治节。主要讲心肺同在膈上，对生命至关重要，《素问·刺禁论》说"膈肓之上，中有父母"，讲的就是心肺。古人对人病危重时心肺之气先衰是确然明了的，在病机中十分强调心肺病变的相互影响，故针刺胸部必行浅禁深，避伤心肺；在养生中重视"调息"对于整体的作用，与形体解剖中呼吸与心血管运动中枢同在延脑并相互影响的事实不谋而合。又肺复心上，为心之华盖、脏之长，以其位高"朝百脉"而"行荣卫阴阳"，这些功能都能协助心主起到治理、调节其他脏腑的作用。从气血相合角度看，《素问·经脉别论》说"毛脉合精"，也就是心血肺气相合，将水谷精微变为能被机体利用的气血，是重要的生理过程，在生命活动中非常关键，或可成为"膈肓之上，中有父母"的注脚，说明肺辅助心主宰全身的内涵。

肝为将军出谋虑，胆官中正出决断。将军以其勇武护卫人身，或当危急之时，发为志怒，功行疏泄，指令血气灌注筋脉化力等，以应付敌害而重谋略巧思虑。胆为中正之官，以其刚直正义专事仲裁而重决断，然而谋而无断其事不成，显示了在精神活动中肝胆互用共济。就二者互济而论，胆为甲木属阳、性刚勇而果敢，肝为乙木属阴、多谋虑而不善决断，二者相反相成，在疏泄功能的发挥上，无论在生理方面还是在心理方面的病证治疗与养生，运用得当，各臻其妙。如《素问·奇病论》有论胆瘅一节，说肝为将主谋虑而取决于胆，若"其人数谋虑而不决"则肝胆郁而化火发为咽苦之症，并常伴有目赤目痛、眩晕等。

脾胃、大肠、小肠，涉及饮食受纳、消化，精微吸收，糟粕排泄，属粮食贮运、加工，饮食制作等部门，据此职能名为仓廪之官、传道之官、受盛之官，故在《内经》将这四脏合为大概念的脾，后世称为"后天之本"；也有时合于"胃气"名下，强调有胃气则生，无胃气则死。同时，四者相互之间还有特定关系，如脾与胃的表里相合、阴阳升降相因，胃与大小肠在水谷受纳、消化、吸收、传泄上的虚实交替、上下传送等，这在临床辨证时均有指导意义。

肾为作强之官，主司伎巧之能事。作强，历来无此官职名称，或系医家所创。伎巧，古今注解亦不一。但综其大义，作强与伎巧，总涉及藏精、生殖、骨力与智巧。具体来说，作强关乎体劳用力和房劳用力，藏精乃其基础；而意志、记忆、智能等，与肾藏精关系更为密切，故生殖能力与体力素质的强弱、聪明灵巧与思虑忆想的高低，无论其生理、病理，均可在临床得到验证。正如恽铁樵所说："病痿瘵多欲者，神昏气馁，不能作强，值事理之稍繁赜者，辄惮烦不耐思索。观病肾者与不病肾者之异点在此，于是知作强、伎巧为肾之藏德矣。"（恽铁樵《内经讲义》第七期）

三焦与膀胱都是主管水利的官员，州都是聚水之处，讲膀胱汇聚津液，其中"气化则能出矣"是说津液贮聚、出入，均依赖膀胱的气化活动，而膀胱气化根于肾、标于三焦；三焦职司决渎，主水道疏通，上焦水道通则津液宣发得宜，中焦水道通则水液运化得宜，下焦水道通则津液清浊泌别得宜，否则即如吴崑所说："上焦不治，水溢高原；中焦不治，水停中脘；下焦不治，水蓄膀胱。"而三焦、膀胱的配合，是使水液代谢顺畅的重要保证。

二、臣使之官与使道

"臣使"作为官职，显然是受君主所使，传君主之令，行使信之用而得名，系君之近臣。从内脏之象而言膻中，《灵枢·胀论》说"膻中者，心主之宫城也"，此当喻指心包，或心包络。臣使作为君主的使者，负有发布、传达君主命令的作用，结合其脏之象而引申之，应当具有以下三种功能：一是接收脏腑全身的信息，传达心君之令，通过使道协调各脏腑功能活动，达到"十二官相使"的目的。二是昭示心君状态，正常变病悉由此表现出来，如心之在志为喜，故"喜乐出焉"；若受邪而使心君蒙昧不明则陷入昏迷。三是借封建制度之说，臣使要"代君受邪"，如《灵枢·邪客》说："心者，五脏六腑之大主也，精神之所舍也，其脏坚固，邪弗能容（客）也，容之则神去，神去则死矣。故诸邪之在于心者，皆在心之包络。"故叶桂《外感温热篇》有"逆传心包"之说，内伤病有"蒙蔽心包"之证，都是心病证的表现。

使道，诸注均说是一种通道，并与臣使心包络有关，如上文所说是臣使之官发挥心君主导作用必须借助的环节，但诸注家对使道的具体解释却不尽一致。大致有三种意见：第一种以王冰为代表，说是"神气行使之道"；第二种以张介宾为代表，说是"脏腑行使之道"；第三种以张志聪为代表，说是心主包络所主之血脉。详为分析，可看作是从三种不同角度解释使道：王冰讲使道流通的内容，神气即心协调脏腑功能活动的指令信息，与经文"神明出焉"之神相合；张介宾讲使道的设置目的；张志聪则讲使道本身所指。三者结合，使道就是传达心主发出的神气指令，以使各脏腑协调统一活动的心包相连的血脉通道。

三、心的主导地位和作用

朝设君主，诸官莫不听命，按篇首"贵贱"主从之义，唯至尊至贵之君主当之。"主明则下安",君主圣明则社会和谐,国泰民安;"主不明则十二官危",若君主昏庸,则诸官职能各自为政,社会秩序混乱,国家就会自我崩溃,或外敌侵入而亡国。心被喻为君主,是人身之主宰,在生命活动中发挥的统帅、主导作用,主要体现在协调诸脏腑功能,使之和谐有序,而这种作用是通过"君主(心)—臣使(心包络)—使道(血脉)—十二官(诸脏腑)"来实现的。

把心比为君主,为一身主宰,源本于中华民族的重中观念。古人认为北极星在宇宙中央,临四方、运四季,中国在世界中央,以治狄戎蛮夷;在人间只有君主可当其位,故君主又有"天子"之称。而心在人身中央,于是心就被置于生命主宰的地位,正如《荀子·天论》所说:"心居中虚,以治五脏,夫是之谓天君。"许翰注《太玄·玄数》更附会说:"肺极上以复,肾极下以潜,心居中央以象君德,而左脾右肝承之。"此外,把心喻为君主还与其居于胸中正位有关。胸为天,阳光普照,而九五之尊,比象于心,无论法象还是功能特点,言心为火之源、主神明,烛照生命,均有深厚的文化基础。

"神明出焉"之神明,向来被译释为神志,即精神活动,实为望文生义所误。须知,喻心为君主,是五脏六腑之大主,其作为正如张介宾所说"脏腑百骸,惟所是命,聪明智慧,莫不由之",前指生理活动,后指精神活动,决非单指神志,脏腑官窍、躯体动静,均在心主范围之内,因而此处神明乃《阴阳应象大论》"神明之府"、《经脉别论》"府精神明"之义,旨在生命活动和谐有序、生理如常、身体健康。当然,此神明诚非彼神志,然亦包括精神活动,或因主精神活动而加强了其主宰地位。这可以从人之将死,神志先败为证,重症幻觉、昏不知人诚系危症。

四、关于脏腑官能论的学术价值和临床意义

本段运用意象思维之理,取象封建社会设职命官,类比诸脏腑功能所主,这与"人身小天地",以人类比自然,有异曲同工之妙。不仅如此,古人还常将行医治病同兵法、武术、戏曲、书画、棋弈、烹饪相提并论,源于它们有共通的哲理。什么哲理?就是注重事物的功能结构,从系统整体把握人体生命活动的机理和规律,可看作是我们古代的系统科学方法。从方法学看，它与西方医学形式逻辑推理与实验证明的思维模式不同，更接近于系统科学的认识方法。它所推演的"类"，主要关注的是事物的功能特性，并把认识对象作为相互联系的生化整体来把握，这就形成了藏象理论注重功能、强调整体、善于宏观把握的优势，而对解剖形态、微观认识不足的学术特点。

《内经》类比社会之象阐明藏象理论，简明、形象，易学易记，它深入浅出地表述抽象的医理，有利于引导人们去领悟。如肝在志为怒，主筋脉而开窍于目，比喻为将军，可以理解肝的概念和功能特点，故后世说肝为刚脏，喜条达而恶抑郁，郁久郁甚则肝气横逆、上冲，而发眩晕昏厥、肢麻抽搐诸症，诚如激将之效果。又如肺喻相傅，功同宰辅，一君之下，诸脏之上，号曰"脏之长"，应之以主气行津液阴阳，肺所主呼吸不仅因其吸入清气是宗气的组成部分，而且其开合对气血运行的作用均影响脏腑，因而《内经》将痿证归之于"肺热叶焦"，不营诸脏外合皮肉筋骨所致。再如封建社会农耕文化重脾胃，号称"后天之本"等等。历代名家医案，常用十二官之理分析案情、指导治疗，如叶桂《临证指南》治王姓小儿"吸入温邪，鼻通肺络，逆传心包络中，震动君主，神明欲迷"（"温热"案）。又附论曰："先生于是症（痉厥）独重在肝。盖肝者，将军之官，善干他脏者也。要知肝气一逆，则诸气皆逆。"（"痉厥"案）

复杂系统科学方法重视系统的"自组织原则"。人是一个复杂的巨系统，首先在于它的自组织功能，也就是《内经》说的"神转不回"（《玉机真脏论》《玉版论要》）、"化不可代"（《五常政大论》），认为万物的主宰在于其内部自身固有的生化之机，"精气—阴阳—五行"之理是揭示这种"生化之机"的普适方法，故《素问·阴阳应象大论》说阴阳是"天地之道""万物之纲纪，变化之父母，生杀之本始，神明之府也"。这一"生化之机"自然可以五脏阴阳、五脏五行来表述，而"十二官之相使、贵贱"亦是表述这一原理的形式之一。其中"相使"即相互联系、相互调控，而调控之主是心，调控之源系人类遗传所得，由千百万年进化而来。《内经》以此建立了中医的治疗思想和观念，认为所谓治疗就是启发、促进和增强人体自身本有的抗病与复原能力，反对"拔苗助长"，因而将因时、因地、因人制宜和谨养治神作为根本法则，正如《素问·五常政大论》说："无代化，无违时，养之和之，静以待复。"《伤寒论》也说："凡病若发汗、若吐、若下、若亡津液，阴阳自和者，必自愈。"（《辨太阳病脉并治·中》）

【释疑】

一问：《素问·六节藏象论》说心为"生之本"，本篇说心是"君主之官"，都是说心很重要，怎么理解这两种不同说法？

答：前者从五脏五行、四时阴阳角度，讲心为阳中太阳属火应夏主长，夏天正是能量贮备的季节，在万物为生存基础；心是全身机能所需能量的来源，在生命活动中阳气最旺，故王冰说"益火之源以消阴翳"，讲心为火之源，以胸阳振奋，阴霾尽散为象征，若胸阳式微，则阴霾当空，致痰浊瘀血蔽阻，《金匮》有胸痹、心痛诸证，用到桂枝、附子，如桂枝甘草汤、真武汤等。后者运用取象类比法，把心喻为君主，主导与协调脏腑活动，体现在心不可受邪、心神统摄魂魄、七情五志，以经络血脉沟通脏腑肢窍，调控人之生理与精神活动，是生命最高中枢。两者虽然说法不同，都强调心的重要性，在学术上也可视作从不同角度阐述中医基本理论。

二问：近来各《中医基础理论》教材都说胆贮藏胆汁助消化，这与本篇"中正之官"的胆在概念上有何区别？

答：《内经》论胆主要参与精神活动。《五脏别论》说它与一般腑不同而具有脏的功能特性，归为奇恒之腑；《灵枢·本输》说它虽然与肝相合，但中藏精汁，是"中精之府"；《素问·六节藏象论》则说"凡十一脏取决于胆也"，胆在脏腑中极其重要！本篇称它"中正之官"而司决断，以其刚勇果决、正直无私，不仅在情志上与肝谋虑决断两相协调，正确应对社会人文环境变化，否则就会情志郁结化火，有"胆瘅"之患；而且在诸脏腑活动上胆也发挥其少阳生发之能，疏泄宣达，使各脏腑之气保持生机，维护抗病能力，故《素问·经脉别论》说："勇者气行则已，怯者则着而为病也。"体现在脉象上，《素问·平人气象论》说肝脉（含胆）微弦，内涵柔韧（冲和），是生生不息之征，故《伤寒论》述阳明病危时说"脉弦者生，涩者死"。临床上胆的证候及其诊治主要在神志方面，如《素问·宣明五气》"胆为怒"，《灵枢·邪气脏腑病形》"胆病者，善太息，口苦，呕宿汁，心下憺憺恐人将捕之,嗌中吩吩然数唾"。又如《中医内科学讲义》(二版教材)列胆的证候是:虚者头晕欲呕、易惊少寐、视物模糊,实者目眩耳聋、头晕、胸满胁痛、口苦、呕吐苦水、易怒、寐少梦多。温胆汤见于《千金要方》治大病后虚烦不得眠,而现代多用于治疗虚烦不眠,或呕吐呃逆,以及惊悸不宁、癫痫等证,足可为中医胆"中正之官"主决断之注脚。

《内经》有胆为"中精之府"的称呼,未直接说它贮胆汁,也没有它参与饮食物消化的记载。《王绵之方剂学讲稿》云:中医不认为胆是消化系统的组成部分,也不知道胆开口于十二指肠、胆汁帮助消化,但是中医认为腐熟水谷与少阳之气有关,是由于胆气温化;胆内藏相火,是少阳生发之气,有帮助脾胃腐熟水谷的功能。说胆贮藏和排泄胆汁、助消化,是西化的中医观点,在临床诊治中不能做到"理法方药一以贯之"。

三问:藏津液的膀胱,与贮尿之膀胱的差别是什么?

答:本篇以膀胱为"州都之官",与三焦配合共同管理水利,司职人体水液代谢。但《内经》观念是以脏为主,腑为辅,所以从脏腑相合是一藏一泻,从膀胱自身功能来说,它所藏水液并非单纯无用的尿液,仍然有可蒸腾化津的成分,同时无论水液蒸腾再利用,还是排尿,都要靠"气化"作用,这种功能归本于肾,因此不能将中医膀胱的概念与单纯贮尿的膀胱相等同,对于膀胱的病证治疗一定要遵循中医理法而行。如本人曾治一遗尿乃至尿失禁的女病人,45岁,久患膀胱炎症,开始服用消炎药有效,但久之效果渐差乃至无效,膀胱括约肌松弛无力,夜尿甚频,白天动辄尿失禁。此则气化虚弱,以至膀胱失约,正所谓"水泉不止者是膀胱不藏也",以补肾涩精、升阳止陷法遣用二仙汤、补中益气汤诸药加桑螵蛸等见功。

【资料】

一、关于"心者君主之官神明出焉"的解读

心主神明是《素问·灵兰秘典论》提出的,原文说:"心者,君主之官也,神明出焉。"这里神明的内涵仍从上作主宰解,并含有作用神妙彰明之义。今人以本篇为据,将神明解释为精神活动、以心为精神活动之主,值得商榷。

以国论身,将人和谐有序的生命活动喻为封建王朝官僚体制的有效运作,尊心为"君主之官",以确立其主宰地位;"神明出焉"则言其主宰之功,诸官各司其职而又分工合作。"君主"并不必诸事躬亲，张介宾说是"禀虚灵而含造化"，然其治功彰著，即所谓"不见其事而见其功"。但如果以单纯的精神活动来界定此处"神明"的内涵，则十分勉强，故下文说"主明则下安""主不明则十二官危，使道闭塞而不通，形乃大伤"，均讲整个生命活动而不限定精神范围，且"主明""主不明"也是论君主决策正确与否，不能释为神志清明。

以心为身之主宰，是中华民族文化的产物。《史记·天官书第五》有云："斗为帝车，运于中央，临制四乡。分阴阳，建四时，均五行，移节度，定诸纪，皆系于斗。"言北极星位于中央以制四方，是天下主宰，为以中为尊、为重的思想奠定了基础。在人体之中，心在中央，故尊为主，如《文选·四子讲德论》引汉王子渊论："君者中心，臣者外体。"而《说文解字·释心》则说："人心，土脏，在身之中。"《荀子·天论》的结论是："心居中虚，以治五脏，夫是之谓天君。"许翰注《太玄·玄数》更附会说："肺极上以复，肾极下以潜，心居中央以象君德，而左脾右肝承之。"张介宾《类经·藏象类一》说得更明白："心为一身之君主，禀虚灵而含造化，具一理以应万几，脏腑百骸，惟所是命，聪明智能，莫不由之，故曰神明出焉。"经过这样的理性思辨，终于演化成以心为主导、五脏六腑分工合作的生命活动系统，在诸脏腑生理活动模式中独成体系。（《内经》神概念研究 // 烟建华主编，《内经》学术研究基础，北京：中国中医药出版社，2010，173）

二、关于"肝者将军之官谋虑出焉"的注释

恽铁樵云："肝主怒，拟其似者，故曰将军，怒则不复有谋虑，是肝之病也。从病之失职，以测不病时之本能，故以谋虑归诸肝。"（《内经讲义》第七期）

三、关于"使道"的注释

"使道"在《内经》凡三见，其中两见于《灵枢·天年》，一见于《素问·灵兰秘典论》。《天年》篇"使道"，按马莳注指鼻下人中沟，系观察头面形态推测人体寿夭方法中的术语，无甚深意。对于《灵兰秘典论》的"使道"，注家意见不一，约而言之有三：其一，王冰谓"神气行使之道"；其二，张介宾谓"脏腑相使之道"；其三，张志聪认为是臣使之官代君行令的道路，亦即心主包络所主之脉。以上三说似乎各执其辞，莫衷一是，实则从不同角度阐发经旨，相得益彰。

使，役使、派遣的意思，又可解释为受派遣的，即使者、信使，如膻中为臣使之官。据此，"使"又可引申为联络，"十二官之相使"就是五脏六腑相互联系，张介宾谓使道即脏腑相使之道,是就其作用而言的。脏腑间靠什么联络呢?王注所说的"神气"堪当此任。脏腑之间分工合作,特别是心协调脏腑机能活动的主导作用,就是通过神气的传使来实现的。《素问·汤液醪醴论》在解释"形弊血尽而功不立"的原因时,提出"神不使",神即神气。由于体内"精气弛坏,荣泣卫除",神气也因之而衰竭,治疗信息不能输转,所以针药难以发挥作用,疾病当然不能治愈。由此看来,王冰是从使道传送的内容物作解的。"道"指什么?张志聪从使道的实质所指而言脉,脉即经脉、经络。《灵枢·海论》说:"夫十二经脉者,内属于脏腑,外络于肢节。"《素问·调经论》也说:"五脏之道,皆出于经隧。经脉不仅行血气营阴阳,而且有联络脏腑组织,沟通上下表里的作用,因此,神气往来行使的通道,当是网络全身、无所不有的经络系统。

综上所述,所谓"使道"就是以经络系统为基础的神气行使的通道,心通过它协调脏腑组织的机能活动,维持机体内部的整体统一。李时珍说:"内景隧道,惟反观者能照察之。"气功通过调心(入静、意守)等方法的锻炼,能感觉有气在经脉内周流,环行任督者称"小周天",运转十二经者称"大周天",功后体舒志达,有病治病,无病强身,坚持锻炼,益寿延年,这种效应就是使道畅通,神气往来行使的表现。反之,如果心神昏乱,经脉之内神气通行就会受到影响,脏腑失去协调,于是产生严重病变,所以《灵兰秘典论》说:"主明则下安,以此养生则寿""主不明则十二官危,使道闭塞而不通,形乃大伤,以此养生则殃。"[烟建华."使道"小议,北京中医学院学报,1984,7(4):44]

四、关于"肾者,作强之官,伎巧出焉"的注释

《黄帝内经素问校释》:作强,即运用强力的意思。伎巧,言人的智巧能力,既包括先天本能,又包括后天之技艺,这里,尤指生殖功能。高士宗注:"肾藏精,男女媾精,鼓气鼓力,故肾者犹作强之官,造化生人,伎巧由之出焉。"吴崑注:"作强,作用强力也。伎,多能也。巧,精巧也。"按:二注合参,其义则较全面。

【原文】

五脏六腑,心为之主,耳为之听,目为之候,肺为之相,肝为之将,脾为之卫,肾为之主外。故五脏六腑之津液,尽上渗于目,心悲气并,则心系急。心系急则肺举,肺举则液上溢。夫心系与肺,不能常举,乍上乍下,故咳而泣出矣。(《灵枢·五癃津液别》)

【串讲】

五脏六腑是人生命活动的机枢所在，心是它的主宰，耳为它听声，眼睛为它视物，以获取信息为它服务。楼英《医学纲目》（明嘉靖刻本）"候"引作"视"，可参。候，《说文·人部》"伺望也"，即观察之意，可引申为视，也可泛指打探消息、获取信息。在五脏之中，肺朝百脉主治节辅助心君，犹如宰相；肝主怒勇武刚决，犹如护国将军；脾主肌肉而保护整个机体，就像卫士一样；肾藏精主津液润养空窍以成五官之用，五官则是心之所以任物的外候。五脏六腑的津液都渗于眼目，而人在悲哀时，气向上并于心，心系因而拘紧。心系，是指联络心与其他脏腑器官的脉络网系。肺叶也随着上举，液道也开大，津液就向上流溢而为泪。但心系和肺叶不能经常拘紧和上举，它们时上时下，所以哭泣时常流泪而抽咽。咳，《太素》卷二十九作"呿"。呿，张口貌，这里形容哭时的抽泣。

【解读】

原文本意说明人体水液应生理、心理需求化为各种形式的津液，眼泪即津液所化。同时以解释人悲哀流泪的机理为因由，阐发了心为心理、生理活动主导的整体生命观。经文指出，五脏六腑的津液都渗于眼目，人在悲哀时，气向上并于心，心系因而拘紧，肺叶随着上举，液道也开大，津液就向上流溢而见哭泣流泪。《灵枢·口问》也说："悲哀愁忧则心动，心动则五脏六腑皆摇，摇则宗脉感，宗脉感则液道开，液道开故泣涕出焉。""心动则五脏六腑皆摇"，说明在情志活动中，心的作用占主导地位，并影响及于五脏六腑，也就是说悲泣这一生命现象是由脏腑的综合作用来完成的。这就提出一个问题：人的外在的生命现象与内脏之间的关系不是线性的，而是复杂的非线性关系，也就是说，人的任何生命活动现象可能涉及全身整体的参与，在中医则是以多脏参与的形式来表述的。所以常见中医临床辨证时即使是普通病证也常涉及数脏，这在崇尚整体观的中医来说是极其普通的，它反映了生命活动机理的复杂性。

【资料】

一、悲哀流泪的机理

黄帝曰：人之哀而泣涕出者，何气使然？岐伯曰：心者，五脏六腑之主也；目者，宗脉之所聚也，上液之道也；口鼻者，气之门户也。故悲哀愁忧则心动，心动则五脏六腑皆摇，摇则宗脉感，宗脉感则液道开，液道开故泣涕出焉。（《灵枢·口问》）

二、本段注家选释

张介宾：心总五脏六腑，为精神之主，故耳、目、肺、肝、脾、肾，皆听命于心。是以耳之听，目之视，无不由乎心也。肺朝百脉而主治节，故为心之相；肝主谋虑决断，故为心之将；脾主肌肉而护养脏腑，故为心之卫；肾主骨而成立其形体，故为心之主外也。（《类经·疾病类五十八》）

第五讲　脏腑相合论

本讲遴选三段原文，主要讲述《内经》脏腑相合理论、五腑及三焦功能所主，并举脾胃为例，阐明五脏与其相合之腑相反相成的关系和生理意义。

【原文】

肺合大肠，大肠者，传道之腑。心合小肠，小肠者，受盛之腑。肝合胆，胆者，中精之腑。脾合胃，胃者，五谷之腑。肾合膀胱，膀胱者，津液之腑也。少阴属肾，肾上连肺，故将两脏。三焦者，中渎之腑也，水道出焉，属膀胱，是孤之腑也。是六腑之所与合者。（《灵枢·本输》）

【串讲】

脏与腑建立了两两相合的特定关系，而诸腑则具有不同的生理功能，在生命活动中发挥着各自的作用。肺合大肠，大肠主传送糟粕。心合小肠，小肠主受盛化物。肝合胆，胆主藏精汁。中精之腑，杨上善注："胆不同肠胃传糟粕，唯藏精液于中也。"胆藏胆汁，精气所化，清而不浊，故有中精之腑的名称。脾合胃，胃主化五谷。肾合膀胱，膀胱主藏化津液。少阴肾经上行连肺，下络膀胱，统肺和膀胱两脏而共同主持津液代谢。少阴，原文为"少阳"，《太素》作"少阴"，今据改。将，统率之意。两脏，一指与肾相表里的膀胱，一指与少阴肾脉相连的肺。在津液代谢中，肾为水脏，膀胱为水腑，而肺主通调水道，因而三者在水液代谢方面关系密切。三焦为水液通行之道，与膀胱相连属，而无相配属之脏，所以称孤腑。中，内也，这里指内脏。孤有二义：一言孤独无偶；一为独特，不同于一般的腑。张介宾注："十二脏之中，唯三焦独大，诸脏无与匹者，故名曰是孤之腑也。"

【解读】

本段讨论两个问题，一是脏腑相合，因有五对，故称"脏腑五合"；二是六腑功能特性，涉及各腑的概念。今分别予以解读。

一、关于脏腑相合

《内经》以脏腑为生命之本，脏腑关系则是藏象理论中的重要内容。《内经》论脏腑关系有两种形式：一是脏为主、腑为辅。脏藏精、化气、生神，是生命活动的主体；腑则磨化水谷传导化物，供奉精微以维持五脏活动，以为五脏之配，正如《灵枢·本脏》说："五脏者，所以藏精神血气魂魄者也；六腑者，所以化水谷而行津液者也。"《素问·六节藏象论》把胆外的五腑列于脾下，并称之曰"器"，说它们"能化糟粕转味而入出者也"，就是这个意思。二即本段以脏腑相合的形式，概括脏腑间阴阳表里相对待的特定联系，称作"五合"。作为这种特定联系的生理基础，《内经》认为它们在经脉上相互络属，在机能活动上相反相成。在经脉循行上，《灵枢·经脉》详论脏腑手足阴阳经脉相互络属关系：手太阴经属肺络大肠、手阳明经属大肠络肺，手少阴经属心络小肠、手太阳经属小肠络心，足厥阴经属肝络胆、足少阳经属胆络肝，足太阴经属脾络胃、足阳明经属胃络脾，足少阴经属肾络膀胱、足太阳经属膀胱络肾。在机能活动上，《五脏别论》说："所谓五脏者，藏精气而不写也，故满而不能实；六腑者，传化物而不藏，故实而不能满也。"其中，脏属阴，腑属阳，因而脏腑相合即如《素问·金匮真言论》所谓的"阴阳表里内外雌雄相输应"而脏腑藏泻相反相成；同时脏腑五合各归于五行不同属性，也就是张介宾所说的"肺合大肠皆金也，心合小肠皆火也，肝合胆皆木也，脾合胃皆土也，肾合膀胱皆水也"（《类经·藏象类三》），从而把脏腑相合关系纳入以五脏为核心、内外统一的藏象系统构架之中，具有独特的生理学价值，同时作为中医基础理论，贯穿于病机、病证分析以及临床诊治的活动之中。

首先将脏腑相合理论运用于临床的当推《难经》。三十五难据脏腑阴阳相互对待又互根互用之理，称："小肠者心之腑，大肠者肺之腑，胆者肝之腑，胃者脾之腑，膀胱者肾之腑。"十八难以脏腑经脉表里相合及所属五行相生次序，确立了两手寸关尺脏腑诊脉部位："手太阴、阳明金也，足少阴、太阳水也。金生水，水流下行而不能上，故在下部也。足厥阴、少阳木也，生手太阳、少阴火，火炎上行而不能下，故为上部。手心主少阳火，生足太阴阳明土，土主中官，故在中部也。此皆五行子母更相生养者也。"即以左寸配心小肠，左关配肝胆，左尺配肾膀胱，右寸配肺大肠，右关配脾胃，并明言这是按五行母子相生关系配制的。张仲景《伤寒论》将脏腑相合之理用于外感病辨证论治，以三阳经腑论阳性表、实、热病证，其治宜表散、宜寒、宜泄；以三阴经脏论阴性里、虚、寒病证，其治宜调里、宜温、宜补，并组配相应方剂，如麻黄、葛根、柴胡、承气与理中、四逆诸方与法。明清医家主要是将相合的脏腑配属五行、阴阳，论述生理特性、病变机理、诊治规律，并积累了丰富的临床经验。如赵献可《医贯·五行论》以五行分类合脏腑阴阳，各具一太极。多数医家则以此理为纲，展开对相合脏腑藏泻、升降等具体关系的剖析。如唐宗海《血证论·脏腑病机论》将相合脏腑的互相影响的机理贯穿于诸血证分析之中，如论失血家之实喘用厚朴、枳壳、大黄，并解释说："使地道通，气下泻，则不上逆矣。"指明这是本于肺合大肠，实证泻腑治脏之理。叶桂《临证指南医案》更以脏腑相合理论作为辨治脏腑诸病证的基本原则，如说"精气内损，是皆脏病""胃气以下行为顺""六腑皆以宣通为用""凡六腑以通为补"等，其选方遣药也具有普遍的指导意义。

近现代医家对《内经》脏腑相合理论及其临床应用的研究主要从三个方面进行论证并运用于临床诊治：一是脏腑藏泻，相反相成。脏属阴，取法于地，故藏精气而不泻浊；腑属阳，取法于天，故泻浊气而不藏精。这是从脏腑功能特点概言脏腑相反相成，因而精气不足责于五脏之不藏，五脏多虚证；浊气壅塞责于六腑之不泻，六腑多实证。脏腑病变这种相对趋势和特点，在临床具有普遍性，如腹部急痛之症是糟粕浊气壅塞属实而病在腑，内伤劳损阴阳气血不足属虚而病在脏；同为一病一症，如淋、痢、水肿，体壮证实者属腑，体弱证虚者属脏；某病急性期多实属腑，慢性期多虚属脏，或因实致虚、虚而兼实，实在腑而虚在脏。在治疗上，浊气壅塞之实在于通宣泄利，故六腑以通为用，恢复其畅达泻浊本性；阴阳气血不足之虚在于滋润温养，故五脏以补为则，使之精气充满，足任生命之本。其中具体治法，又有脏虚补脏、腑实泻腑，脏实泻腑、腑虚补脏，以及补脏泻腑兼施等不同，随机变化，可获全效。如《温病条辨》增液汤治阳明温病、津液不足、大便秘结，是腑虚补脏；《小儿药证直诀》导赤散使心火从小肠而出，治心火上炎、口舌生疮，是脏实泻腑。《名医类案》载李东垣治一人小便不利，水浊停聚外泛，以致目睛突出，腹胀如鼓，膝以上坚硬，皮肤欲裂，饮食不下，服甘淡渗泄之药不效，用滋肾丸（《兰室秘藏》：黄柏、知母、肉挂）加味而愈。据分析，膀胱为津液之腑，"气化则能出矣"，前医反复用淡渗利尿之剂而病益甚，是气不化，而膀胱之气化主于肾，故任用群阴之药，加助气化之肉桂，阴充阳化，故小便通利，这是腑病治脏经典病例。二是脏腑沉浮升降相因。历代医家论脏腑之气升降，多详于五脏而略于六腑，多详于脾胃而略于其他相合脏腑，1982年第5期《河南中医》"谈谈《内经》中的脏腑气机升降学说"一文认为，经脉的循行规律及功能物态反映着脏腑的升降规律及功能状态，因而互为表里的脏腑，其经气升降属性相反，并从病理中得到反证，如肝、脾、肾之经气升，胆、胃、膀胱之经气降；心，心包、肺之经气降，小肠、三焦、大肠之经气升。故临床肺、胃、胆多有咳喘、呕吐、呕苦等气机上逆之证，治以降气镇逆，"高者抑之"；脾、肾多有泄泻、失精等气机下陷之证，多因虚寒，而大小肠、三焦气陷亦归于其中，治以温补升提兼收敛固涩，"下者举之"。如李杲用补中益气汤治脾气下陷，"以辛甘温之剂补其中而升其阳""以诸风药升发阳气"，遂其升生之性；仲景用肾气丸治肾气下陷，阴中求阳，使水得温升，又以诃梨勒散温涩固脱治下利滑脱、大便随矢气而出之"气利"。此外，由于气机升降相因，所以一脏腑气机失常多影响相合脏腑的气机升降，形成复杂的气机升降紊乱病理状态。如大便久秘是胃气不降，亦常影响脾气之升，可于降胃药中略加升麻、葛根等升脾之药，脾升则胃气易降。《脾胃论》润肠丸中的羌活亦犹此意。五苓散治水肿、小便不利，在诸渗利药中加用桂枝，滋肾丸治尿闭不通，肉桂与苦寒清泄膀胱湿热的知母、黄柏同用，即取其温通肾阳、激助气化而有升肾气之意。三是脏腑病传，出入逆顺。相合脏腑之间的病理演化是《内经》疾病传变的重要内容。《素问·咳论》有"五脏之久咳，乃移于六腑"之例。后世医家常据脏腑相合之理分析疾病过程中的病机转化，如《杏轩医案初集》案例：一友平素体虚，外感时证寒热，耳旁肿痛，当时正值独头瘟流行，服用清散药两剂，病不减而睾丸又肿，寒热有加。耳旁部位属少阳，睾丸属厥阴，肝胆相为表里，此少阳之邪，不由表解，内传厥阴。即仿暖肝煎加吴萸与服，一剂而效。这个病案是从经脉讲胆病传肝。又如《临证指南医案》载一谢姓病人，积劳伤阳，外卫薄弱，温邪上受，内入于肺。肺主皮毛，症外寒似战栗；温邪内郁热化，上则气短胸满，下则大便泻出稀水。此证是肺与大肠相表里，肺热下泄迫大肠。用辛凉轻剂，处方用杏仁、桔梗、香豉、橘红、枳壳、薄荷、连翘、茯苓。这个病案是从气化讲肺病传大肠。理论上，相合脏腑之间病变皆可相互传变，由腑入脏为重，由脏出腑为轻。但参之于临床，情况复杂，如1985年第4期《浙江中医学院学报》"浅谈'脏腑相合'理论"一文认为，从腑入脏多见于胆病入肝，胃病及脾，膀胱病传肾三种情况；由脏出腑多见于肺病达大肠，心病移小肠，肾病转膀胱三种情况。一般而言，脏藏腑泻，腑病多实，脏病多虚，急证、新病多实，慢性之病多虚，故疾病过程中由腑入脏常表示病变加重，从脏出腑多表示病变减轻而出现转机。上述从腑入脏三种情况，相合脏腑皆共同完成特定的机能活动，而脏主腑从，故入脏已示伤及根本；由脏出腑三种情况，大小肠虽与心肺在机能活动上有所联系，但并非完成共同机能活动，因而临证中入脏导致病变恶化者较为少见，通过腑使脏邪有泄出之机较为多见。

此外，关于三焦的脏腑相合，本段说三焦是"孤腑"，无脏相与匹配。但《内经》有的篇章已有不同说法，如《素问·血气形志》篇提及"（手）少阳与心主为表里"，心主是什么脏？只至《灵枢·经脉》才将心主与心包络联系起来，称为"心主手厥阴心包络之脉"。可见在《内经》相合的脏腑只有五对，而心包与三焦的相合（相表里）理论还在发展之中。

二、关于六腑的功能特性

《灵枢·本脏》说："六腑者，所以化水谷而行津液者也。"《灵枢·经水》则说："六腑者，受谷而行之，受气而扬之。"可见《内经》认识到六腑的总功能是受纳水谷、处理水谷及其化物。也就是说，六腑的作用对象是饮食水谷，包括水液和谷物；处理方式是磨化谷物、吸收精微、排泄糟粕以及对水液的泌别、吸收和排泄等。《素问·六节藏象论》概括说这些内脏"名曰器",形容六腑出入有形的水谷如府库、器皿;《素问·五脏别论》称它们是"传化之腑",并论证其功能特点是"泻而不藏",后世归总六腑的特性是"以通为用""以下行为顺"。以下是诸腑功能所主:

"胃者,五谷之腑":一般来说,若讲脾之相合则是单讲胃,但若概言胃则包括大小肠。五谷是五种谷物的代表,即水谷。"五谷之腑"有两层含义,一是容纳五谷,二是水谷生化的场所。人进食后,先由胃受纳,进行磨化、腐熟,是消化过程的开始与重要阶段。《素问·五脏别论》说:"水谷入口,则胃实而肠虚;食下,则肠实而胃虚。"胃与大小肠虚实交替,促使食物消化吸收并下行。这一过程,常用"胃主降"来概括。如果胃实、肠实则肠胃俱实,《伤寒论》拟名"胃家实",并说"阳明之为病,胃家实是也",此为阳明病提纲,用三承气汤。吴瑭在《温病条辨》大承气汤方论中说:"承气者,承胃气也。盖胃之为腑,体阳而用阴,若在无病时,本系自然下降,今为邪气盘踞于中,阻其下降之气,胃虽自欲下降而不能,非药力助之不可,故承气汤通结,救胃阴,仍系承胃腑本来下降之气。"明确指出,此方之旨在于因胃腑本来下降之趋向,顺势助之,导邪外出。

"小肠者,受盛之腑""大肠者,传道之腑":小肠接受、盛纳胃磨化的谷食糜物及水液,进行泌别清浊作用,谷食之精微输转于脾,糟粕入大肠;大肠则传导糟粕而下。《灵枢·营卫生会》说:"水谷者,常并居于胃中,成糟粕,而俱下于大肠而成下焦,渗而俱下。济泌别汁,循下焦而渗入膀胱焉。"包括水液之谷食化物分清浊,清之清者入脾运转全身,清之浊者入膀胱;浊者下大肠,润便而出,浊之清者仍可在大肠有所吸收,使粪便成形而出。

"胆者,中精之腑":这是有关胆概念的重要经文。"中精之腑"有两个含义:一是有别于诸腑藏浊物而言,故《甲乙经》作"清净之腑"。二是说如同诸脏一样,胆中藏精汁,也有藏精气而不泻的特点,故名奇恒之腑,号中正之官,具有神脏的功能,既参与气化,如李杲所注"十一脏取决于胆";又主持部分精神活动,如肝主谋虑非胆不决,不决则郁而化火,证名胆瘅,且主性格勇怯,胆虚神怯则易恐,肝胆火郁则烦躁易怒、失眠多梦乃至精神失常等。至于胆作为腑的特性,体现在两个方面:一是脏腑相合,胆作为肝之腑仍具有泻的特点，肝邪从胆泄；二是肝胆疏泄在脾胃消化机能上有重要作用，即《素问·宝命全形论》"土得木而达"。

"三焦者，中渎之腑"：中渎之腑与《灵兰秘典论》决渎之官同义，都说三焦为水道，就是水液通行之道，《素问·经脉别论》有"通调水道"的话，意即水液在它的通道里顺畅运行。人的脏腑器官组织无不赖水液润养，所以全身皆有水道。故张介宾说："上焦不治则水泛高原，中焦不治则水留中脘，下焦不治则水乱二便，三焦气治则脉络通而水道利，故曰决渎之官。"至于《内经》《难经》关于三焦的其他内涵以及后世的争论，此处不赘。

【释疑】

一问：本篇和《灵兰秘典论》都有三焦概念之说，《内经》其他篇也有涉及三焦概念的文字，却与本篇有矛盾，如何理解？

答：本篇和《灵兰秘典论》都说三焦为水道，主管水液通行，是水液代谢的腑；由于没有与它相表里的脏，本篇又称之为孤腑。同时，《营卫生会》等篇还有主水谷生化运行的三焦及三部三焦的观点。此外，随着学术发展，《内经》又有篇章提出手少阳（三焦经）与心主（心包络，厥阴经）相表里（《素问·血气形志》《灵枢·九针论》）的观点，后世补充了三焦与心包相表里之说。《难经》三十六难、六十六难又赋予三焦"元气之别使"也就是通行先天元气的功能，使三焦概念的内涵进一步扩大。总之，《内》《难》三焦概念是多元的，有水道三焦，也有气道三焦、三部三焦；有专主水谷之气通行的后天三焦、也有输达元气至全身的先天三焦，反映出中医概念形成过程中各家学说、时代的特点。

其实，无论何种三焦，有一点是共同的，那就是它们均属于通道性质。而且有水必有气，水动必气行，气水一体，水道即气道；三焦结构分上中下三部，作为气水的通道，深入脏腑、器官、组织之中，所以三部三焦也就是上中下脏腑所部。托名华佗的《中藏经·论三焦虚实寒热生死逆顺脉证之法第三十二》说："三焦者，人之三元之气也，号曰中清之腑，总领五脏六腑、营卫经络、内外左右上下之气也。三焦通，则内外左右上下皆通也，其于周身，灌体，和内调外，荣左养右，导上宣下，莫大于此者也。"这里所指就是气道三焦，临床有三焦气化辨证，位分上中下三部。清代温病学家有三焦辨证作湿温病辨证的学术基础，用的就是三部三焦概念。

关于三部三焦，《灵枢·营卫生会》说："上焦如雾，中焦如沤，下焦如渎。"形象而深刻阐述了三焦的功能特点，是理解三部三焦概念的重要文字，对于临床诊治也有指导价值。吴瑭《温病条辨·治病法论》说："治上焦如羽，非轻不举；治中焦如衡，非平不安；治下焦如权，非重不沉。"上焦如雾，所中之邪轻清，在上在外，"因其轻而扬之"（《阴阳应象大论》），当用花叶等轻清之品；下焦如渎，糟粕、浊重之邪趋下，"因其重而减之"（《阴阳应象大论》），当用多液根植及石类沉重之品；中焦如沤，不上不下而居中杂合，故此用药不宜偏颇，升降、寒热、补泻当调而和适。关于三部三焦功能特点的描述和针对性的治疗原则，对于气道、水道三焦的诊治也有参考价值。

关于三焦的实质，遍查解剖脏器组织无与相配者，任应秋先生《中医各家学说讲义》讨论三焦争论有专篇，所列诸说均以解剖组织为解者非。三焦概念为中医学所独创，属功能结构，应从功能系统结构的思路研究其内涵，指导其临床应用。

二问：本段讲脏腑相合，《六节藏象论》讲诸腑共同"转味而入出"，为什么腑有这两种不同的说法？

答：这是关于腑的两种不同的观点，或者可以看作是从两种不同角度认识腑的概念。它们相同的地方是都承认五脏藏精、化气、生神，是生命活动的核心，腑则相辅于脏，完成与水谷相关的重要生理活动。不同之处，"转味而入出"的诸腑，其机能正如《灵枢·本脏》所说"化水谷而行津液"，就是主管水谷的受纳、磨化、泌别清浊、渗津排尿、传导糟粕，围绕水谷而展开，又称"传化之腑"，故《素问·六节藏象论》附于脾之后，《伤寒论》将胃、大小肠合称"胃家"。脏腑相合说则偏于从阴阳五行法则立论，论证新陈代谢的和谐有序，如脏腑阴阳互济、藏泻相成、升降相因等，以保证生理机能的正常进行。

【资料】

一、肺合大肠

肺与大肠虽部位有上下，然其气相通，故肺病气失清肃、大肠不降，可致大便难；而大肠病失传导，热气上熏，又可致胸闷咳喘，以此肺病治大肠、大肠病治肺成为临床常用之法。

在治疗肺病时配以调理大肠药物，治疗大肠病佐用调理肺气药物之法，久为医家所遵循。《内经新论》"'肺合大肠'临证应用体会"一文中从四方面总结以大肠药物佐治肺病：

（1）通肠定喘。如用大承气汤治疗伴腑实证的小儿肺炎。通肠亦促痰排出手段，对无力咳痰的老弱患者或不知吐痰的小儿尤为重要。如治一例贲门癌术后伴肺不张的患者，因怕刀口振痛而咯痰不畅，经润肠药加入清肺化痰剂泻下一次后，诸症大减。又，因过敏药物诱发暴喘者，服用通肠药可加速致敏药物及有害产物之排出。

（2）止泻息喘。用于虚喘之伴腹泻者，能使水谷与药物被充分吸收和利用。

（3）通肠利水。癃闭证因肺失宣降所致而用宣肺法无效时，若兼腑气不通，泻下通腑可使尿闭自通。

（4）皮肤病从大肠治。《灵枢·本脏》云："肺合大肠，大肠者皮其应。"凡疮痈初中期表证已罢，热毒入腑成便结里实证时，用通肠法"釜底抽薪"解其热毒，或治疮药中杂以通便之品，常获良效。风疹、湿疹因内热外风或致敏物诱发者，可采用外散内清治法，其中通肠导积热外泄，又能排除致敏物。至于治大肠病加用调肺药物，更为临床所常用，如杏仁润燥降肺，莱菔子、瓜蒌化痰降气，黄芩苦寒清肺泄热，马兜铃、枇杷叶清肺降气等，均可随证使用。

二、心合小肠

1.《内经》除记载心咳移于小肠外，《素问·脉要精微论》还论及心疝，其证少腹有形、心脉急。《灵枢·四时气》亦云："小腹控睾引腰脊，上冲心，邪在小肠者，连睾系，属于脊，贯肝肺络心系。"此心气不下温小肠而寒盛之故。后世论心合小肠，多从心气下通小肠，小肠通泄司职则心火不上炎为论，病则心热下移小肠，小便黄赤，甚则尿热、尿痛、尿血；小肠热炎熏心而见心烦神乱，或口舌生疮。如唐宗海《血证论·尿血》云："内因乃心经遗热于小肠，肝经遗热于血室，其证淋秘割痛，小便点滴不通者呼赤淋。治宜清热。治心经遗热，虚烦不眠，或昏睡不醒，或舌咽作痛，或怔忡懊憹，宜导赤饮（生地、木通、甘草梢、竹叶心）加炒栀、连翘、丹皮、牛膝。"叶桂《临证指南医案》治淋浊亦多用导赤散加赤苓、瞿麦、知母、黄柏、琥珀等。今举一例：黄某，心热，下遗于小肠则为淋浊，用药以苦先入心，而小肠火腑非苦不通也，既已得效，宗前议定法：人参、黄柏、川连、生地、茯苓、茯神、丹参、桔梗、石菖蒲。

倘于心火炎上，口舌生疮，或心火逆而不降，血不下养，脉痿"枢折挈，胫纵而不任地"，或心火内燔，神志昏乱，热无出路之时，清泄小肠，通利小便，导心经邪热外出，乃成功之法。举例如下：1984年第9期《中医杂志》"《素问·痿论》临证举隅"一文记载：女工王某，因其母病故，悲哀太甚，继发两足不能任地，证见小便黄热，心烦少寐，舌质干、舌尖红、脉细数。稍进热性药食或动怒则感上身血管疼痛，面色红。医院诊为动脉周围炎。用清心养营、导赤引血下行之法，处方以清营汤、导赤散、四妙勇安汤等加减，并重用牛膝引血下行。数剂后热象大减，按法调理月余，即能步行来诊。

《王氏医案继编》载王孟英治章养之室患感，适遇猝惊，前二医皆主温补，遂至昏谵痉厥，势极危殆。诊时证已交三十八日，脉细数无伦，两手拘挛，宛如角弓反张，痰升自汗，渴饮，苔黄，面赤，昼夜不能合目。先予粉、羚、贝、斛、元参、连翘、知母、花叶、胆星、牛黄、鳖甲、珍珠、竹黄、竹犀、竹茹、竹沥等方，三剂两手渐柔，汗亦渐收；又五剂，热退痰降，脉较和，而自言自答，日夜不休，乃去羚、斛、珠、黄，加西洋参、生地、大块朱砂两许，服之，聒絮不减；复于方中加青黛、龙、牡，服二剂，仍喋喋不已。苦想再四，径于前方加木通一钱，投匕即效。次日病者自云，前此小溲业已畅通，不甚觉热，昨药服后，似有一团热气从心头直趋于下，由溺而泄，从此神气安谧，粥食渐增。

三、肝合胆

《素问·奇病论》有病口苦，可取阳陵泉及胆之募俞穴针刺治疗，病名曰胆瘅，病机是"夫肝者，中之将也，取决于胆，咽为之使。此人者，数谋虑不决，故胆虚气上逆而口为之苦"。又《素问·脏气法时论》曰肝病虚则"善恐如人将捕之"，而《灵枢·四时气》云："心中憺憺，恐人将捕之，邪在胆。"前者肝郁胆滞，气火上逆，属实；后者肝虚胆弱，木气下陷，属虚。王冰注云："肝与胆合，气性相通。"胆藏精汁，助肝疏泄，升达木气而不亢，与传化之腑泻浊不同，多与肝同病，故明·章潢《图书编·胆腑说》云："胆与肝同道，有病用肝脏方。"孙思邈《千金方》有"肝胆俱实"之证，苦胃胀呕逆，食不消；严用和《济生方》亦云：肝足厥阴之经"与足少阳胆之经相为表里，谋虑过度，喜怒不节，疲劳之极，扰乱其经，因其虚实，由是寒热见焉"。彭用光《体仁汇编》肝胆均以胡黄连、草龙胆为"补"，青皮、柴胡为"泻"，柴胡、川芎、青皮为报使引经药。

肝胆之证，实者多因胆火不泄，常病及肝，以致肝郁气逆，症见胁痛、多怒、眩晕煎厥，仍兼呕苦，治用龙胆泻肝汤、泻青丸之辈出入；亦有肝病及胆，见呕苦吐酸、耳聋目眩等症，其治温胆、左金加黄连、柴胡、芍药、郁金诸药。虚者多因肝血虚损，肝气升用不足而及于胆，则虚怯惊悸，需肝胆同补，如思济堂方人参散用人参、枳壳、五味子、桂心、柏子仁、熟地黄、山茱萸、甘菊花、茯神、枸杞子；又如许叔微用人参、酸枣仁、辰砂、乳香为丸，薄荷汤化下。又，《临证指南医案》邹时乘云："胁痛一症，多属少阳厥阴。伤寒胁痛，皆在少阳胆经，以胁居少阳之部；杂证胁痛，皆属厥阴肝经，以肝脉布于胁肋。故仲景旋覆花汤，河间金铃子散，及先生辛温通络、甘缓理虚、温柔通补、辛泄宣瘀等法，皆治肝著胁痛之剂。"治少阳胆病胁痛则以小柴胡汤为基本方。此以肝胆相表里，分主内外之故，然表里相传，亦属固然，如《临证指南医案》案例一则："沈，初起形寒寒热，渐及胁肋脘痛，进食痛加，大便燥结。久病已入血络，兼之神怯瘦损，辛香刚燥，决不可用。白旋覆花、新绛、青葱管、桃仁、归须、柏子仁。"

四、肾合膀胱

《素问·五脏生成论》曰："头痛巅疾，下虚上实，过在足少阴、巨阳，甚则入肾。"《素问·脉要精微论》云："水泉不止者，是膀胱不藏也。"张介宾《类经》注云："水泉不止而遗溲失禁，肾脏失守也。"从经脉表里、气化失常论肾膀胱相关病证。后世则主要用于膀胱气化失常的小便病证辨治，如淋浊、癃闭、遗尿不禁。历代医家各有所论，约其要，就肾与膀胱而言，急证、新病多属膀胱，缓证、久病多属肾；火郁、湿热、寒湿诸实者常责膀胱，精亏液涸、虚寒虚热诸虚者责之肾；实证久延变虚者，病变由膀胱转肾；虚实相兼，实由膀胱，而虚求肾。治之大体，则虚者壮肾之阳、滋肾之阴，以助气化；实者泄热利湿、温散寒湿、行气化瘀，以通为用。

（以上均摘自：烟建华.脏腑相合理论的临床应用研究∥王洪图主编.黄帝内经研究大成.北京：北京出版社，1997，1931-1935）

【原文】

黄帝问曰：太阴阳明为表里，脾胃脉也，生病而异者何也？岐伯对曰：阴阳异位，更虚更实，更逆更从，或从内，或从外，所从不同，故病异名也。帝曰：愿闻其异状。岐伯曰：阳者，天气也，主外；阴者，地气也，主内。故阳道实，阴道虚。故犯贼风虚邪者，阳受之；食饮不节，起居不时者，阴受之。阳受之，则入六腑；阴受之，则入五脏。入六腑，则身热不时卧，上为喘呼；入五脏，则䐜满闭塞，下为飧泄，久为肠澼。（《素问·太阴阳明论》）

【串讲】

黄帝问：太阴和阳明两经互为表里，它们是脾和胃的经脉，但所主的疾病不同，是何道理呢？岐伯回答说：太阴脾经属阴，阳明胃经属阳，它们所主的上下内外部位不同，在四时递迁中它们的功能状态虚实与顺逆相互交替，在疾病发生中的地位，有的病从内生，有的病从外入，所以病名也就不相同。阴阳异位，张介宾说："脾为脏，阴也。胃为腑，阳也。阳主外，阴主内，阳主上，阴主下，是阴阳异位也。"更虚更实、更逆更从，更是交替的意思。虚实、逆从，是从天人相关角度，讲脾胃对于四季变迁中的机能状态。杨上善说："春夏阳明为实，太阴为虚；秋冬太阴为实，阳明为虚。""春夏太阴为逆，阳明为顺。秋冬阳明为逆，太阴为顺也。"从内者，指伤于饮食不节，起居不时；从外者，指伤于贼风虚邪。黄帝请岐伯讲讲脾胃生病后的不同表现。岐伯说：属阳者，有如天气，主卫护于外；属阴者，有如地气，主营养于内。又阳刚而阴柔，阳主外性刚，故常受外邪而多有余；阴主内性柔，故常内伤而多不足，这就是阳道实而阴道虚的道理。当遭遇虚邪贼风时，则阳气首先受到侵犯；而当饮食没有节制、起居没有规律时，则阴气首先受到损伤。阳受邪则传入六腑，阴受邪则传入五脏。邪入六腑，则出现全身发热，不得安卧，气上逆喘急诸病证；病入五脏，则出现胀满，闭塞不通，在下大便泄泻，完谷不化，日久则成为肠澼病。肠澼是一种下利便脓血的慢性重症。

【解读】

本段讨论的内容可以看作是脏腑相合理论的典型举例。脏腑相合，一阴一阳，相反相成，本段先讨论脾胃脏腑各异、功能特点相对待的方面。经文说，脾与胃"阴阳异位，更虚更实，更逆更从，或从内，或从外，所从不同，故病异名"，从阴阳、虚实、内外、逆从诸方面，概括了脾与胃脏腑属性、生理功能、与四时关系等不同之处，受邪发病也各有其特点。这些论述，为后世医家脾胃理论的发挥及临床应用，奠定了基础。具体而言，脾为脏而属阴，胃为腑而属阳，阴阳属性不同；阳脉下行，胃气以降为顺，阴脉上行，脾气以升为常，升降之性不同；胃称阳土，喜湿而恶燥，脾称阴土，喜燥而恶湿；阳性刚主外，常犯外邪而病多实，即所谓"阳道实"；阴性柔主内，常受内伤而多虚，即所谓"阴道虚"，因而受邪发病特点也不同。后世对《内经》脾胃相合理论的临床应用与发挥，历代医家各有心得，而以张仲景、李杲、叶天士最具代表性。华岫云在《临证指南医案》总结说："脾胃之论，莫详于东垣，其所著补中益气、调中益气、升阳益胃等汤，诚补前人之未备。察其立方之意，因以内伤劳倦为主；又因脾乃太阴湿土，且世人胃阳衰者居多，故用参芪以补中，二术以温燥，升柴升下陷之清阳，陈皮木香理中宫之气滞，脾胃合治，若用之得宜，诚效如桴鼓。盖东垣之法，不过详于治脾，而略于治胃耳。乃后人宗其意者，凡著书立说，竟将脾胃总论，即以治脾之药，笼统治胃，举世皆然。今观叶氏之书，始知脾胃当分析而论。盖胃属戊土，脾属己土，戊阳己阴，阴阳之性有别也。脏宜藏，腑宜通，脏腑之体用各殊也。若脾阳不足，胃有寒湿，一脏一腑，皆宜于温燥升运者，自当恪遵东垣之法；若脾阳不亏，胃有燥火，则当遵叶氏养胃阴之法。观其立论云'纳食主胃，运化主脾；脾宜升则健，胃宜降则和。'又云'太阴湿土，得阳始运；阳明阳（似当为燥）土，得阴自安，以脾喜刚燥，胃喜柔润也。仲景急下存津，其治在胃；东垣大升阳气，其治在脾'。此种议论，实超出千古。故凡遇禀质木火之体，患燥热之症，或病后热伤肺胃津液，以致虚痞不食，舌绛咽干，烦渴不寐，肌燥熇热，便不通爽，此九窍不和，都属胃病也，岂可以芪术升柴治之乎？故先生必用降胃之法。所谓'胃宜降则和'者，非用辛开苦降，亦非苦寒下夺，以损胃气，不过甘平或甘凉濡润以养胃阴，则津液来复，使之通降而已矣。""总之，脾胃之病，虚实、寒热，宜燥、宜润，因当详辨，其于升降二字，尤为紧要。盖脾气下陷固病；即使不陷，而但不健运，已病矣。胃气上逆固病；即不上逆，但不通降，亦病矣。"华氏此篇议论，既指出东垣补升脾阳、仲景攻泄存阴、叶桂甘凉养阴使胃通降的学术发明，又概括了脾病多虚、易下陷、寒湿之化，胃病多实、易上逆、燥热之化的病理特点，以及脾病宜升补温燥、胃病宜泻降寒润的治疗原则，为当今临床辨治脾胃病所宗法，历代医家亦留下不少验案。我也曾治一女性患者，大学在校食扁豆中毒出现肠麻痹，救治后遗留大便完谷不化，腹胀，呕恶诸症，多方求治未愈。便溏不化名泄，乃脾虚清气不升，腹胀呕恶是胃浊气不降，《素问·阴阳应象大论》说："清气在下则生飧泄，浊气在上则生䐜胀，此阴阳反作，病之逆从也。"阴阳反作，脾为阴其气当升、胃属阳其气当降，反作就是升降逆乱，当补脾升清、泄胃降浊，用四君子加黄芪、清夏、炒莱菔子、砂仁、香橼等，半月而愈。其中人参畏莱菔子，主要是忌消人参之补力，但这里清浊混杂，必须补消升降妙相配合，参菔配合得当，良有功效。

【释疑】

问：经文说脾胃"更虚更实，更逆更从"，"解读"说是讲脾胃之异，如何理解？

答：这几句经文确实难理解，主要是因为《内经》与今天的时代不同，说理方式不同。《内经》重"时脏"，以天人关系讲医理，说明脾胃的生理属性、受邪发病的特点不同。这一点请结合"脏气法时"之义加以分析，它的基本意思是，胃为腑属阳，与属阳的春夏相顺，其气充实，故易受从外而来的阳邪而病多实；脾为脏属阴，与属阴的秋冬相顺，其气充实，故易受阴邪而病多内虚，为"阳道实阴道虚"的论点铺路。

【资料】

一、脾胃为精气升降运动的枢纽

东垣论及人与自然的关系，在《脾胃论》中阐述颇详。如云："天以阳生阴长，地以阳杀阴藏。"又说："经言'岁半以前天气主之'，在乎升浮也。……'岁半以后地气主之'，在乎沉降也。"无非是以《素问·阴阳应象大论》和《素问·天元纪大论》中之语为立论之纲领，继而发挥天地阴阳"升已而降，降已而升，如环无端，运化万物"之妙义。

人与自然息息相关，也有类似的升降浮沉运动。所谓"万物之中，人一也。呼吸升降，效象天地，准绳阴阳"。他还认为一年之气的升降，唯长夏土气居于中央，为之枢纽。而人身精气的升降运动，亦赖脾胃居于中州以为枢纽。故说："盖胃为水谷之海，饮食入胃，而精气先输脾归肺，上行春夏之令，以滋养周身，乃清气为天者也；升已而下输膀胱，行秋冬之令，为传化糟粕，转味而出，乃浊阴为地者也。"由斯观之，李氏论言脾胃升降之理，寓意幽深，实是阐发《内经》旨义的结果。

值得指出的是，李杲对升降的认识，特别注重生长升发的方面。因为只有谷气上升、脾气升发，元气才能充盛，生气才能盎然，阴火才能戢敛潜藏。反之，致成阴火上冲，则变生诸病。因此，他在治疗时常用升麻、柴胡，以遂其生升之性，并由此提出"胃气虚则脏腑经络皆无所受气而俱病""脾胃虚则九窍不通"等论点。又援引《灵》《素》多篇原文，夹叙夹议，以佐证升发脾胃之气的重要意义，构成"土为万物之母"之说。然而他在主张以升发为主的同时，也从不忽视阴火的潜降，因而不悖两者的相反相成之理。（阴斌.李杲对《黄帝内经》脾胃内伤理论及其治则的研究//王洪图主编.黄帝内经研究大成.北京：北京出版社，1997，532）

二、关于"阳道实，阴道虚"

"阳道实，阴道虚"，不仅是指脾为阴、胃为阳的表里虚实对立统一关系，更为重要的是它从哲理的角度，高度概括了事物阴阳两种属性的各个特点，认为凡事物之属于阳性的，就应该是充实的，满盛的，向外的；凡事物之属于阴性的，则相对的是不足的，向内的。因而这个理论成为中医学分析和认识人体生理、病理以及指导诊断与治疗的重要理论。朱震亨在《格致余论·阳有余阴不足论》中所说的"天地为万物父母，天大也为阳，而运于地之外，地居于天之中为阴，天之大气举之。日实也，亦属阳，而运于月之外，月缺也，属阴，禀日之光以为明者也"，正是本篇"阳者，天气也，主外，阴者，地气也，主内，故阳道实，阴道虚"的直接解释。举人体阴阳气为例，则阳气卫外为实，阴气内守为虚，所以《素问·生气通天论》说："阴者，藏精而起亟也；阳者，卫外而为固也。"再举脾胃之病证为例，则脾为阴，胃为阳。故脾脏之病多虚，胃腑之病多实，因此有"实则阳明，虚则太阴"的说法，虽然胃病亦有虚寒之证，但此证不仅常同时见到脾虚的表现，而且治疗时亦常从补脾入手。例如理中汤为治胃虚寒证的重要方剂，而方中的药物多是温补脾气之品；又脾脏亦偶有实热之证，但治疗措施，也往往从泻胃入手。如泻黄散，虽为泻脾热而设，然而其中药物除藿香因其香而入脾，防风用以达木疏土外，栀子、石膏则均是泻胃药之品。这些例子，充分说明了"阳道实，阴道虚"的临床应用。（程士德主编.内经选读.南昌：江西科学技术出版社，1987，243）

【原文】

帝曰：脾不主时何也？岐伯曰：脾者土也，治中央，常以四时长四脏，各十八日寄治，不得独主于时也。脾脏者常著胃土之精也，土者生万物而法天地，故上下至头足，不得主时也。

帝曰：脾与胃以膜相连耳，而能为之行其津液何也？岐伯曰：足太阴者三阴也，其脉贯胃属脾络嗌，故太阴为之行气于三阴。阳明者表也，五脏六腑之海也，亦为之行气于三阳。脏腑各因其经而受气于阳明，故为胃行其津液。（《素问·太阴阳明论》）

【串讲】

黄帝问：肝心肺肾各主春夏秋冬，唯独脾脏不能主旺在一个季节，是什么原因呢？岐伯回答说：脾在五行属土，在五方之中主中央，它在四季当中分别旺于四脏主治之时，所以为四脏之长，各于季终暂治十八日，所以脾不专主于一时。寄，在此有暂居的意思。张介宾注："惟脾属土而蓄养万物，故位居中央，寄王四时各一十八日，为四脏之长，而不得独主于时也。考之历法，凡于辰、戌、丑、未四季月，当立春、立夏、立秋、立冬之前，各土王用事十八日，一岁共计七十二日。"（如下表所示）脾主为胃行其津液，将胃受纳磨化的水谷精微以营养四肢百骸的生理效应彰显于外，就好像土养万物一样，所以它能从上到下，从头至足，输送水谷精微，无处不到，而不专主于一时。著，作昭著解，高世栻注："著，昭著也。胃土水谷之精，昭著于外，由脾脏之气运行，故脾脏者，常著胃土之精也。"

黄帝问：脾与胃仅仅以一膜相连，但脾能为胃运行津液，这是什么道理呢？岐伯说：足太阴脾经为三阴，它的经脉通贯于胃，连属于脾，络于咽嗌，所以脾能为胃运行其气入于三阴。前"三阴"二字，指太阴，则厥阴为一阴、少阴为二阴；后"三阴"二字，并指太、少、厥三阴。太阴为之行气于三阴，指脾为胃行气于三阴，就是运输阳明胃气入于太阴、少阴、厥阴三阴。之，胃的代词。足阳明胃经，是足太阴脾经之表，胃能受纳水谷，供给五脏六腑的营养物质，而为五脏六腑之海，阳明行气于三阳，亦赖脾气的运化。张介宾说："虽阳明行气于三阳，然亦脾气而后行，故曰亦也。"这样，三阴三阳、五脏六腑都是依靠脾的经脉，而接受阳明胃的水谷精微以为营养，所以脾能为胃运行津液。因，依据。张介宾说："因其经，因脾经也。"

脾主四季示意表

春			夏			秋			冬		
孟春	仲春	季春	孟夏	仲夏	季夏	孟秋	仲秋	季秋	孟冬	仲冬	季冬
一月	二月	三月	四月	五月	六月	七月	八月	九月	十月	十一月	十二月
寅	卯	辰	巳	午	未	申	酉	戌	亥	子	丑
		月末18日寄治			月末18日寄治			月末18日寄治			月末18日寄治
脾主之日：每季月18日×4＝72日											
余脏主日：每月30日×3－脾主18日＝72日											

【解读】

上一段论脾胃阴阳属性不同，受邪发病各有特点，是属相反方面，主要讲脾与胃相互对待，各主其事、各有其性。本段则讨论脾胃同居中焦，一脏一腑，以膜相连，经脉相互络属，相为表里，在功能上脾主为行其津液，共同完成受水谷而化精微，滋养全身的重任，正如宇宙自然之土德生万物，这就是脾胃之间的相成方面，被称为"五脏六腑之大源""后天之本"。在这里，脾胃是一体的。

提出这一理论的临床问题是"脾病而四肢不用"，病人四肢痿弱不举，多以治脾取效，其原因是，虽然胃是水谷之海，供养五脏六腑、皮肉筋骨营养之源，但胃没有直接输送水谷精微到脏腑组织的能力，必借助于脾，这叫"脾主为胃行其津液"，其生理学基础是脾胃"以膜相连"，后世称此为"脾主运化"。为了进一步论述脾胃荣养五脏六腑的功能和作用，本段提出"脾不主时"的医学哲学论题，从而强化脾胃在人体后天生存中的意义，并贯穿于病机病证、诊法治疗与养生理法中。如《灵枢·决气》说："六气者，各有部主也，其贵贱善恶可为常主，然五谷与胃为大海也。"论胃及其化生的水谷精微是各种精气的生化源泉。金元李杲秉承《内经》之旨专论脾胃，提出"内伤脾胃，百病由生"的观点。《素问·玉机真脏论》在判断疾病预后中又以脾胃之气的虚实有无作为观察要点，说"浆粥入胃，泄注止，则虚者活"，是胃气未绝而来复的标志。体现在脉象上，《内经》以胃气的虚实有无作为确立平、病、死脉的标准，若见真脏脉则是胃气败绝，"脉无胃气曰逆，逆者死"（《素问·平人气象论》）为此，调养固护脾胃就成了疾病防治的基本原则，如《伤寒论》是治外感病之书，以攻邪为原则但也将"保胃气"作为不可逾越的金科玉律；治内伤病方法虽繁，也无不以调养脾胃为基本大法，历代恪守不贰。

脾胃虽然功能特点相反，但共同完成营养全身的作用，此即所谓阴阳相反相成，因而脾胃在功能活动中必然相反相因、互济互用，主要体现在以下几个方面：

第一，气机升降相因。脾主升清、胃主降浊，脾属阴禀承地气在下而升，清是水谷精微。脾的升清，就是将水谷精微向上向外宣发升散到全身，同时还表现在对人体脏腑气机的升提作用，影响到下焦肝肾之气的上升及肾精、肝血的上奉，如精血的固摄、脏器的安位不倾陷。胃属阳禀承天气在上而降，浊是水谷分化后的产物及糟粕。脾升胃降，二者升降相因、交互为用。胃气降，有赖于脾气升提；脾气升，有赖于胃气之降。若二者反作，则出现胸腹胀满、大便秘结或腹泻、头面上窍失荣之症。李杲《脾胃论》将脾胃升降相因的关系用之于临床，不仅以升阳益气之品治疗脾气不升中气下陷如腹泻、眩晕之证，还用以治疗胃不降浊如腹胀满、大便不行之病。

第二，水谷纳化相成。胃主受纳，脾主运化。受纳者纳入并腐熟水谷，运化者将水谷精微与水液精气输运至全身。本段称作脾"主为胃其津液"。胃之受纳是脾之运化的前提。如只有胃之受纳而无脾之运化，则全身无以受水谷精微，气血也无以化生，不但四肢痿废不用，五脏六腑也精亏气少，百病丛生。反之，如胃无受纳或无腐熟，称食饮不入，则脾无运化之源，临床口禁、恶逆、呕吐不食，饮食不纳，责任在胃；多食而食不为肌肤，食不运化，责任在脾。

第三，中焦燥湿相济。胃属阳为腑，喜湿而恶燥；脾属阴为脏，喜燥而恶湿。胃腑腐熟、沤渍，以水湿为源，胃病多实，易化燥伤津形成阳明腑实证，治疗以清、泻二法为主，常用白虎汤、承气汤，清热而急下存阴，保胃津是胃病治疗的总则；脾主运化，运化水湿，运化水谷，脾病多虚，易致脾阳弱而为水湿所困，形成脾虚寒湿证，治疗以温补燥湿为主，常用理中丸、参苓白术散之类，复脾阳是脾病治疗的关键。故临床有言：实则阳明，阳明多化燥热；虚则太阴，太阴常归寒湿。脾胃二者刚柔相济、燥湿调和，才能完成水谷精微的化生与输布。

【释疑】

问：《内经》及后世的脾胃常混而不分，怎么理解其要领？

答：脾与胃都属土，有人身气血化源的称呼，所以在行文中常混而不分，但在具体论述中，又有阴阳表里的不同特性，因而初学者常感困惑。一般而言，强调五脏在生命中的主导作用时以脾为主，言脾可以概括胃，如称脾为后天之本；若以受纳水谷立论，强调胃处理五谷养全身时，言胃可以概括脾，如说"胃者五脏六腑之海""有胃气则生，无胃气则死"；若脾胃并举，则或统而不分，或有脾与胃对比之意，应从脾胃相反相成关系理解，如脾升胃降、脾主湿喜燥而胃主燥喜湿、脾病多虚胃病多实等，临床应用也最广泛、最深刻。

第六讲　五脏开窍合五体

本讲遴选五段原文，主要讲述《内经》五脏与人体组织官窍的特定关系，概括为五脏主五官七窍、合五体理论，并举眼睛为例说明其形质由五脏精气汇聚而成，其视觉亦因五脏之气和合而产生。

【原文】

心之合脉也，其荣色也，其主肾也。肺之合皮也，其荣毛也，其主心也。肝之合筋也，其荣爪也，其主肺也。脾之合肉也，其荣唇也，其主肝也。肾之合骨也，其荣发也，其主脾也。（《素问·五脏生成论》）

【串讲】

心外合的机体组织是脉，它外荣的代表是颜面的色泽，它的生化之主是肾。五脏之合，即五脏外合的机体组织。心脏连通脉道，故心合脉。五脏之荣，即显示五脏荣养外合机体组织情况的征象。色，这里指面部的气色。主，生化之主。张志聪说："心主火，而制于肾水，是肾乃心脏生化之主。"制之而后生化，故制己者，即己之生化之主。以下义同此。肺外合的机体组织是皮，它外荣的代表是毛，它的生化之主是心。肝外合的机体组织是筋，它外荣的代表是爪，它的生化之主是肺。脾外合的机体组织是肉，它外荣的代表是唇，它的生化之主是肝。肾外合的机体组织是骨，它外荣的代表是发，它的生化之主是脾。

【解读】

一、五脏合五体，以五华为体征

本段五脏"之合""其荣"，与《素问·六节藏象论》的五脏"其充""其华"同义，都是讲五脏与机体组织的关系，讲五脏精气盛衰在外的表象所在。五脏既是生命核心，则其余周旁必为五脏所养、所制、所使，本段五脏所合机体组织，即俗称的"五体"，就是五脏所养的五种机体组织。据传统理论，其义有三：一是五脏生养五体、主管五体，五体形质的生长、发育及其功能健全，均赖五脏。如《素问·平人气象论》说"肝藏筋膜之气""心藏血脉之气""脾藏肌肉之气""肾藏骨髓之气"。藏，这里可以解释为荣养。《素问·宣明五气》也说："五脏所主：心主脉，肺主皮，肝主筋，脾主肉，肾主骨。"主，主管、调控。二是五体的强弱亦可反映五脏精气的盛衰，具有诊断意义，如《素问·痿论》：脉痿"枢折挈，胫纵而不任地也"，其外症色赤而络脉溢；肉痿"肌肉不仁"，外症"色黄而肉蠕动"；骨痿"腰脊不举，骨枯而髓减"，外症"色黑而齿槁"。三是五体形质异常与功能障碍，可以通过调养五脏得到治疗。如儿科五软、五迟与五脏有密切关系；以五体命名的某些病证，如五体痹、五体痿等均有相应脏的病变基础，在治疗上也要也要强调调治本脏。举例久痹关节畸形乃至"尻以代踵，脊以代头"，是痹邪深入，肝肾受损，养肝壮肾是基本治法。

五脏"其荣"与五脏"其华"，又简称"五荣"或"五华"，是五脏精气荣养的组织，是五脏精气盛衰的反映，也是五脏生理、病理状况的观察部位，常被用以五脏病变的诊察内容，如《素问·痿论》说："肺热者色白而毛败，心热者色赤而络脉溢，肝热者色苍而爪枯，脾热者色黄而肉蠕动，肾热者色黑而齿槁。"可以诊察五脏热而致的痿证。在临床上，面色泽夭可反映心血荣养全身脉络的情况，如面色㿠白是心血虚弱不荣脉络在面部的表现，面色赤红多是心经火热上炎于面部血络的表现；毫毛的荣枯是皮革情况的反映，主要根源在肺，如皮薄毛枯脆易脱，多是肺气阴虚损的表现；爪甲是筋的余绪，肝合筋，因而爪甲的形态色泽反映肝的功能状态，临床肝藏血不足，不能润养筋脉可出现爪甲枯脆易折；唇是口腔的外展，是脾化五味之初端，其形质色泽反映脾化五味功能的强弱，如唇薄色白多是脾虚气弱、唇色赤红多是脾热内郁的表现；头发，是人体精血的余绪，《素问·上古天真论》说男女幼童生机旺盛齿更发长，中年后则发始堕以至脱落或变白，是肾气盛衰的表现，因而临床治疗早年白发多用补益肾精气之法，以何首乌为代表。

二、五脏的生化之主

五脏之间的关系是脏腑理论的重要内容。前述《灵兰秘典论》从官能论五脏关系，《六节藏象论》从阴阳属性论五脏关系，本段讲"生化之主"则是从五行论五脏关系。在五行之中，"制己者，即己之生化之主"，讲的是五脏五行相克关系。从五行关系讲，不能没有生，也不能没有克，无生则发育无由，无克则亢而为害，这是事物中五行属性各部分间的正常关系。若其间有所扰动，可以通过自我调节，使事物恢复正常，故《素问·六微旨大论》说："亢则害，承乃制，制则生化，外列盛衰，害则败乱，生化大病。"因此事物五行相互之间的制约，是事物保持健康发展的必要条件，也是人生理活动中不可或缺的生理秩序，最常举的例子是脾胃保持水谷生化功能的前提是肝胆疏泄宣畅，即所谓"土得木而达"（《素问·宝命全形论》），如此肝就是脾的生化之主。因此，《素问·经脉别论》在论述水谷变化精微过程中，脾胃先将精微供奉其生化之主肝，然后才经心肺变成气血，就是为了保证脾胃生化之主肝的精气充足，正常疏泄以使脾土不壅滞，水谷受纳、消磨、运化无碍。"生化之主"的理论是藏象理论的重要内容，所谓五脏"制而后生化"，其应用则广泛涉及治疗法则的制定，因而有"亢害调平论"概括病机治则的原理。至于一病一证的病机分析、诊断防治，以及一方一药的得失，又均有所运用而不可忽视者。如临证诊治脾胃病，疏肝可以算得上是一大法，而逍遥散疏肝健脾又是治疗妇科病的第一方。

【释疑】

问：五脏与五体的关系，本篇说"合"，《阴阳应象大论》更明确说"在体合"而《六节藏象论》是"充"，《痿论》是"主"，说法不同，含义有什么区别？

答：诸说虽然用词不同，但主旨一致。"合"，是特定关系的概括；"在体"

则限定这种关系是讲五脏与机体组织方面的。"主"指主管，是说五脏为根、为本、为源，五体为末、为标、为流，具体而言包括五脏对五体是生养、充实、主管、主导等作用，五体对五脏则是被生养、被充实、被管理，并具有反映五脏精气盛衰状况等作用。"充"字突出五脏对于五体的充实、充养作用，是"主"与"合"的主要内容，故五体的形态强弱、机能盛衰生理病理求之于五脏，如肌肉萎缩、痿废不用治脾以黄芪为主药。这里特别指出，"心之合脉"或"心主血脉"二者是统一的，都论述作为"血之府"的脉，其形态功能与心关系密切。

【资料】

《内经》"亢害承制"原文

帝曰：愿闻地理之应六节气位何如？岐伯曰：显明之右，君火之位也；君火之右，退行一步，相火治之；复行一步，土气治之；复行一步，金气治之；复行一步，水气治之；复行一步，木气治之；复行一步，君火治之。相火之下，水气承之；水位之下，土气承之；土位之下，风气承之；风位之下，金气承之；金位之下，火气承之；君火之下，阴精承之。帝曰：何也？岐伯曰：亢则害，承乃制，制则生化，外列盛衰，害则败乱，生化大病。帝曰：盛衰何如？岐伯曰：非其位则邪，当其位则正，邪则变甚，正则微。(《素问·六微旨大论》)

【原文】

诸脉者皆属于目，诸髓者皆属于脑，诸筋者皆属于节，诸血者皆属于心，诸气者皆属于肺，此四支八谿之朝夕也。故人卧，血归于肝，肝受血而能视，足受血而能步，掌受血而能握，指受血而能摄。(《素问·五脏生成》)

【串讲】

诸多脉络，与眼睛相连属，形成目系。髓在骨中，而脊椎中的髓（脊髓）向上汇聚成脑，同时诸骨骼中的髓也隶属于脑，故有"脑为髓海"之说。筋与骨节会聚而构成关节，故有诸筋均连属于骨节之说。心主血脉，水谷精气奉心而化赤为血，又脉连属于心，血行脉中，故血主属于心。肺位于胸中司呼吸，其吸入清气与水谷精气合而会于胸中气海为诸气之宗，因而肺能通过呼吸，调节一身之气，故诸气隶属于肺。属，有连属与统属、隶属两个含义。人的血与气，是全身脏腑经络、组织器官进行气化活动所必需的，它的生理活动方式如潮汐涨落往来渗灌，注于四肢八溪。四支八豀，支同肢；豀即溪，是筋骨、分肉蟠隙之处，四肢的八溪，《内经》又名八虚，就是左右腋、肘、胯、腘，《灵枢·邪客》说："凡此八虚，皆机关之室，真气之所过，血络之所游。""肺心有邪，其气留于两肘；肝有邪，其气留于两腋；脾有邪，其气留于两髀，肾有邪，其气留于两腘。"肝藏血，当人睡眠时，血归藏于肝，在进行生理活动时，血就会运行于诸经脉，以供养各器官组织而发挥生理效应，如目得血之濡养能视物，足得血之濡养能行走，手掌得血之濡养能握物，手指得血之濡养能拿取。"肝受血"，李东垣《脾胃论》作"目受血"，与下文"足受血""掌受血""指受血"同例，可从。

【解读】

本段讨论的问题，涉及人体器官组织的结构、活动原理以及同五脏的关系。

一、关于目系

眼睛是视觉器官，《内经》说它是五脏六腑精气上注之处，并称之为"命门"，其义正如王冰所说："命门者，藏精光照之所，则两目也。"有似观察人身生命活动的窗牖门户，故眼睛除了用于视物外，在诊断上望目诊病有十分重要的理论和临床价值。眼睛这一作用的生理基础，是同它与脑及其他脏腑的密切联系分不开的，它们之间有复杂的脉络网系"目系"相沟通，故《灵枢·口问》说："目者，宗脉之所聚也。"宗脉即诸脉、众脉。《灵枢·邪气脏腑病形》则说："十二经脉、三百六十五络，其血气皆上于面而走空窍。其精阳气上走于目而为睛。"吴崑注："以经脉考之，膀胱之脉起于目内眦，胃之脉交颊中，胆脉起于目锐眦，大肠之脉贯颊，小肠之脉上颊至目锐眦，其支者至目内眦，三焦之脉至目锐眦，又心脉系目系，肝脉连目系。"

二、关于脑髓

关于髓与脑的关系，《内经》论述较为分散。有脑髓，如《灵枢·海论》说"脑为髓海"；有脊髓，如《素问·刺禁论》："刺脊间中髓，为伛。"有骨髓，如《素问·阴阳应象大论》"髓生骨"。多数人认为，脊髓上聚汇而为脑，此说参以近现代西医知识而有，古人是否有此认识？即使有，也并非能如现代解剖学知脑与脊髓的区别。本段"诸髓者皆属于脑"倒是可将三者与

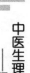
肾联系起来。这是因为肾藏精生髓，在骨中者即是骨髓，生骨养骨；在脊中即是脊髓，肾系连属脊与脊髓，脊贯督脉，上连系脑，脊髓与脑的功能密切相关；脑为髓的最大汇聚之处，称为髓海，亦为肾精所生所养，头面五官七窍皆系于脑，其听、视、嗅、味诸感觉无不赖之，即《素问·脉要精微论》所说"头者精明之府"，凡此三髓均由肾主，以脑为最，故养髓强骨、健脑、填督无不以补肾精、壮肾气为主。

三、关于筋与关节

关节由骨与筋汇聚、联缀而成。筋的作用之一是约束骨骼而成关节，关节乃人运动的主要器官。由于筋附着于骨节，也有如同脉络一样的运行走向，所以《内经》又称其为筋脉，并形成全身十二经筋系统，故张介宾说："经筋联缀百骸，故维络周身，各有定位，虽经筋所行之部，多与经脉相同，然其所结所盛之处，则惟四肢溪谷之间为最，以筋会于节也。"又说："筋属木，其华在爪，故十二经筋皆起于四肢指爪之间，而后盛于辅骨，结于肘腕，系于膝关，联于肌肉，上于颈项，终于头面，此人身经筋之大略也。筋有刚柔，刚者所以束骨，柔者所以相维，亦犹经之有络，纲之有纪，故手足项背直行附骨之筋皆坚大，而胸腹头面支别横络之筋皆柔细也。"（《类经·经络类四》）筋脉理论在关节和运动生理、病理、病证及其诊断治疗中具有重要价值，是骨伤科及按摩、推拿手法的理论基础。

四、关于肝藏血，血养诸体

诸器官组织皆赖气血润养而成就其所能。"此四支八溪之朝夕"，讲到气血灌注于各肌体器官组织，如四肢的八虚，及前述目、脑、筋骨关节等；气血活动方式如潮汐涨落一样往来渗灌，器官组织受此气血润养之后则发挥各自生理效应，即如下文所说"肝（目）受血而能视，足受血而能步，掌受血而能握，指受血而能摄"，体现肝为"罢极之本"的固有含义；当人入睡后，器官组织耗用血气减少，则血气归藏于肝以养诸脏，其中"肝藏血，血舍魂"，如果肝血虚弱或肝血不静，则出现梦寐不宁惊骇等证候，这就是后世所说"人卧血归于肝，动则血运于经"。可见气血对于人生命活动是何等重要，故《素问·八正神明论》说："血气者，人之神，不可不谨养。"又，本段经文接下来说，如果夜卧血归藏肝之时不慎受到风邪袭扰，那么血行就会"不得反其空"而生痹厥之病。"空"就是大谷小溪，它既是血气出入之处，也是邪气袭扰之处，往往又是针刺治病之穴，医生可在这些穴位上施以针石行血去邪而愈病。

【释疑】

问：《内经》说"心生血""肝藏血"，脾与血的化生也有关系，本段又说"诸血者皆属于心"，究竟如何理解血与五脏的关系?

答：血的生化、运行、调节与发挥生理效应，是众多脏腑的功能活动合作完成的，如血的化生主要由脾胃消磨、吸收水谷精微，经过心肺作用，变为可以为人体利用的血气，其输布渗灌到脏腑器官组织，又要经过肝的疏泄调节，而肾精也有化血的作用。这样看来，血的生理活动与五脏皆有关，但《内经》强调心对于血生理的主导作用，主要是因为从藏象来说，血色唯赤，而心属火，其色赤；脉为血之府，而心主脉，血荣全身的情况可从血脉反映出来，而血脉的盛衰又常以面部为观察部位，即《六节藏象论》所说的心"其华在面，其充在血脉"，这就为心与血的关系奠定了藏象基础。从血的生化而言，水谷精微必经心的作用才能变化而赤，即所谓"奉心化赤"，由此血也与神相联系，血养神生，心主神，因此《素问·八正神明论》说"血气者，人之神"。方剂中归脾丸治心脾血虚神魂失养的失眠、眩晕、面白、脉虚，必用当归、远志、龙眼肉等入心经药；心火炽盛面赤、血热妄行出血，都要清心凉血；而当心阳虚脱之时常有面红如妆之假神，又必挽回心肾之阳而用参附。

【原文】

五脏常内阅于上七窍也，故肺气通于鼻，肺和则鼻能知臭香矣；心气通于舌，心和则舌能知五味矣；肝气通于目，肝和则目能辨五色矣；脾气通于口，脾和则口能知五谷矣；肾气通于耳，肾和则耳能闻五音矣。五脏不和，则七窍不通。(《灵枢·脉度》)

【串讲】

五脏的精气，常由体内外通于面部的五官七窍。阅，历也，这里是通达的意思，即五脏之气外通于头面的五官七窍，发挥其润养和主持作用，以使五官各司职能，主要是视、听、嗅、味等感觉，故五官又称之为感官。肺气外通于鼻，肺的功能正常，鼻子就有嗅觉，能辨别香臭；心气外通于舌，心的功能正常，舌就有味觉，能尝出五味；肝气外通于目，肝的功能正常，眼睛就有视觉，能辨别五色；脾气通于口，脾的功能正常，人就有食欲，口就想进食五谷；肾气通于耳，肾的功能正常，耳就有听觉，可辨五音。对于"知五味与知五谷"的解释，诸注多未专门进行区别，唯杨上善注说："谷有五味，舌已知之，五谷之别，口知之也，故食麦之者，不言菽也。"结合临床，对"知五谷"应理解为食欲，故有"消化在胃，食欲在脾"之说。

【解读】

在以五脏为核心的藏象理论中，五官七窍等感觉器官也属于五脏所主范围，因此才有"五脏和"则诸感觉器官发挥各自视、听、嗅、味感觉功能及食欲意求。所谓"和"，就是功能和谐，无虚实、寒热等太过、不及之异常或病变状态；"五脏不和，则七窍不通"，"不通"是诸窍失其官能发生各种病证的概括，如耳失聪、耳聋、耳鸣；目不明、目涩、目眩、视物不清；鼻失嗅觉，或嗅觉异常；舌失味觉，或味觉异常；食欲不振，不思饮食。以上诸症为五脏失和，表现于所主五官病证，治当调其脏，而食欲不振或厌食之症当责之于脾，称为醒脾，多用健脾燥湿、芳香化浊之品，如白术、木香、佩兰、丁香、草蔻、佛手、使君子等。

上述头面五官七窍与五脏的关系，《内经》又称作"五脏开窍"，其生理基础正如前所述主要是气化机制，同时也有解剖形态与经脉联络的支持，如鼻，它与肺通过气道相连属，肺气出入之关颃颡为鼻的内孔，肺表里相合的腑大肠的支脉上夹鼻孔；又如口，它是消化道的起端，又手足阳明胃大肠主脉或支脉均入齿、绕口唇，水谷入口经脾胃（包括大小肠）化为精微的消化活动概由脾所主，口是其征兆之处。古代相马文献也记载有从马前后唇的厚薄可测马优劣的说法。

五脏开窍之说，《内经》有多篇记载但不尽相同，其中肝与目、脾与口、肺与鼻一致，唯心、肾开窍有别，如《素问》的《阴阳应象大论》与本段同，而《金匮真言论》讲心开窍于耳、肾开窍于二阴，《五常政大论》则讲心主舌、肾主二阴。其意义则不仅仅是讨论头面五官七窍主感觉的生理机制，而且把官窍生理纳入藏象理论五脏大系统之中，具有现代系统方法论的价值（作为五脏在体表的开窍，诸窍成为五脏核心系统的一个"子系统"），开拓了这一理论更广泛的临床意义。具体而言，五脏在内，官窍在外，外窍各有内主，五脏润养、调控其窍，各窍发挥各自功能，既完成其特有的生理任务，也是其主脏精气盛衰状态的反映，因此具有诊断五脏病变的作用，如《灵枢·五阅五使》说："肺病者，喘息鼻张；肝病者，眦青；脾病者，唇黄；心病者，舌卷短，颧赤；肾病者，颧与颜黑。"举例肾主耳，《灵枢·决气》说："精脱者耳聋。"肾藏精，因年老或体弱肾精衰损者均有耳聋之症；肾主前后二阴，肾主闭藏，肾气不摄则精气滑脱为病，如老年人的入夜多尿，虚劳肾气不化尿频，肾脾阳虚的五更泄，小儿腹泻脱水转为元阳虚脱证等。此外头面诸窍还各有其独特诊察全身疾病的作用，历代还开发出耳诊、目诊、鼻诊、舌诊等，用于临床成为重要诊察方法。在养生防病方面，有耳针、鼻针，也有各种导引功法，通过自我推拿按摩五官诸窍，达到内养五脏的目的，如"养生十六宜"中就有"目宜多运，耳宜常弹，齿宜数叩，舌宜舐颚，津宜数咽，浊宜常呵"，以及"谷道宜常提""大小便宜常嘿口勿言"等，也是五脏开窍理论的应用。

【释疑】

问：近些年研究发现，有的感觉器官的组织结构与相应内脏有某些相似之处，这能否印证中医五脏开窍学说吗？

答：这种说法似是而非，逻辑上很不严密，不能作为证据。这主要是因为中西医所说在概念上有根本差异，例如肾，西医以解剖实体肾为基础建立肾的概念，中医虽有解剖肾的形象基础，但它仅作为象思维的"象"进行类比之用，重在取其"气象性用"之义"闭藏"，如朱震亨说"主闭藏者肾也"，是对整个机体"闭藏机能的概括"，这是一个系统概念，其"物质基础"可能深及各层次，广及各系统、各器官、各组织，两者在逻辑上是不可比的对象，因此即使发现肾组织与耳组织有相似之处，也不能用作证据。像这样偷换概念的例子在中医现代研究中比比皆是，应当引起注意。

【资料】

滋阴养血、平肝潜阳法治目涩、耳鸣病案一例

郑某，男，38岁，已婚。

初诊：1995年12月12日。主诉：双目干涩1年，伴右耳鸣，声调高亢，时有头晕头痛，难寐易醒，疲劳乏力。从事暗室洗相工作20年，长期熬夜，以午夜后就寝为常。诊查：舌正、脉浮弦细。辨证：久视伤血、肝阴亏虚、虚阳浮逆。治法：滋阴养血、平肝潜阳。处方：潼蒺藜10克，女贞子10克，旱莲草10克，枸杞子10克，西洋参2克（另煎），山萸肉6克，羚羊角粉1克（冲），决明子10克，夏枯草12克，蝉蜕6克，白僵蚕10克，杭菊花10克，杭白芍10克，石斛10克，炙甘草5克。6剂

二诊：12月19日。诸证大减，仍耳鸣，舌脉同前。继上方减僵蚕，改潼蒺藜12克，决明子15克，杭菊花12克，6剂，加强平肝潜阳力量。

三诊：12月26日。仍耳鸣高亢，脉转寸关滑利。加灵磁石18克（先煎），怀牛膝9克，车前子6克（布包），薄荷6克（后下），6剂。

四诊：1996年1月2日。两目干涩、头晕头痛消失，睡眠体力恢复，耳鸣减轻，但仍如蝉不停，舌暗红，脉左浮取弦细。继上方调整，去车前子、西洋参，加麦冬10克，6剂。

五诊：1月9日。病情稳定，仅有轻度耳鸣，配制蜜丸缓图收功。

[按语]《素问·宣明五气》云："久视伤血。"患者长期熬夜用目，暗耗肝肾阴血。肾主藏精，入夜肾气闭藏用事，夜间劳作则伤肾损阴；肝藏血养目，久视则伤血损肝。肝肾精血既伤，则目失养而两目干涩，筋膜失养而疲劳乏力。肝为刚脏，体阴用阳，肝肾阴亏，阴不敛阳，厥阳化风，上扰清窍，则头晕头痛、耳鸣高亢；上扰心神，则难寐易醒。脉浮取弦细，为阴虚阳亢之象。故治以滋阴养血、平肝潜阳为治。方中以潼蒺藜、女贞子、旱莲草、枸杞子、山萸肉、杭白芍、石斛滋阴养血、补肝明目；西洋参补益气阴、助以消除疲劳；羚羊角粉、决明子、夏枯草、蝉蜕、白僵蚕、杭菊花清泻肝火、平肝潜阳。药证相符，故效如桴鼓。仅有耳鸣高亢，继之予重镇潜降之品，如灵磁石、怀牛膝、车前子；肝性最喜柔顺条达，佐以薄荷轻清升发，使降中有升，升降和谐。病情稳定后，制以丸药，缓以治本，图收全功。

（烟建华医案 // 王永炎，陶广正主编.中国现代名中医医案精粹·第七集，北京：人民卫生出版社，2010）

【原文】

五脏六腑之精气，皆上注于目而为之精。精之窠为眼，骨之精为瞳子，筋之精为黑眼，血之精为络，其窠气之精为白眼，肌肉之精为约束，裹撷筋骨血气之精而与脉并为系，上属于脑，后出于项中。

目者，五脏六腑之精也，营卫魂魄之所常营也，神气之所生也。故神

劳则魂魄散，志意乱。是故瞳子黑眼法于阴，白眼赤脉法于阳也，故阴阳合传而精明也。(《灵枢·大惑论》)

【串讲】

五脏六腑的精气，都上注于眼部，便产生了睛明视物作用，而眼窝内精气的结晶便形成眼睛。"为之精"，此精指精明视物功能。精之窠为眼，张介宾注："窠者，窝穴之谓。眼者，目之总称。"这是说眼窝中脏腑精气结聚便形成为眼睛。其中骨之精主于肾，生化而成瞳子，即瞳孔，也叫瞳神和水轮。筋之精主于肝，生化而成黑眼，即瞳子外围黑睛部分，又叫风轮，实即虹膜。血之精主于心，生化而成血络，络指目眦内血络，也叫血轮。气之精主于肺，生化而成白眼，又叫气轮，实即结膜。"其窠"二字，《甲乙经》无，疑衍。肌肉之精主于脾，生化而成眼胞，又叫肉轮，实即眼睑，并约束筋骨血气之精与目之脉络相合而形成目系，上连属于脑，后出于项部中间。约束，能开能合，即眼胞。裹撷，裹，包罗。撷，即用衣襟收裹东西。裹撷，是形容眼胞有包裹着整个眼睛的作用。

人的眼睛是脏腑精气相合生成的，也是魂魄寓居和营卫通行之处，更为心神所主。所以人在精神疲劳的时候，魂魄意志就会散乱，眼睛也缺乏神气。视觉形成的原理是，瞳子、黑眼源于肝肾精气，故属阴；白眼、血络源于心肺精气，故属阳；脏腑阴阳精气聚结和合，眼睛就会清晰地视物。抟，原作传，同抟，聚也。

【解读】

一、眼睛的结构与五脏

《内经》并不是眼科专著，本段只是举眼睛为例，说明五脏在眼睛结构及其生理活动中的主导地位，并纳入五脏为中心的藏象理论体系。眼睛的结构分为眼窝与眼球，眼窝上下眼胞又称约束，眼球有白睛（结膜）、黑睛（角膜）、两眦赤脉、瞳子（瞳仁），以及约束五脏所主筋骨血气之精并出入眼睛的脉络构成目系。根据五脏五行之说，后世将眼睛结构与五脏五行结合起来，建立了眼睛五轮学说，象征眼圆如轮，其中眼白睛属肺，肺主气，称气轮；白睛之内为青睛（有的书称黑睛），属于肝木，木在四时为春，其色青，其气风，称风轮；青睛之内一点黑莹即瞳仁（又叫瞳人、瞳子），属于肾，肾主水，称水轮；大小眦脉赤属心火，称血轮；上下眼胞，其色黄，主于脾，脾主肉，称肉轮。五轮之中，唯瞳仁能洞察万物，与水能鉴物相联系，故有"瞳人损害即不能治"的说法。在眼科中，可以根据五轮配属五脏的原则，考虑局部病变与五脏的相应关系，做出诊断，并按五行生克、亢害承制的道理，治疗五脏以愈眼病。

二、眼睛与视觉功能

眼睛的生理功能主要是视觉，《内经》认为它是通过五脏精气阴阳相互作用而形成的。"阴阳合抟"，阴阳是指属阴的肝肾精气、属阳的心肺精气，抟是汇聚、结合，讲阴阳精气的相互作用，而脾的"约束"在阴阳精气相互作用中发挥着重要的和合作用。因此，五脏失和就会影响视觉，出现视觉障碍的各种症状，如目眩、视歧等。同时，每脏都发挥着特有的作用，其中瞳仁能洞察万物，故有瞳仁损害即不能治之说，可见治肾在眼科中的重要性。又眼睛乃"营卫魂魄之所常营"，故清·唐容川说："肝藏魂，人寤则魂游于目，寐则魂返于肝。"（《血证论·卷六》）肝不仅与视觉障碍等多种眼病有关，需要治肝取效，而且对睡眠影响亦很大。此外，眼睛为"神气之所生"，称为"心灵的窗户"，不仅能表达心神信息，诊察情志反应及各种心理状态，在神志障碍疾病中具有重要意义，若病重、病危，还会出现幻觉，因而在多种疾病的诊断治疗中能发挥独特作用。

三、关于目诊

除本段外，《内经》对眼睛的论述还散见于多篇。作为五脏开窍之一，眼睛还具有诊断全身疾病的作用，主要是察其形、态、神、色；而中医的眼针疗法，是古已有之，又经近人加以发展的一种有效的治疗方法。不仅是中医，现代医学也十分重视眼睛与全身生理活动和病理变化的联系，有人收集了神经——眼相关综合征 400 余种（宰春和主编.神经眼科学.北京：人民卫生出版社，1987）；免疫学也认为，很多全身性免疫性疾病，可以在眼睛上表现出来（陈兆瑞主编.眼免疫学手册.哈尔滨：黑龙江科学技术出版社，1987）。生物全息论则把眼睛作为全身内脏形体的缩影。近来中西医工作者根据眼的现代解剖知识和《内经》目与五脏关系的理论，经过反复的临床实践，提出了利用眼底镜检查延长望诊视力的方法 [王明芳.试论眼底病变的中医辨证规律.四川中医，1983，17（1）]，有利于提高眼睛诊病的水平。

【资料】

一、眼病与五脏

眼病与心。心主神明，主血脉。眼目虽为肝之窍，但又为心之窍，因为《内经》认为心是五脏之专精，目是其窍。因此眼部发现的一切血症，例如：血贯瞳仁、血翳包睛、大小眦（血轮）赤脉贯睛，以及由于心血不足的两眼无神、目疾久而不愈等症均与心有关。

眼病与肝胆。眼之风轮（即青睛，亦名乌睛）属肝，风轮的病变，例如翳、星、障、蟹睛等，均属于肝；同时肝木属风而主怒，如因怒气伤肝而引起的绿风内障症亦属于此。又因胆与肝为表里，故上列诸症均可属胆，所以目无光、流泪等症，也与胆热有关。

眼病与脾胃。脾主肉，在眼为肉轮，属眼之上下胞睑。脾胃在体内的功用，是运纳五谷，散布精气，灌溉四旁，说明各脏腑是依赖脾气散津而得到了灌输。所以脾胃虚弱，则人身之阳气即不能生长，因此眼部的眼胞下垂症，或因阳衰而发生的雀盲症，以及因饥饱劳役致阳气虚弱而引起的青盲症等，都与脾虚有关。胃与脾为表里，同为后天之本。眼病有头痛而作呕者，或因过饥过饱所引起的眼病等，均与脾胃有关。

眼病与肺。肺主气，在眼为气轮，属眼之白睛。肺是相傅之官，具体地说，百脉皆朝于脉；肺能辅助心脏，流通全身血脉。所以眼部的白睛倘有赤脉满布，玉粒侵睛，以及气似胭脂症等，均属于肺。大肠与肺为表里，故在眼部的症状，如白睛上出现赤脉满布以及天行赤眼等症，如有大便秘结，均与大肠有关。

眼病与肾。肾主水，在眼为水轮，属瞳仁。如肾水亏乏，则两眼视力不明。肾在体为骨，骨生髓，而脑又为髓海，所以"髓海不足，则脑转耳鸣，胫酸眩冒，目无所见"。这说明视力的不足，是与髓海及肾有着密切关系，所以眼部常因肾水不足而患青盲症。膀胱与肾为表里，如因热结膀胱，眼部发生红肿，以及头痛作呕等，则宜清利膀胱之热。

（上海中医学会．藏象学说的理论与运用．上海：上海科学技术出版社，1961，125–127）

二、关于眼睛的诊断学意义

（一）《内经》论述眼睛的内容非常丰富，概括起来有以下三个方面：

脏腑理论　第六讲　五脏开窍合五体

1. 眼睛的形质由脏腑精气上注形成，通过十二经和奇经八脉与全身相联系。《灵枢·大惑论》说："五脏六腑之精气，皆上注于目而为之精（睛）。"该篇还详细讨论了眼睛各部与五脏的分属关系，并提出目系"内通于脑"；《灵枢·邪气脏腑病形》篇说："十二经脉，三百六十五络，其血气皆上于面而走空窍，其精阳气上走于目而为睛。"此外，《素问·五脏生成》《灵枢·口问》还有"诸脉者皆属于目""目者，宗脉之所聚"的论述，为后世眼科的五轮八廓分部提供了依据。

2. 包括视觉在内的眼睛的各种机能活动是脏腑经络之气协调作用的结果。《大惑论》说："瞳子黑眼法于阴，白眼赤脉法于阳，阴阳合传（抟）而精明也。"说明视觉形成的生理机制是五脏阴阳之气协调，而其中肝的生理功能与视觉关系最为密切，故《五脏生成》说"肝受血而能视"，《灵枢·脉度》篇说："肝和则目能辨五色矣。"又，神气衰旺也集中反映在眼睛。"目者，五脏六腑之精也，营卫魂魄之所常营也，神气之所生也。"（《大惑论》），五神脏之肝藏魂、肺藏魄、脾藏意、肾藏志，而目为心使，心主神明，所以人的意识状态、情感思维等全部精神活动都能从眼睛上表现出来。其他方面，如眼睛的寒热痛痒触觉、眼睑的开合、眼球的运动等正常机能的产生、维持与脏腑经络的关系，《内经》均有论述。

3.《内经》论述了大量反映全身病变的眼征。《灵枢·五癃津液别》篇称眼睛为"五脏六腑之候"，"候"就是指示器的意思。因此，"视精明（眼睛）、察五色"可以判断五脏有余不足、六腑强弱，作为诊断全身疾病的依据。《内经》记载的眼征可以概括为目形、目态、目色、目神等方面。在眼睛外形方面，以眼胞浮肿作为全身水肿或腹水的先兆；《素问·脉要精微论》"头倾视深，精神将夺矣"，视深即眼窝深陷，神光散乱，是五脏精气衰竭、神明将灭的表现，故《素问·三部九候论》说："目内陷者死。"在眼睛的动态方面，《内经》论述了目闭不开、目开不闭、口眼牵掣、目直视、睛上吊等眼征，如《三部九候论》"瞳子高者太阳不足，戴眼者太阳已绝"，瞳子高是目上视，戴眼是睛上吊而不能转动，均系足太阳经经气衰竭的绝证。在眼睛的气色方面，《灵枢·论疾诊尺》篇指出"目赤者病在心，白在肺，青在肝，黄在脾，黑在肾。黄色不可名者，病在胸中"，这是根据五色属五行配五脏的理论，从眼睛气色方面推断五脏疾病的方法，如《平人气象论》"目黄者曰黄疸"，《素问·五阅五使》篇"肝病者眦青"等。在眼睛的神气方面，主要是视觉障碍，肝气虚、髓海空虚都可以出现目视不明、目眩视转的感觉；脏腑精气衰竭亦可"视深"、目盲，甚至对外来的光线、触动刺激没有反应，这无论在内伤久病或热病后期都是危证，诸如此类，《内经》的记载不胜枚举。此外，观察眼神的变化，对于神志错乱的患者更有重要的诊断价值。如《灵枢·癫狂》篇说癫狂病须先诊目，张介宾注"癫狂等疾，须察神气，欲察神气，当从目始"，篇中即有"癫狂等疾，须察神气，欲察神气，当从目始"，篇中即有"癫疾始生……视举目赤""狂、目妄见"的记载。

（二）现代医学也重视眼睛与全身生理活动和病理变化的联系

随着现代科学技术的发展，系统的科学方法论普遍促进着自然科学各学科的发展。经过长期的临床实践，现代医学也逐渐认识到，眼睛这个局部器官的正常活动和异常变化，与整个机体的生理病理有着密切联系。眼睛被称为"生命之窗"。神经眼科学认为，眼睛作为人体重要的"特觉器官"，无论是眼球根据大脑对信息处理所做出的要求进行活动，完成"搜寻""注视"任务，还是瞳孔接受自律神经（脑边缘系统、下丘脑、自主神经）的调节发生扩大、收缩的变化，使信息畅行无阻，都需要神经系统的参与，它的生理功能、病理变化与神经系统（特别是脑）息息相关。因此，研究眼征的神经生理病理学基础，对于诊断神经系统及其有关结构的病变是十分重要的。例如眼视觉异常、眼球运动障碍、眼泪分泌变化、出血、眼底血管病变、肿瘤、炎症、水肿以及外眼异常等，可以帮助诊断多种脑部神经病变、先天遗传性疾病、血管病、脑部或全身性炎症、内分泌和代谢病、中毒与物理因素疾病等，为此，有人收集了神经——眼相关综合征400余种（宰春和主编.神经眼科学.北京：人民卫生出版社，1987）。免疫学也认为，很多全身性免疫性疾病，可以在眼睛上表现出来，特别是对全身性结核性感染，葡萄膜大脑炎，多发性硬化症，甲状腺肿，白血病，多发性骨髓瘤，以及多种过敏性与自体免疫性疾病有确定性诊断价值（陈兆瑞主编.眼免疫学手册.哈尔滨：黑龙江科学技术出版社，1987）。生物全息论则把眼睛作为全身内脏形体的缩影；而中医的眼针疗法，是古已有之又经近人加以发展的一种有效的治疗方法。由此而论，《内经》把眼睛当作观察人体生理病理现象的门窗，与现代医学的认识是一致的。我们应当探讨和发展中医的眼诊学，像脉诊一样，列为中医临床的必诊部位。

（三）发展中医眼诊学，提高辨证论治水平

探讨《内经》命门就是眼睛的问题，主要目的在于用于临床诊断。"眼睛是生命之窗"，观察眼睛的各种异常征象，可以判断脏腑经脉气血阴阳的盛衰。传统的方法主要是把眼睛按五轮八廓分区，同时还要注意眼睛与经络的联系。近来中西医工作者根据中医理论和眼的现代解剖知识，经过反复的临床实践，对眼睛的内部结构与脏腑的联系做了探讨，提出视神经、视网膜、虹膜、睫状体以及睫状小节属足厥阴肝经，视网膜黄斑区属足太阴脾经，脉络膜属手少阴心经，玻璃体属手太阴肺经，房水属足少阳胆经，眼睛一切色素属足少阴肾经 [王明芳，试论眼底病变的中医辨证规律，四川中医，1983，17（1）]。我们还可以根据中医学关于脏腑经络气血阴阳与眼睛的关系，结合中医临床以及现代自然科学各学科，特别是现代医学的理论与实践，发展眼诊的其他方法。收集眼征之法，主要是望诊，仍按目形、目态、目色、目神的内容分别观察,有条件的应把眼底镜的检查作为中医眼诊的常规。其次，也不要忽视问诊与切诊。问诊是询问病人视觉的微小变化，痛痒滑涩的部位和性质，泪液分泌情况等。切诊要触按眼睛的软硬、滑涩、震颤以及痛痒温度等。（烟建华 . 谈谈《内经》命门 . 中医刊授自学之友，1989：3–4）

第七讲　五脏为中心之藏象系统

　　本讲遴选《素问·阴阳应象大论》天、地、人、万物五行归类一大段，主要讲述《内经》构建的以五脏为中心、天地人一体的藏象系统及其学术价值、临床意义。

【原文】

帝曰：余闻上古圣人，论理人形，列别脏腑，端络经脉，会通六合，各从其经，气穴所发，各有处名，溪谷属骨，皆有所起，分部逆从，各有条理，四时阴阳，尽有经纪，外内之应，皆有表里，其信然乎？

岐伯对曰：东方生风，风生木，木生酸，酸生肝，肝生筋，筋生心，肝主目。其在天为玄，在人为道，在地为化；化生五味，道生智，玄生神。神在天为风，在地为木，在体为筋，在脏为肝，在色为苍，在音为角，在声为呼，在变动为握，在窍为目，在味为酸，在志为怒。怒伤肝，悲胜怒；风伤筋，燥胜风；酸伤筋，辛胜酸。

　　南方生热，热生火，火生苦，苦生心，心生血，血生脾，心主舌。其在天为热，在地为火，在体为脉，在脏为心，在色为赤，在音为徵，在声为笑，在变动为忧，在窍为舌，在味为苦，在志为喜。喜伤心，恐胜喜；热伤气，寒胜热；苦伤气，咸胜苦。

中央生湿，湿生土，土生甘，甘生脾，脾生肉，肉生肺，脾主口。其在天为湿，在地为土，在体为肉，在脏为脾，在色为黄，在音为宫，在声为歌，在变动为哕，在窍为口，在味为甘，在志为思。思伤脾，怒胜思；湿伤肉，风胜湿；甘伤肉，酸胜甘。

西方生燥，燥生金，金生辛，辛生肺，肺生皮毛，皮毛生肾，肺主鼻。其在天为燥，在地为金，在体为皮毛，在脏为肺，在色为白，在音为商，在声为哭，在变动为咳，在窍为鼻，在味为辛，在志为忧。忧伤肺，喜胜忧；热伤皮毛，寒胜热；辛伤皮毛，苦胜辛。

北方生寒，寒生水，水生咸，咸生肾，肾生骨髓，髓生肝，肾主耳。其在天为寒，在地为水，在体为骨，在脏为肾，在色为黑，在音为羽，在声为呻，在变动为栗，在窍为耳，在味为咸，在志为恐。恐伤肾，思胜恐；寒伤血，燥胜寒；咸伤血，甘胜咸。

故曰：天地者，万物之上下也；阴阳者，血气之男女也；左右者，阴阳之道路也；水火者，阴阳之征兆也；阴阳者，万物之能始也。故曰：阴在内，阳之守也；阳在外，阴之使也。（《素问·阴阳应象大论》）

【串讲】

黄帝说：我听说古代圣人研究人体，讨论其生理活动，注重人的躯体形态，区别脏腑的性质并加以归类，综合经脉的内容并理出头绪，融汇十二经脉表里关系的六合理论，使各条经脉有次序沟通联系起来，脉气所发的气穴，各有其部位和名称，肌肉的汇聚及其与骨骼的联属，都有确定的起止点，皮部浮络的分属和气血循行的逆顺，都有一定的条理；研究自然界，注重四时阴阳，又都有一定的纲纪，而人体内外相应，天人之间的联系，也有其一定的表现和相应的内涵，这些说法是正确的吗？"内外之应"，内指人体内的脏腑、经脉、气穴溪谷，外指天地自然。应，即天人相应。"皆有表里"，表里非人体层次的表里，当指人体内外相应的外在表现和内在变化。

岐伯回答说：东方是风气生发的地方，风气产生木，木气产生酸味，酸味滋养肝，肝气养筋，而筋以肝木之气生心，肝又主目。这些都是阴阳变化的作用，这种作用，在天是深远微渺的，它含蓄着主宰万物变化的无穷力量，在人表现为通晓自然事物变化的道理和规律，在地表现为万物的生化。生化的作用产生了五味，通晓了自然变化的道理，就产生智慧，天的深微含蓄的力量，产生了各种莫测的变化。"在天为玄"，张介宾说："玄，深微也，天道无穷，东为阳生之方，春为发生之始，故曰玄。"古人说"天之大德曰生"，生生之道也。在人为道，道指道理和规律而言。天地之大道只有人才能认识，这是人所以为万物之镇的原因。在地为化，化指生化。天布生意，地主成形，自无而有，总称曰化。神，《天元纪大论》说"阴阳不测谓之神"，这里是指阴阳所主宰的各种变化。以上"在天为风……神，神"共23字，丹波元简《素问识》认为是衍文，理由一是与下文例不合，二是与肝脏不相干。然这23字冠于本段之首，有总论天地人之意，如张介宾说："盖东方为生物之始，而元贯四德，春贯四时，言东方之化，则四气尽乎其中矣。此盖通举五行六气之大法，非独指东方为言也。观《天元纪大论》有此数句，亦总贯五行而言，其义可见。"因而值得保留。这些变化，在天表现为风，在地为木，在体为筋，在脏为肝，在色为苍，在音为角，在声为呼，在变动为握，在窍为目，在味为酸，在情志为怒。怒可以伤肝，但悲可以抑制怒；风可以伤筋，燥可以抑制风；酸味可以伤筋，辛味又可以抑制酸味。

南方产生热气，热能生火，火产生苦味，苦味养心，心生血，而血以心火之气而生脾，心又主舌。阴阳莫测的变化，在天表现为热，在地为火，在体为脉，在脏为心，在色为赤，在音为徵，在声为笑，在变动为忧，在窍为舌，在味为苦，在情志为喜。喜可以伤心，恐惧可以抑制喜乐；热能伤气，寒可以抑制热；苦味伤气，咸味又可抑制苦味。"在变动为忧"，忧是噫之借字，气逆的意思。于鬯《香草续校书》说："此忧字盖当读为噫。心之变动为噫，与下文言肺之志忧者不同。……《玉篇·口部》引老子曰：'终日号而不噫。噫，气逆也'。今《老子·五十五章》作噫。陆释亦云：'噫，气逆也'。"

中央产生湿气，湿能生土，土产生甘味，甘味养脾，脾生肉，肉以脾土之气而生肺，脾又主口。阴阳莫测的变化，在天表现为湿，在地为土，在体为肉，在脏为脾，在色为黄，在音为宫，在声为歌，在变动为哕，在窍为口，在味为甘，在情志为思。思虑可以伤脾，怒可以抑制思；湿气能够伤肉，风气可以抑制湿气；甘味可以伤肉，酸味又能抑制甘味。

西方产生燥气，燥气生金，金产生辛味，辛味滋养肺气，肺生皮毛，皮毛以肺金之气而生肾，肺又主鼻。阴阳莫测的变化，在天表现为燥，在地为金，在体为皮毛，在脏为肺，在色为白，在音为商，在声为哭，在变动为咳，在窍为鼻，在味为辛，在情志为忧。忧能伤肺，喜可以抑制忧；热能伤皮毛，寒可以胜热：辛味能伤皮毛，苦味又可以抑制辛味。"热伤皮毛，寒胜热"，张介宾注："热胜则津液耗而伤皮毛，火克金也。寒胜热，水制火也。"然据上下文例，当从《太素》遗文作"燥伤皮毛，热胜燥"为是。

北方产生寒气，寒能生水，水能产生咸味，咸味滋养肾气，肾生骨髓，髓又能生肝，肾又主耳。阴阳莫测的变化，在天为寒，在地为水，在体为骨，在脏为肾，在色为黑，在音为羽，在声为呻，在变动为栗，在窍为耳，在味为咸，在情志为恐。恐能伤肾，思能抑制恐，寒能伤血，燥能胜寒；咸味能伤血，甘味又能抑制咸。"寒伤血，燥胜寒"，张介宾说："若五行正序，当云湿胜寒。但寒湿同类，不能相胜，故曰燥胜寒也。"又，《太素》"血"作"骨""燥"作"湿"，可参。

因此说：天与地在万物的上下，天覆地载万物在气交之中。阴和阳是人体气血的基本属性，气与血相反而相成。男女，这里代表阴阳属性，男属阳而女属阴，以此说明气血以阴阳为属性。左和右是阴阳升降的道路，见"肝生于左"一段讲解。水和火，是阴阳的象征，讲水火是阴阳存在及其属性的具体表现。张介宾说："阴阳不可见，水火即其证而可见者也。"阴阳的运动，是万物产生的本始。能，胎的借字，能始即胎始、本始的意思。所以说：阴气居于内，作为本基，是阳气的守持；阳气居于外，运行不止，为阴气所役使，阴阳二者相互为用。

【解读】

本段分三节。首先置问：古人研究人的生命活动，内而脏腑、经络，外而四时规律，内外相应，其中的道理是什么呢？继有答词，从天而地、由地而人，按五行类属，把天地自然诸事众物与人体诸器官组织及生命活动相关联统一，建立了研究人体生命的藏象系统；最后归结为天地阴阳大义，呼应篇首"阴阳者，天地之道，万物之纲纪，变化之父母，生杀之本始"。

以下分五个方面解读它的内涵真义：

一、论证天地人宇宙自然的生化秩序

《内经》论医道，从人类根源说起。"其在天为玄""玄生神"，"其"当指宇宙自然，它是包括天地在内的万物生化之根源，神就是这种主宰和力量，具体来说就是五运阴阳；天生地，如果说天之玄和神是大自然无形的能力和作用的话，那么"在地为化"，地之化则赋形为物，而对于人来说，最有意义的即自然界的五味食物，这就是"化生五味"，于是地就以五味化生人形，正如《素问·六节藏象论》所说"天食人以五气，地食人以五味"，而《素问·宝命全形论》则总结为"天地合气命之曰人"。成人之后，受天地四时万物的养育，"在人为道"就有了人的生命之道，"道生智"，进一步演化而有智慧。这个道理在《素问》"七篇大论"有完整、深刻论述，最著名的就算《天元纪大论》"太虚寥廓"一段，它说宇宙太空是万物生化的本元与开始，五运行于天道，布施真元之气，才有大地生化的本元。天地之道阴阳柔刚相因互动，生化之机不息，于是四季寒暑循环往复，万物诸象悉予彰显。这就是古代所讲的天地、万物化生之理。人是天地间最具灵性之物，也是宇宙自然的产物，在万物中唯人能理解大自然、知天地万物之道，并能顺应它、利用它以求生存，此之谓智慧。这一套天生地、地生人的自然生化秩序与机理，也是医道中义，为医者不可不知，也为中医学术和临床建立了理性思维基础。

二、揭示了天人合一的生态系统

在古人的观念里，人在天地之中，天人和谐相处，构成了天地人三位一体的大生态系统，俗称"三界"。正如《庄子·齐物论》所说："天地与我并生，万物与我为一。"本段勾画了这个生态系统的梗概，如再结合《素问》"七篇大论"及"金匮真言论"，则是一幅完备的生态系统画卷，如论及的天地诸因素中，有方位（是五运阴阳形成与作用的基础）、季节、气候、星宿、畜、谷、诸物之音、色、味、嗅等，勾画出"五类生态盛衰模型"，详论气候变化规律及其对生物（谷、果、虫、畜等）的影响。医家则谓这个大生态系统以人为中心，人以天地为父母，而万物皆备于我，天地万物与我息息相关，由此促使中医学建立了自己的天地人医学模式，诊治疾病重视天时地理因素，如六气淫盛的时令病、疫病，强调因时、因地论治；"司岁备物"，在大自然中寻找治病药物、择时采药等。此外，经文提出"在人为道""道生智"，结合《内经》强调人的社会、心理因素诸篇，如《素问》的"疏五过论""征四失论""上古天真论"及《灵枢》的"本神"等篇，则《内经》"天人合一的生态系统"中的"人"，还应当包括社会心理部分。因为由个体的生物人组成群体就是社会，社会有社会的机制和规律，荀子用"义"来表示社会人与动物人的区别。"道生智"，人的智慧在社会活动和交往中产生种种心理，构成社会生态，是人生命活动的组成部分，也可变成致病、治病因素和养生内容。以上讲自然生态和社会生态，构成《内经》天地人大生态系统，指导人们保持与社会环境和人群的协调，注意过激情绪和心态等致病因素，防治疾病。

三、构建了以五脏为核心，外应自然，内系诸腑、经络、官窍及其相应功能活动的藏象系统

藏象系统是《内经》作者为解释生命现象，论证人的生命活动机理与规律，对大量医学知识和医疗经验积累，充分运用先进哲学作为理性思维工具进行整理、升华而成的中医生理学学术体系。由于它的形成在方法学上主要以精气、阴阳、五行为思维框架，以象为思维原料，因而其基本概念、理论内涵与近现代医学有着深刻差异，故此在表述上具有自己独特的称谓，传统上称为藏象，而不叫生理学。《内经》藏象系统的结构要从三方面看：

第一，纵的方面：将天地人各种要素按五行归列于同一类属，如天界的五方、五时、五气、五化，地界的五畜、五谷、五音、五色、五味、五嗅，人界的五脏、五腑、五官七窍、五体、五声、五志等，共五个系列。每一系列中诸因素"同类相应"，有着同类相生或同性共通相济的性用，原文中用"生"和"在"表达，如木类系列方位之东，化生气候之风，是季节之春的主气，而其生化性用为生；五谷中的麻，与五味中的酸同类，酸为麻之味；肝、胆、目、筋、怒为同类，则肝与胆脏腑相合、目为肝之窍、筋由肝所主、怒为肝之志，这些特定关系形成了中医生理学的独特内容，不仅具有重要的学术价值，也指导着临床应用。

第二，横的方面：在五行不同类属之间，有着相生相克的关系。原文中说：筋生心、血生脾、肉生肺、皮毛生肾、髓生肝，也就是肝生心（木生火）、心生脾（火生土）等，代表了五行类属之间的相生法则；又说：悲

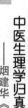

胜怒、燥胜风、辛胜酸，也就是肺克肝（金克木）等，则代表了五行类属之间的相克法则。如此则构成了人体各项生理功能之间、人与生存环境之间的纵横交错、生克制化的关系网络，反映了人体生命活动各部分及其与周围环境之间的普遍联系。应用于临床，这些五行法则又成为各种诊治方法的学术基础，如根据五志之间的五行相克法则制定的以情胜情精神疗法；五味入五脏的药物归经方法及五味相胜的组方制度等。众所周知的范进中举，就是由于过喜迷心成狂，以平素恐惧之人喝骂而解，即恐胜喜；风温病初期治以辛凉药物，辛以散风、凉以制热，即性味制胜；心火上炎、心肾不交的失眠，用《韩氏医通》交泰丸，以黄连苦寒入心泻火，肉桂少许引导心火下交于肾水，即五味入脏理论的应用。

为便于理解《内经》五脏为核心的藏象系统及其活动方式，今引用上海科学技术出版社 1985 年《内经讲义》概论章两张示意图，略加修订，以供参考。

五脏系统结构模式图

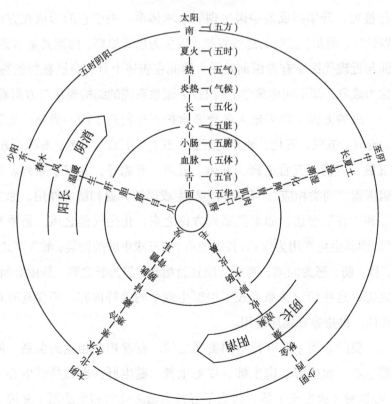

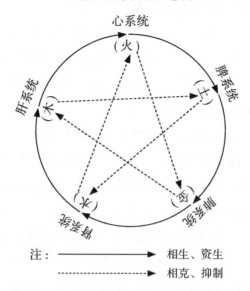

五脏间调节控制示意图

注：————→　相生、资生
　　-------→　相克、抑制

第三，以五脏为系统的核心。古人以精气为万物化生之源，而藏精气的五脏就成为生命活动的中心，再结合五行之理，则五脏被尊为藏象系统之核心。五脏的核心地位体现在中医理论的各个方面，如人体躯体组织、经络器官以及各项生理活动都是围绕五脏展开的，诸腑合于五脏为辅、十二经经气源于五脏为流、诸官窍为五脏之窗牖门户，皮肉筋骨诸体为五脏所主等等；又如人与外界一切沟通交流均主于五脏，故四时之气通于五脏，五气、五味入五脏，五色、五音应于五脏等等。五脏概念的内涵，《内经》也可分出五脏核心概念和系统概念（或称五脏概念的泛化）两个层次。五脏的核心概念就是藏精、化气（主持气化功能）、生神（藏五神、主五志）的内脏；五脏的系统概念则是上述以五脏为中心的五脏五行类属系统。在临床应用上，中医诊断也以病入五脏伤及根本为病重，及至五脏衰败则病危至死，病出五脏则转轻或可痊愈。因此，五脏成为中医名副其实的生命中枢，与现代医学以脑为中枢的医学原理形成深刻的学术差异，这不仅有利于解释中西医学的众多概念、理论的基本区别，也有益于启迪中医科研思路。

四、阴阳是藏象理论的方法论灵魂

本段论藏象理论的框架结构及其内容，而以阴阳作结，具有深刻的含

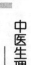
义，意在彰明：阴阳既是天地之道，万物纲纪，生物生杀变化的根源、本始，也是中医学藏象理论的方法论灵魂。

第一，言阴阳可概五行。五行是阴阳的消长演化，阴阳是五行的对待统一：木为阴中之阳，火为阳中之阳，土为至阴，阴阳之平，金为阳中之阴，水为阴中之阴；由木而火而土而金而水，是由阳而阴，阴阳消长转化的过程。

第二，藏象理论的框架结构及其内容，以阴阳五行为纲纪经纬、关要节点，相互关系以同类相应、异类相关，阴阳相反相成、五行制化为规范，春生与肝系列、夏长与心系列、长夏化与脾系列、秋收与肺系列、冬藏与肾系列，合五行而分属阴阳，如此则可以阴阳五行把握其活动机理和规律。

第三，阴阳是理解和把握藏象理论具体内容的方法论基础。对于具体的医学内容，只有用阴阳之理才能认识其学术内涵和真谛，举例说，"阴阳者，血气之男女也"一句，要求我们用阴阳相反相成的法则来理解气血的概念及其关系。在《内经》中，气血、血气多联用，但有时也单讲血或气，而无论如何，中医的气血是不可分离的，它是水谷精微进一步化生的赤液，"以奉生身，莫贵于此"，其中形质者属阴为血，发挥荣养作用，是气的藏身之所，而无形无质者属阳，藏于血中，能生血、行血、摄血者为气。两者同源一物而两分，是阴阳关系。有的教材分讲血讲气，也有的博士生单研究血或气，都失于浅薄。在《内经》中这类概念比比皆是，如营卫、精气、津液等。

五、深入理解并熟练掌握藏象理论的系统框架和推理方式

理解和掌握《内经》藏象理论，除了其内容外，关键是它的系统框架和推理方式。

1. 藏象理论的系统框架，主要是囊括并类分与人生存有关的天地自然、社会活动和躯体脏腑、器官组织、生理功能、病理变化以及精神心理活动诸因素为三大方面、五大系统，三方面、五系统纵横交叉，从天而地至人，人是核心；五系统中诸项繁多，五脏是核心。另外，必须指出，这一系统框架的实质是功能性的，或者说是按功能特性排列、类分的，也就是黄元御说的"五行以气不以质"。比如肝与胆、筋、爪、目、挛缩，酸、青、风、温、春、东、生发等分在一类，是因为它们都具有木的特性，而五类相合则构成世界整体、人的生命整体，同时也展示出世界秩序、人的生命秩序。

2.藏象理论的推理方式就是精气—阴阳—五行法则。藏象理论的系统框架是由它搭建起来的，也必须由它来解析认识，推理运用。

（1）它的系统整体性，而整体性主要讲联系。这个系统把人同天地联系起来，而不是互不关联、各自独立存在；把脏腑、经脉、官窍、躯体组织从功能类属上联系起来，而不允许用解剖观念看作是可以独立切割的器官。《庄子·应帝王》讲了一个混沌凿窍而死的寓言，说的是混沌一团无五官七窍，好友倏和忽为报其善待之恩，仿人有七窍而凿之，日凿一窍，七日而死。我讲这个寓言，是想说明，整体事物不可分离而各自独立存在，如果强行分离而单独对待，则整体及其部分之性就会变异而失去整体。这里的"死"不一定理解为死亡而失去存在，应当看作变性而失去本有。对于藏象理论，任何一脏都只是整个机体中相对独立而又密不可分割的一个部分，失去整个机体或其中任何一脏，则整体就不复存在，同时该脏本身亦不存在。如果以解剖实体理解，如各内脏皆独立存在，脾可以切除，心有二室二房四瓣而缩张泵血，则失去中医心脾的本义。所以《内经》赋予五脏以生命中枢的地位，用五脏的生克制化就可以解释各种生命现象，如以气化机理解释生命活动而有"气化五脏"，解释适应四时机理而有"四时五脏"，解释精神活动而有"神志五脏"，此外还有"官能五脏"用以说明诸脏腑在心的主导下分工合作，以完成生命活动。

（2）它独特的表现形式——从象取义。《素问·五运行大论》说："天地阴阳者，不以数推，以象之谓也"，以象作为思维的对象和要素。如《素问·五脏生成论》说"五脏之象，可以类推"，从象取义，以类表述五脏的功能特性。举例说，《素问·阴阳应象大论》"风胜则动，热胜则肿，燥胜则干，寒胜则浮，湿胜则濡泻"，讲的是六气之象，《素问·至真要大论》有"诸风掉眩，皆属于肝"的病机，说的是眩晕、抽搐乃风之象，肝为风木之脏，故病机在肝。

（3）它独特的相互联系方式。藏象系统的各要素构成时空四维图像，精气—阴阳—五行就是它联系的途径与法则。在时间上，五脏休王有时；在空间上，六气、五味、脏腑、经络、官窍、组织生克制化。它们之间的复杂联系，从象变和谐有序到象变逆乱无序，用以分析脏腑及其系统关系失常，

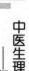
确定病变的缓急、间甚、生死，还能指导治疗。如我曾治一安徽来的 4 岁女孩，高烧退后口渴、多饮、多尿，尿检比重降低，诊为尿崩症，证属肺胃蕴热耗津、损伤幼童肾气，以口服白虎加参汤冲金匮肾气丸治愈。此证是肺胃蕴热耗津，致口渴大饮，以白虎加参汤清宣肺胃郁热、滋养津液；幼童阴阳稚嫩，大热入深伤肾气，水气不化，用肾气丸养肾气、强气化；汤者荡也，作用于上，治肺胃；丸者缓也，作用于下，治肾。此病上下交错、寒热互抵、虚实夹杂，病理关系复杂，由于据证依法分析，巧为处理，因而取效。又如，朋友患冠心病，是时春天，每于寅卯时分犯病，脉弦紧如索，必含化硝酸甘油片始缓。医院的中药处方唯益气化瘀通心脉，病发不减。思之寅卯属木，脉弦紧归肝，适逢春季，是肝气乘时厥盛，脾气必受贼邪戕伤，以致脾浊上犯胸廓而蔽阳为病，即重予疏肝理气泄贼邪，兼以益脾气，用酒白芍、绿萼梅、旋覆花、红花、郁金、川芎、生芪、生晒参、黄精，并兼通阳泄浊、活血化瘀，病遂稳定未犯。这里结合时间病理，分析五行休王，调理脏气，制化得体，取得效果。

古代谚语说"跳出三界外，不在五行中"，三界五行就是天地人系统整体与秩序。把握《内经》的藏象理论，就是在三界五行着力。其要点一是准确把握概念，二是着眼整体框架，三是活用推理方式。有人说中医学是杂家，这话有一定道理。所以学习中医，对天文、地理、历史、兵法、武术、社会治理、书法、绘画、戏曲等诸子百家、"三教九流"，均应涉猎。这是由中医的性质和特点决定的。从理论范围上，天地人无所不及；从治病方法和措施看，针药、饮食、导引按摩、精神心理等，各种疗法无所不用；季节、时辰、气候、地理、水、火、动、植、矿物、喜笑怒骂无不为药。《三国演义》诸葛亮在四十六回中说："为将而不通天文，不识地利，不知奇门，不晓阴阳，不看阵图，不明兵势，是庸才也。"虽论兵家，作为一名中医也是如此。如笔者曾治 8 岁男童，风疹，发热身痒，上肢及前胸发出红疹，经县医院诊治 3 天后，红疹连片遍及全身，抓挠出血渗水，发热 39℃，诊脉浮数有力，苔薄略黄。检前医药方，除芩、连、丹皮、赤芍之类，并有全蝎、蜈蚣。此病为风热犯表，营中郁热，欲发而未出，当在清热凉血基础上顺势宣散以导邪外出，但前医未予透发，邪无出路，且错用虫药，致使邪气流窜散漫。处方银翘、芩、荆、赤芍、丹皮、升麻、芦根、蝉蜕。1剂热降,疹粒未出;再剂痒减,疹势收敛,又2剂,疹、热并退而愈。此病在表,依法当宣发蕴郁在表营分的风热,兵法有"善战者因其势而利导之"的律条,医生也当知而用因势利导之法从外逐邪。此外,这里还要特别强调,好的中医,要有丰富的生活经验和相当的社会历练,才能悟有灵犀,这就是常说的"功夫"。如《素问·平人气象论》讲"平脾脉来,和柔相离,如鸡践地""病脾脉来,实而盈数,如鸡举足""死脾脉来,锐坚如乌之喙,如鸟之距,如屋之漏,如水之流",这脾的平、病、死脉之象,没有生活经验之人是很难体会的。当然,一些幽深的道理,必须经过反复的临床实践才能悟到真处,正如陆游所说:"纸上得来终觉浅,绝知此事要躬行。"对于中医来说尤其是这样。

【释疑】

一问:《内经》建构的藏象理论体系,与现代生物医学的解剖生理病理体系,有何区别? 其科学价值和临床意义在哪里?

答:为阐明人体的生命活动机理,并解决一系列临床问题,中西医学都建立了自己的概念、推理系统及其理论体系。如果说近现代生物医学建构的是以解剖结构为认识基础的生理病理体系,那么《内经》建立的则是以系统功能为认识基础的生理病理体系。它们的不同点在于,一个以解剖实体为认识主体,所以有呼吸、消化、泌尿、血液循环等解剖生理诸系统,一个则以功能活动为认识主体,忽略内脏的解剖实体、将整体生命活动整合为五个功能活动"集团",并以五脏解释一切生命现象,如全身气化原理、精神活动原理以及对自然、社会变化的适应原理等,似乎中医五脏是万能的。有人会问,为什么是五脏而不是六脏、七脏? 这与那个时代的认识有关。《灵枢·阴阳二十五人》说:"天地之间,六合之内,不离于五,人亦应之。"认为五行之五能概括世界,这当然有其局限性,但它作为一种方法学、思维工具,其系统科学方法是不容置疑的,因此《内经》建构的五脏体系,其本质是生命系统整体的五个要素。反过来如果以解剖内脏的概念去理解它,必然"触处荆棘",谬误百出。《内经》为中医学建立的藏象理论是另一种把握生命机理的方法和学术,与近现代医学还原论原理相比,具有系统生命科学的价值。在医疗实践指导方面,由于藏象理论属于医道,临床应用属于医术，它们之间犹如兵书战策和临阵实战关系，临证诊治，既需要方药针灸实施，又必须理法统领指引，无论治疗观念、总体治疗思路，还是具体病证的施治原则、技巧与用方、遣药，哪一步都离不开概念的把握、理论的运用，试想如果没有五脏系统理论框架、没有脏腑气血等概念及其推理，空有千万良方，只是一堆药石品物，真如摸黑夜行，诊疗效果可想而知。

二问：《内经》以五脏为核心的藏象体系固然是中医理论的基础，但其五脏五行关系不仅显得机械，而且在临床多不能应验，如何看待这一问题？

答：古人说"大匠能示人以规矩，不能教人以巧"。这句话出自《孟子·尽心下》："梓匠轮舆能与人规矩，不能使人巧。"无论现代学院式教育，还是古代师徒授受，都只能告之以基本规律、运用模式，想真正掌握、得心应手，还要靠个人"修行"，自己忖度领悟。现代自然科学、社会科学的各学科是如此，传统文化各学科，特别是中医学更是如此，决不能"纸上谈兵""按图索骥"和"守株待兔"。就拿五脏五行为例，五行只是一种思维模式，体现了传统文化中的系统科学方法。应用于医学，建立了五脏为核心的藏象理论规范。它的基本精神是以五脏功能既相对独立，又相互促进、相互制约的联系说明和把握生命机理，其间的复杂关系需要根据具体情况，具体分析，不可以词害义。用于具体生理、病理分析，五行只是个思维网络架子，内容必须用实际情况填充，并依据实际情况进行推导，其中实践历练、临床经验必不可少，历代医学大家把自己的著作命名为"心悟""心法"，其意义就在这里。

【资料】

一、关于宇宙形成和万物生化过程

太虚寥廓，肇基化元，万物资始，五运终天，布气真灵，总统坤元，九星悬朗，七曜周旋，曰阴曰阳，曰柔曰刚，幽显既位，寒暑弛张，生生化化，品物咸章。（《素问·天元纪大论》）

二、"四时五脏阴阳"观

古今中医学者都承认藏象学说是中医学理论的核心内容，并认为藏象学说以五脏为主体，联系内外，形成具有中医学特色的人体生理活动理论。民国时期恽树珏还论证了《内经》的五脏，非血肉之五脏，乃四时五脏、气化五脏，然而始终未能概括出其学术思想。直至 20 世纪 80 年代初，程士德在《北京中医学院学报》1980 年第 2 期明确提出"四时五脏阴阳"是《内经》藏象学说的核心思想，也是中医学理论体系的基本学术思想。这种观点写入 1984 年出版的高等医药院校教材《内经讲义》。

"四时五脏阴阳"一词见于《素问·经脉别论》。此虽仅论水饮在体内的气化输布合乎"四时五脏阴阳"活动规律，但《内经》全书基本上可说是"四时五脏阴阳"的注脚，而其概念与学术内容则见论于《素问·金匮真言论》《素问·阴阳应象大论》《素问·灵兰秘典论》《素问·六节藏象论》《素问·五脏生成》《素问·脏气法时论》《素问·宣明五气》篇，以及《灵枢·本神》《灵枢·决气》《灵枢·海论》《灵枢·本输》《灵枢·本脏》等篇。综合诸篇有关内容，可概括出《内经》论人体生命活动机制与规律的两个基本点：一是人是一个有机联系的整体。构成人体的各种组织器官之间，在结构上不可分割，在功能上相互协调、相互为用，在病理上相互影响，二是人类生活在自然界，无论在生理上或病理上，都不断受着自然界的影响，人类就是在能动改造和适应自然的斗争中维持着机体正常活动的。这样就把人体的局部与整体统一起来，把人与自然统一起来，形成天人内外的统一体。统一体的联系法则是以阴阳五行学说论证的：自然界以四时阴阳为中心概括五方、五气、五味等天地诸因素的类属、调控关系；人体以五脏阴阳为中心概括六腑、奇恒之腑，以及五体、五官、五志、五脉、五病等形体、生理、病变诸因素的类属、调控关系；而"五脏应四时"，四时与五脏相收受、通应，从而构成以五脏为中心的五大功活动系统，其活动共同遵循阴阳对待、协调，五行生克制化的法则，这就是四时五脏阴阳观的基本内涵。

四时五脏阴阳观是藏象学说的学术基础。从藏象学说形成的条件和过程看，古人没有现代仪器与实验方法可资利用，只能采取直观考察、医疗实践方法积累"象"的素材，而要把握生命活动必须充分发挥理论思维的作用，借助哲学进行探索，因此，系统方法、逻辑方法也是藏象学说形成的基础。四时五脏阴阳观正是这些方法与研究对象即人体生命活动有机结合形成的观念、原则。它以系统功能为研究对象，强调整体、联系、动态地看一切事物，体现了中医学理论特色，也是正确理解《内经》概念、术语和理论的基础。

四时五脏阴阳观反映到《内经》理论体系本体论的其他各方面。它从人与自然统一关系的破坏、机体本身整体联系失调两方面认识致病因素，因而自然气候异常变化、地土方域失宜，生活中情志、饮食、劳逸失调等均是病因学说研究的内容；它突出五脏功能活动系统的内外阴阳协调、五行生克制化生理观念，所以中医发病学认为疾病发生是致病因素伤及五脏及其所属，导致五脏功能活动系统内外联系紊乱的整体反映，而将错综复杂的病理变化归于五脏有余不足、五脏功能活动系统表里内外、相互之间的传变及自然界阴阳消长的影响。在疾病诊断方面，凡四时变迁、五方地宜与五志好恶，以及五色、五声、五味、五脉等五脏功能活动系统的异常变化所反映的征象均必收集；辨证的基本法则不离五脏气血阴阳虚实，各种辨证方法均以脏腑辨证为基础。对于中医治则治法，四时五脏阴阳观更强调考虑人与外在环境的协调、人的整体性，以及病证的动态演变，为确立因时、因地、因人制宜的治疗原则奠定学术基础。

近年来的研究资料表明，四时五脏阴阳观具有天文、气象、地理、地质、生物、物理、化学等多学科基础。我们的太阳系已经存在四五十亿年，人类生活在地球是经过漫长演化过程形成的。《素问·天元纪大论》说"天有五行御五位，以生寒暑燥湿风"，由于太阳在天球上周年视运动的黄道与地球自转的天赤道有 23° 27' 的交角，形成地球纬度地带四时气候周期变化，即是四时阴阳消长变化的天文学基础，影响地球生物的生存环境，所以《内经》非常重视四时阴阳变化。《素问·四气调神大论》称"四时阴阳者，万物之根本也……万物之终始也，死生之本也"。人类作为生物之一，在进化中自然形成适应四时阴阳消长变化的生命机制。四时五脏阴阳观即依据"四时之法"论人体生命机制的原则概括。目前已有研究报告说明光照、温度、湿度、多种射线、磁场等自然环境因素对生物体分子、细胞、组织器官以及整体各个层次都有一定影响，并有各种周期性，包括人在内的各种有机生物体的生命活动也发生着周期性调节。生物学和医学的现代研究资料也证明，人体的细胞分裂、血液成分、直肠温度、尿量及尿成分等，都有昼夜、月或年的节律，并形成新的学科——时间生物学和时间医学。这就向人们提出一个新的课题：除西医学已经发现的生命活动规律以外，是否还存在着与自然界变化相适应的活动规律；还可设想，既然《内经》以时间节律作为生命本质的基本内涵，并得到现代科学的证实，那么对四时五脏阴阳观所阐述的相互联系、相互调控的生命活动机制和规律的研究，有可能使生命科学走进新的领域，有新的发现。（烟建华.《黄帝内经》理论体系研究 // 王洪图主编.黄帝内经研究大成.北京：北京出版社，1997，855–856）

三、从精神分裂症时间发病特点看肝肾关系

1.从生命的四时法则看肝的疏泄与神志关系

（1）肝主升发，恶抑郁：肝为风木之脏，其气通于春而主升发，肝就像春天草木萌生一样，具有升发生长、舒畅条达的特性。即《素问·四气调神大论》所谓："春三月，此谓发陈，天地俱生，万物以荣。"每至春季，则肝气升发，升举阳气，条畅气机而鼓舞诸脏，五脏安定则生机不息。这种升发生长的特性，一方面体现在启动调畅全身气机升降，进而影响肝脾运化、水道通利、气血津液运行、情志活动等全身整体生理活动的诸多方面，另一方面体现在其升举阳气的向上向外的趋势，如《脾胃论·阴阳寿夭论》曰："且如地之伏阴，其精遇春而变动，升腾于上，即曰生发之气。"又《脾胃论·天地阴阳生杀之理在升降浮沉之间论》说："少阳之气始于泉下，引阴升而在天地人之上，即天之分，百谷草木皆甲坼于此时也。"《读医随笔》亦说："肝之性喜升而恶降，喜散而恶敛。"这正是精神分裂症春季多发的主要原因。肝性喜条达而恶抑郁，行疏泄之功而稍有不遂则气机郁结不畅而为病。久之，痰瘀从生，更阻肝之升发，但久抑必至暴发，以至春夏发作。故在本方药中用柴、附佐胆星、桃仁等兼化痰瘀，也是遵"木郁达之"之理，顺其性或舒或泻，或柔肝养肝。《血证论》也说："肝为风木之脏，胆寄其间……至其所以能藏之故，则以肝属木，木气冲和条达，不致郁遏，则血脉得畅。"

（2）肝的属性阴中之阳：从五行来看，肝属木，其母为水，其子为火，肝木介于水火之间；从阴阳来看，肝经为厥阴，肝脏为少阳，肝处于阴阳转折之中点，故五脏中肝为阴中之阳。阴指肝本于水而藏阴血，阳指肝有疏泄之能、主升主动的特性。两者之间存在着相互为用的关系：肝藏血，血养肝，正常的藏血能濡养肝，制约肝的升发之性，保证肝疏泄不致太过；肝疏泄，血归肝，正常的疏泄才能保证肝血得藏，肝有所养。肝的阴柔尤为重要，因为肝之所以既疏达升发而又不刚暴太过，全赖肝阴血的柔润和敛摄。一旦阴血不足，柔不济刚，则必升散无制，阳亢劲急之病在所难免，因此要顾护肝的阴血。

（3）肝与神志的密切关系：肝为刚脏，将军之官，性情暴烈急躁，受不得委屈与侮辱，一有刺激肝即应之而动，极易影响其藏血舍魂主谋虑的功能，导致气机不畅或伤及阴血、烦扰魂魄出现情志情感的异常。如《灵枢·本神》："肝，悲哀动中则伤魂，魂伤则狂妄不精。"中医常把魂梦颠倒，意志错乱的表现称为魂伤或魂不

守舍、魂不归藏。肝藏血，血舍魂，有关睡眠失常、幻觉，感觉异常多与肝有关。《灵枢·海论》所论四海病症时说："血海有余则常想其身大，血海不足则常想其身小。"这些感觉异常表现与精神分裂症幻听妄想等阳性症状相似。恽铁樵在谈到肝主谋虑时说："肝主怒，拟有似者，故曰将军。怒则不复有谋虑，是肝之病也，从病之失职，以测不病时之本能，故谋虑归肝。"盛怒之下，干出一些超越正常理智范围的事情，不计后果，严重者打人毁物，也要归于肝主谋虑之功能失常。

总之，一方面肝气应春，蕴升生之机，藏待发之势，启陈从新，易升易动；另一方面肝体阴而用阳的特性，使其容易失去控制而升散无制，加之火热痰瘀阻遏，使阳气郁久暴发，进而影响肝藏血舍魂主怒主谋虑等与情志密切相关的生理功能。

2. 对肝肾关系的认识

（1）从阴阳五行角度谈肝肾关系：精神分裂症春夏多发不仅与肝有密切关系，也与肾的关系密切，因为肝的生理功能异常，在于肾的对其制约功能的失常，或者说，肝肾生理功能之间失去了正常的协调关系。朱震亨在《格致余论》说："主闭藏者肾也，司疏泄者肝也。"从气机角度上看，肝性萌生易动，肾性潜藏固密，肝主升主动向上向外的趋势受肾向下向内的趋势的制约。从精血互化角度上看，肝肾同居下焦，肝藏血，肾藏精，精血同源而互化，且肾内寓真水，为人体阴液之根本。肝之阴血赖肾之滋养，即所谓滋水涵木之义。肾之精血阴液对于肝阳的涵养敛摄作用，对于保持肝体阴用阳的特性十分重要，这也是方中重用龟甲，以滋肾阴潜阳的根据。肾阴充沛，肾精固密，才能涵养阳气以内潜，从而为来春厥阴风木的升浮奠定物质基础。《临证指南医案·肝风》华岫云说："肝为风木之脏，因有相火内寄，体阴而用阳，其性刚，主动主升，全赖肾水以涵之，血液以濡之……则刚劲之质得为柔和之体，遂其条达舒畅之性。"张锡纯也指出：癫狂病人为"下焦真阴真阳不相维系，又加肝风内动为引，陡然痰火上奔，致迷乱其本性。"（《医学衷中参西录·论癫狂失心之原因及治法》）

前人对于肝肾关系，多从生殖、胎育角度来阐述二者关系，其实肝肾在人体生命活动的各个方面都可能有相互制约、相互协调的关系，本文主要从精神情志活动角度重新认识了肝肾关系。肝肾从五行理论来说是一种相生关系，表现在阴血精液的相互资生、相互转化，从阴阳理论来说是相互制约的关系，表现在阳气的升降出入运动方式上。但这两种关系并不矛盾，而是统一于肝体阴而用阳的特性中，统一于阳气阴血、物质与功能的协调关系上，而精神分裂症春夏多发的现象是这种协调关系紊乱的表现之一。由此我们得到某种启发，在调整脏腑关系治疗疾病的过程中，不能简单地套用五行生克制化乘侮的关系，而应多因素多角度地结合脏腑各自的生理功能和特点，结合时间季节，依据生命的四时法则全面地考虑。在本研究中，在充分重视了肝阴中之阳的属性和特点及与精神情志活动密切相关的特性基础上，考虑肝肾阴阳五行的双重关系来确定滋肾阴潜阳、疏肝解郁并用的组方原则。本方药的行之有效表明，从协调脏腑间相互关系入手，对治疗季节性精神疾病有一定的指导意义。

（2）从机能协调的角度看肝肾的关系：在以肝肾为主体的关系中，也应该有其他三脏或多或少的影响，或者说，五脏系统组成了一个外应四时、彼此交互作用的网络系统，各脏腑通过彼此相互调控达到稳态，共同完成某一生理活动。如果某种原因使脏腑间失去了正常的协调关系，破坏了稳态，则会表现一系列病证。

脏腑间相互关系贵在和谐，我国古代医家努力追求"阴平阳秘"，在实践中探索各种调理、调补、调畅气机的方法，就是充分重视机体内在的调节能力，尊重机体的自组织能力。机能的协调，是自发进行、自我调控的，所以雷顺群《内经多学科研究》称"灵兰之秘在于自组织"，因而中医学将"化不可代"作为论治的最高准则，强调启发、调动和协助人体自身的调控机能，使之恢复和谐而愈病。如果从现代医学角度讲，这与某些疾病是机体整体机能调控机制失调有某些相似之处，如一些精神性疾病的发生可能是脑内多种神经递质之间相互协调关系的紊乱；一些内分泌系统疾病的发生可能是多种内分泌激素之间协调关系的紊乱；从更微观的角度讲，一些遗传性疾病可能是基因表达的调控关系失衡。所以在一定意义上说，任何病症都是相互关系的失衡，而本课题也正是从防治精神疾病的角度，初步推理和反证出这种整体内多因素之间相互作用、相互调控的某些规律性。因此，对于季节性发病的重大疾病，在遵循天人相应的前提下，提前给药，纠正脏腑间紊乱关系使之协调的预防思想，是解决问题的关键。（烟建华主编．医道求真——《黄帝内经》学术体系研究．北京：人民军医出版社，2007，337-341）

精气神理论

精气神理论是藏象理论的另一重要组成部分。相对于脏腑理论而言，它也可以用来解释与论证生命现象和生命活动机理，是另一套相对独立的系统理论。万物生于精，精聚而成形，散而为气；精化气，气化活动为生理之基础，在人则移精变气而生神。因此，人的新陈代谢、精神活动可以用"精化气、气生神"来概括，故古人有言：精为神之宅，精为气之母；有精则有神，积精可以全神；气能御精，神能御气。精虚则无气，无气则死。在具体的生理过程中，因解释生命现象及其活动机理的需要，精、气、神又各有不同的分类命名与活动规律，它们又各自构成相对独立的活动体系和理论系统，不可随意删弃。

当然，精气神与脏腑的关系亦密不可分。脏腑活动以精为基础，以气为动力，以神为表现；而精气神又是脏腑活动的产物。两者相互依存，相互为用，损则俱损，荣则共荣。

第八讲　论精

本讲遴选七段原文，主要讲述先天之精生成胚胎，发育为胎儿；出生后制约人体渐次生、长、壮、老、死的过程。其中，先天之精又化生个体的生殖之精，主持人的性生殖能力的盛衰。讲述后天之精源于水谷，其精微化为气血，荣养全身，其水液化为津液，经脏腑活动，并通过三焦以供生理、心理变化的需求。

【原文】

黄帝问于岐伯曰：愿闻人之始生，何气筑为基，何立而为楯？何失而死，何得而生? 岐伯曰:以母为基,以父为楯,失神者死,得神者生也。黄帝曰:何者为神? 岐伯曰:血气已和,荣卫已通,五脏已成,神气舍心,魂魄毕具,乃成为人。(《灵枢·天年》)

【串讲】

黄帝问岐伯说:人体创生之初,以什么精气筑作基础,以什么精气立作护卫? 失去什么就要死亡,得到什么才能生存? 岐伯回答说:人体以母体之精为基础,以父精所化阳气为用,阴阳交感和合而生成胚胎,并同时具有了神。胚胎失去此神就会死亡,有此神才能维持生命力。基,基础。楯,读作吮(shǔn),栏槛,《说文》段注:"栏槛者,今之阑干是也,纵曰槛,横曰楯。"引申有捍卫和遮蔽的意思,译为护卫。"以母为基,以父为楯"所表述的是,人体胚胎的形成,全赖父母精气,阴阳结合而成。神,此指胚胎具有生命赖以存在的生机主宰,其实就是生命能力。下文接问:此神是如何形成的? 回答则讲胚胎的发育过程,意思是说胚胎一旦发生即有了神,而神的完备,独立为人,还依赖胚胎健康的发育。胚胎的发育过程,先是气血营卫通达,脏腑肢体相继长成,在此基础上,魂魄备具,神气入舍于心,则此个体即具有了基本的生命能力,可以脱离母体而独立生存。舍,藏舍。神气,是与魂魄同一层次的概念——心神,似指人类独有的自觉意识,这里指其胚胎中的先天基础。神气舍心,即此神藏舍于心。

【解读】

按来源和作用,精分先天与后天。先天之精源于父母,受后天之精的培育不断滋生,其作用有二,一是发育成人体,包括脏腑、组织、经脉、器官及精气血津液,从而具备人形,进行各种生命活动;二是产生天癸,发育成性生殖器官,并开展性生殖活动,完成人类物种的延续。后天之精源于体外,由人体从自然界纳入,如食物、水、阳光、空气等,然后由体内脏腑的活动加以改造利用。

本段论先天之精,讲胚胎发生以及进一步发育为胎儿的过程。

一、关于胚胎发生的原理

《内经》首先认定,人类个体也是由精气化生而成,这与古代哲学精气化生万物的道理如出一辙,如《周易·系辞》说:"男女媾精,万物化醇。"毫无疑问,这是古代摆脱神创论和人类图腾时代的有力证据。从医学而言,此精有具体来源，它就是父母专司生殖的先天之精。此精因父母而分阴阳，母精属阴、父精属阳，两者交感和合而产生新的生命。这里应用的则是阴阳之理。它以母之阴精为基础，父精所化阳气为护卫，即"阴为基、阳为用"之意。这里楯译为护卫，合乎"阳在外而为固"的意思。其实这只是一种表述而已。按今天的理解，胚胎阴阳中的阴为基础无疑，而阳则是其中活跃的生命因子，故张介宾说"基，址也。楯，材具也。""譬之稼穑者，必得其地，乃施以种。""夫地者基也，种者楯也，阴阳精气者（合和）神（胚胎生命）也。"这种解释虽无文字依据，但有助于理解。

《内经》的胎孕理论，其意义有二：其一，生命之来源既然是父母之精，那么父母之精的强弱及和谐与否，则是形成后代个体先天禀赋的基础，如张介宾说："夫禀赋为胎元之本，精气之受于父母者也。""凡少年之子多有羸弱者，欲勤而精薄也；老年之子反多强壮者，欲少而精全也。多饮者子多不育，盖以酒乱精，则精半非真而湿热盛也。"（《类经·疾病类六十二》）强调父母精血健全强壮对于后代的重要性。又，《礼记》记载有"取妻不取同姓"（《曲礼上》）的规制，其原因是"同姓不婚，恶不殖也"（《国语·晋语四》）。"男女同姓，其生不蕃"（《左传·僖公二十三年》）。从医学的角度说就是父母生殖精气阴阳和谐与失调之理，从而阐发了古代关于反对近亲结婚、提倡适龄婚育和寡欲优生的思想。其二，禀受于父母的先天之精与生殖之精皆藏于肾，因而肾在先天禀赋中占有重要地位。这就为后世从肾的保养与培补以强身防衰、治疗小儿先天发育不良，奠定了理论基础。

二、关于胎儿发育的过程

从胚胎发生至分娩，是胎儿发育的过程，其脏腑肢体相继成长，神气依次具备，全靠母体气血滋养，母体情况如何，都必然会影响胎儿发育，也是后代先天禀赋形成的基础。诸凡饮食起居、劳逸房事、情志感发，有所失调；外邪、跌仆，以及针药失当，均能伤胎，故不能不慎养，成为优生学内容之一，也是胎孕期间重要的保健内容。此外，本篇所论胎儿神情气质的发育，是在气血营卫、脏腑经脉发育基础上，逐步成就的，因而古代就有逐月养胎之说，如隋代巢元方《诸病源候论·妊娠候》有"逐月养胎法"，后世续有补充；此外，又有胎孕期施教之说，认为外界良性的声色等形式的刺激，可以通过母体影响胎儿神情气质，并称之为"胎教"，对后代个体先天禀赋的形成也有一定影响，具有优生学意义，值得进一步研究。

【释疑】

问：本篇所述胚胎发生的母基、父楯，能不能理解为现代生物学的精子和卵子呢？

答：本篇用父母精气阴阳交感和合阐明胚胎发生之理，可以联系父母精子与卵子结合形成合子，进而发育成胚胎的过程，从而将人类物种的特有物质及其性质遗传下去，其中包含人类个体生殖的原理、体质形成的原理及优生等原理，在中医理论和临床研究中有助于解读其科学内涵，并开拓其临床应用。但我们也必须清醒地认识到，中西医学属于不同的理论体系，其概念与理论有着本质性的差异，主要是研究方法上的综合与分析、概念内涵中的实体与功能的不同，因此我们不要把父母阴阳精气比附成精子和卵子，本篇所谓的母基和父楯，除了精卵之外，还包括它们的活力及复杂的生存环境、状态等等，是综合性的概念，如果仅进行机械性对照，势必简单化、庸俗化，在研究中必然如恽铁樵所说的"触处荆棘"，处处碰钉子，这种思路失误是要不得的。

【资料】

一、张介宾对"以母为基，以父为楯"的解释

基，址也。楯，材具也。人之生也，合父母之精而有其身。父得乾之阳，母得坤之阴，阳一而施，阴两而承，故以母为基，以父为楯。譬之稼穑者，必得其地，乃施以种。种劣地优，肖由乎父；种优地劣，变成乎母；地种皆得而阴阳失序者，虽育无成也。故三者相合，而象变斯无穷矣。夫地者基也，种者楯也，阴阳精气者神也，知乎此则知人生之所以然矣。（《类经·藏象类十四》）

二、巢元方"逐月养胎法"（摘录）

怀娠一月，名曰始形（《千金要方》为"始胚"）。……足厥阴养之。足厥阴者，肝之脉也。肝主血。一月之时，血流涩，始不出，故足厥阴养之。

妊娠二月，名曰始膏。……足少阳养之。足少阳者，胆之脉也，主于精。二月之时，儿精成于胞里，故足少阳养之。

妊娠三月，始胎。当此之时，血不流，形象始化，未有定仪，见物而变。……手心主养之。手心主者，脉中精神，内属于心，能混神，故手心主养之。

妊娠四月之时，始受水精，以成血脉。……手少阳养之。手少阳者，三焦之脉也，内属于腑。四月之时，儿六腑顺成，故手少阳养之。

妊娠五月，始受火精，以成其气。……足太阴养之。足太阴脾之脉，主四季。五月之时，儿四肢皆成，故足太阴养之。

妊娠六月，始受金精，以成其筋。……足阳明养之。足阳明者，胃之脉，主其口目。六月之时，儿口目皆成，故足阳明养之。

妊娠七月，始受木精以成骨。……手太阴养之。手太阴者，肺脉，主皮毛。七月之时，儿皮毛已成，故手太阴养之。

妊娠八月，始受土精，以成肤革。……手阳明养之。手阳明者，大肠脉，大肠主九窍。八月之时，儿九窍皆成，故手阳明养之。

妊娠九月，始受石精，以成皮毛，六腑百节，莫不毕备。……足少阴养之。足少阴者，肾之脉，肾主续缕。九月之时，儿脉续缕皆成，故足少阴养之。

妊娠十月，五脏俱备，六腑齐通，纳天地气于丹田，故使关节人神咸备然，可预修滑胎方法也。

（《诸病源候论·妇人妊娠病诸候上》卷四十一妊娠候）

三、褚澄关于优生优育的论述

合男女必当其年。男虽十六而精通，必三十而娶；女虽十四而天癸至，必二十而嫁。皆欲阴阳完实，然后交而孕，孕而育，育而为子，坚壮强寿。(《褚氏遗书》)

【原文】

人始生，先成精，精成而脑髓生，骨为干，脉为营，筋为刚，肉为墙，皮肤坚而毛发长，谷入于胃，脉道以通，血气乃行。(《灵枢·经脉》)

【串讲】

人在孕育初起，是先由男女之精媾合而成的，然后由精发育而生脑髓，此后逐渐形成人体，人体以骨为支柱，以脉道营运血气灌溉周身，以坚劲的筋约束骨骼，以肉为墙壁卫护内在的脏腑、筋骨、血脉，及至皮肤坚韧之后毛发生长，人形即成。出生以后，凭借水谷入胃化为精微，生成血气，并通过脉道循行不止，营养全身。这就是人先天成形始于精，后天养形在于谷的道理。

【解读】

上段概论先天之精生胚成胎，本段则先讲述先天之精化生脏腑躯体的过程，其论脏腑躯体生成过程，是由内而外，最后完备肌肤毛发；继论出生之后水谷入胃生成精微、化为血气，通过脉道流注全身，荣养脏腑躯体，完成生理发育的道理。其中水谷的化生赖于胃，胃的纳谷、化谷能力又源于先天，是先天生后天；水谷之精培育脏腑躯体，使之发育、维持活动，则是后天养先天。先天之精与后天之精的这种关系，不仅是理论研究的课题，在临床病证的诊治中也是常常需要辨识处理的问题，先天之精藏于肾、后天之精化于脾（胃），故后世有"补脾不如补肾"与"补肾不如补脾"的争论。深刻认识，正确处理，能显示医生的临床功力。

【原文】

黄帝曰：人年老而无子者，材力尽邪，将天数然也？岐伯曰：女子七岁肾气盛，齿更发长；二七而天癸至，任脉通，太冲脉盛，月事以时下，故有子；三七，肾气平均，故真牙生而长极；四七，筋骨坚，发长极，身体盛壮；五七，阳明脉衰，面始焦，发始堕；六七，三阳脉衰于上，面皆焦，发始白；七七，任脉虚，太冲脉衰少，天癸竭，地道不通，故形坏而无子也。丈夫八岁，肾气实，发长齿更；二八，肾气盛，天癸至，精气溢泻，阴阳和，故能有子；三八，肾气平均，筋骨劲强，故真牙生而长极；四八，筋骨隆盛，肌肉满壮；五八，肾气衰，发堕齿槁；六八，阳气衰竭于上，面焦，发鬓颁白；七八，肝气衰，筋不能动，天癸竭，精少，肾脏衰，形体皆极；八八，则齿发去。肾者主水，受五脏六腑之精而藏之，故五脏盛，乃能泻。今五脏皆衰，筋骨解堕，天癸尽矣。故发鬓白，身体重，行步不正，而无子耳。帝曰：有其年已老而有子者何也？岐伯曰：此其天寿过度，气脉常通，而肾气有余也。此虽有子，男不过尽八八，女不过尽七七，而天地之精气皆竭矣。帝曰：夫道者年皆百数，能有子乎？岐伯曰：夫道者能却老而全形，身年虽寿，能生子也。（《素问·上古天真论》）

【串讲】

本段主要讲述人的性生殖能力随着先天精气盛衰而变化的过程和道

理。黄帝问：人年纪老的时候，不能生育子女，是由于精力衰竭了呢，还是受自然规律的限定呢？材力，这里指的是精力，也就是生殖能力。邪，同耶，表示疑问的语气词。天数，自然的定数，这里说生理的自然规律。岐伯回答说：女子到了七岁，肾气盛旺起来，乳齿更换，头发开始茂盛。发长（zhǎng）：头发开始茂盛。长，茂盛之意，《四气调神大论》王冰注："长，外茂也。"二七一十四岁时，天癸产生，任脉通畅，太冲脉旺盛，月经按时来潮，具备了生育子女的能力。天癸，是人体分泌的一种促进生殖机能的精气。之所以称为天癸，乃因其先天而生，与生殖和性机能有关，藏于肾，属于水类，配合天干属癸。它既不同于肾气，又不同于阴精，而与二者关系至为密切。三七二十一岁时，肾气充满，真牙生出；牙齿就长全了。真牙即智齿，指生长最迟的第三白齿，俗称尽头牙，古又称齻（diān）。四七二十八岁时，筋骨强健有力，头发的生长达到最茂盛的阶段，这时身体最为强壮。五七三十五岁时，阳明经脉气血逐渐衰弱，面部开始憔悴，头发也开始脱落。焦，同憔，憔悴。六七四十二岁时，三阳经脉气血衰弱，面部憔悴无华，头发开始变白。七七四十九岁时，任脉气血虚弱，太冲脉的气血也衰少了，天癸枯竭，月经断绝，所以形体衰老而失去了生育能力。地道不通，王冰说："经水绝止，是为地道不通。"即俗话所说的月经停止来潮，进入绝经期。男子到了八岁，肾气充实起来，头发开始茂盛，乳齿也更换了。二八十六岁时，肾气旺盛，天癸产生，精气满溢而能外泻，两性交合，就能生育子女。阴阳和，历代注家附合王冰之说，认为是男女两性交合。王注："男女有阴阳之质不同，天癸则精血之形亦异，阴静海满而去血，阳动应合而泄精，二者通合，故能有子。《易·系辞》曰：男女媾精，万物化生。此之谓也。"又，日本人喜多村直宽以为："阴阳和，盖谓男子二八而阴阳气血调和耳，王注为男女构精之义，恐非也。"（《素问劄记》）详本篇凡云"有子""无子""生子"，皆指有无生育能力而言，未及男女交合之意，按此分析，似乎喜多村之解有理。但以"阴阳气血调和"为解，详之亦未尽善，因为它只能表示生理机能正常，没有特异性，各种年龄"阴阳气血调和"者未必均能生子，因此二解宜并存而暂从前注。三八二十四岁时，肾气充满，筋骨强健有力，真牙生出，牙齿长全。四八三十二岁时，筋骨丰隆盛实、肌肉亦丰满健壮。五八四十岁时，肾气衰退，头发开始脱落，牙齿开始枯槁。

六八四十八岁时，人体上部的阳气逐渐衰竭，面部憔悴无华，头发和两鬓花白。发鬓颁白，指发鬓黑白相杂。鬓，两鬓角耳际的毛发。颁，同斑。颁白，即白黑相杂，俗曰花白。七八五十六岁时，肝气衰弱，筋的活动不能灵活自如。八八六十四岁时，天癸枯竭，精气少，肾脏衰，牙齿头发脱落，形体衰疲。"天癸竭，精少，肾脏衰，形体皆极"，这十二字，原在"七八，肝气衰，筋不能动"句下，《素问绍识》说："推上下文，'天癸竭'云云四句，似宜移于'八八'下，恐是错出。"这种说法似有道理，若"七八"已"形体皆极"，则"八八"之年仅"齿发去"，岂有此理？且据"四八"文下王冰注"丈夫天癸，八八而终"，则原文恐有误。今据丹波元坚之说并参以王注，将这十二字移于"八八"之下，使丈夫"七八""八八"与女子"六七""七七"文例相类。肾主水，接受其他各脏腑的精气而贮藏之，只有五脏功能旺盛，肾才能外泻精气。现在年岁已老，五脏功能都已衰退，筋骨懈惰无力，天癸已竭，所以发鬓都已变白，身体沉重，步态不稳，也丧失了生育能力。黄帝问：有的人虽然年岁已老，但仍能生育子女，是什么道理呢？岐伯回答说：这是他天赋的精力超过常人，气血经脉保持畅通，肾气强壮有余的缘故。常，通尚。这种人虽然仍有生育能力，但就一般人而言，男子不超过六十四岁，女子不超过四十九岁，精气便枯竭而丧失生育能力了。天地之精气，此指男女之天癸。黄帝又问：掌握养生之道的人，年龄都可以达到一百岁左右，还能生育吗？岐伯说：掌握养生之道的人，能防止衰老而保全形体，因而虽然年高，却也能生育子女。

【解读】

一、本段主题与宗旨

本段再论先天之精，讲它主持性生殖机能的部分——天癸，在人出生后的盛衰发展过程。

《素问·上古天真论》是《内经》的养生名篇，本段即它的第二段，位于养生原则和方法之后，论述生命原理以为养生理论奠基。就本段的具体内容而言，它以男八、女七为阶段，阐释人生育能力的盛衰演变过程，提出肾气的自然盛衰规律是决定生育能力盛衰变化的主导因素，并同步伴随着人体的生长衰老历程。先天之精由父母遗传而来，藏于肾，精化为气，是为先天之气，古人称为真气，即真元之气，也就是本篇之肾气。先天之精有两个最基本的生物机能，一是发育为人体脏腑经络组织器官，并生成原始的气血津液，以养育形体、精神；二是衍生出后代个体的生殖精气，本篇称为天癸，它受后天培育而源源化生，通过人类个体生育而不断延续，在性生殖活动中始终发挥着主导作用。由于先天精气有物种固有的自然盛衰的变化规律，所以人的生育能力和生理发育也必然有盛衰的"程序"。经文讨论女子以七岁、男子以八岁为阶段基数，从二七到七七、二八到八八，由盛转衰，并以"肾者主水"作原理归结，表明肾气的盛衰起着主导作用，姚止庵《素问经注节解》注释说："男女之壮也，并始于肾气之盛实；其后（当为"弱"字）亦由于肾气之衰微。人之盛衰，皆本原于肾，此故总以肾结之。"因此我们认定，这段经文就是后世"肾主生殖""肾主生长发育""肾为先天之本"理论的主要依据，也为从肾气盛衰探讨衰老原理，从性生殖能力和状况推断衰老程度，采取节欲保精、防衰缓老等养生方法奠定了学术基础。

肾主性生殖，理论上是通过天癸阐明的，但临床多省略天癸而言肾。在性生殖器官发育不良及其机能障碍等病证的诊治中，其病理基础就是肾。有的论著说《内经》将性生殖归于肾命，其实，到了《难经》，才将肾与命门分开，性生殖归命门所主，即如《难经·三十六难》所说：命门"男子以藏精，女子以系胞"，这在理论上更精细，临床也更便于操作。

二、关于天癸

本段提出天癸这一概念，作为生殖机能盛衰的决定因素，是中医性生殖医学有关生理、病理及疾病诊治的理论基础。

1. 天癸的概念和生理　天癸一词是先天癸水的简称。在五行，壬癸属水，而壬阳癸阴，因此它是一种先天阴精类的人生本原真精，与一般先天之精的区别就在于它专司性生殖活动。根据《内经》论述所及，对于天癸生理的认识有三部分：一是制约人体生殖机能的成熟与衰竭，体现在女子月经的来潮、闭绝与男子精液的产生、施泄，其中应该包括卵子和精子的发生与排泄。二是决定性欲的产生及其强弱。王孟英在《沈氏内科辑要》按语中说："孩提能悲能喜，能怒能思而绝无欲念。其有情窦早开者，亦在肾气将盛，天癸将至之年。可见肾气未盛，癸水未足，则不生欲念。如肾气衰，癸水竭，则欲念自除矣。"所以男子二八、女子二七"天癸至"才能"阴阳和"，天癸是性欲形成的重要基础。三是促进第二性征的发育。天癸通过冲任，下至阴器，上荣口唇。女子泄血而不荣口唇，故有月经而不生须；男子不泄血故有须而无月经。《灵枢·五音五味》举出宦官去其宗筋（阴器，包括睾丸），伤冲脉，竭天癸，故不生须。而天宦（天阉）则是"天之不足"，就是天癸异常，冲任不盛，唇口不荣的缘故。

此外，天癸的产生与衰竭有年龄的制约。女子天癸必二七而至、七七而竭，男子则二八而至、八八而竭，说明人的天癸，生而即有，但发育到一定年龄，蓄积到一定时期才能"至"，也就是我们说的成熟；也是成长到一定年龄，耗损到一定时期才衰竭，届时生殖能力、性欲盛衰、性征都有明显变化，医者可以此为证判断人体生理病理状况，如发育迟钝、性早熟及与此有关的疾病等，作为临床参考。

2. **天癸与冲任**　经文说，女子"二七而天癸至，任脉通，太冲脉盛，月事以时下，故有子"。"七七任脉虚，太冲脉衰少，天癸竭，地道不通，故形坏而无子也。"说明天癸的成熟与衰竭，和冲脉的盛衰及任脉的通达是同步相关的。这种相关具有生理因果性。在奇经八脉中，冲为血海，任主胞胎，冲任得天癸，盛而通达，并使天癸作用于性生殖器官乃至全身，发挥生理效应，如月经、胎孕及第二性征等。从经脉循行看，任脉起于中极之下，循行于腹部、胸部、咽喉，向上到下颌部，环绕口唇，沿面颊到达目下，其病候主要表现为男子疝气，女子月经不调、崩漏、带下等证。冲脉起于气冲穴部位，与足少阴肾经相并，夹脐旁上行，到胸中后分散，其病候主要表现为气上冲心，月经不调，崩漏，不孕等证。所以在临床上，这些病证的诊治主要从奇经立论，如《医宗金鉴·妇科心法要诀》说："女子不孕之故，由伤其冲任也……若为三因之邪伤其冲任之脉，则有月经不调、赤白带下、经漏等病生焉。或因宿血积于胞中，新血不能成孕；或因胞寒胞热，不能摄精成孕；或因体盛痰多，脂膜壅塞胞中而不孕。皆当细审其因，按证调治，自能有子也。"张锡纯《医学衷中参西录》制理冲汤、丸，治妇女经闭不行，或产后恶露不尽、结为癥瘕；安冲汤治妇女经水行时多而且久，过期不止或不时漏下；固冲汤治妇女血崩；温冲汤治血海虚寒不育，均本于此。这些，在临床是具有普遍指导意义的理论和知识，今随手举一妇科病例：《黄帝医术临证切要》载王洪图治宋某，女，32岁，结婚十年，怀孕三次，均至六月便胎死腹中，月经衍期一周，经色稀而夹紫黑块，形如黑豆汤，经期颜面及下肢轻度浮肿，便溏，少腹及腰冷痛，带下量多清稀，面色污暗，舌质淡而兼瘀点，脉象沉细。辨为冲任虚损，略夹瘀滞，法当调补。以续断、泽兰、菟丝子、黑穞豆、川芎、炒白术、赤白芍、党参各50克，桑寄生、全当归、茯苓各60克，木蝴蝶、艾叶各20克，橘叶30克，制香附、芥穗、干姜、炙草各40克，共为细末，炼蜜为丸重9克，每服1丸，日三次。嘱一年体健后方可怀孕。两年后果举一子。此证屡屡胎死腹中，加有经、带及浮肿、便溏诸症，王氏以任主胞胎、冲为血海而断为冲任虚损兼瘀，而任统三阴，冲合于足少阴、阳明，肝者藏血，故补脾肾调肝取效，理正法活。

关于男子天癸与冲任的关系，经文称"二八，肾气盛，天癸至，精气溢泻，阴阳和，故能有子。""八八，天癸竭，精少，肾脏衰，形体皆极。"可见男子天癸与女子同，但未提到冲任。唯《灵枢·五音五味》论及男子第二性征与冲任关系时说："其有天宦者……此天之所不足也，其任冲不盛、宗筋不成，有气无血，唇口不荣，故须不生。""宦者去其宗筋，伤其冲脉，血泻不复，皮肤内结，唇口不荣故须不生。"这里虽然没有提到天癸，但其中的"天之所不足"可以理解为天癸。因此，男子生殖系统的先天缺陷、后天疾病也就从天癸立论、诊治冲任，今有男科临床之说，可以佐证。

3.天癸与脏腑 天癸虽然源于先天精气，但它藏于肾，有一个从微至盛，蓄积成熟乃至衰竭的过程，而这个过程，又离不开五脏六腑。因此，讲天癸理论，论其临床病证的诊治，历来都从脏腑入手，正如经文中所说："肾者主水，受五脏六腑之精而藏之，故五脏盛，乃能泻。"前者讲肾，是对肾与天癸关系及肾主性生殖理论的高度概括；后者讲脏腑，通过肾作用于天癸的生理和病理，指导临床病证的诊治。

（1）天癸与肾：古人说"万物生于水"，"肾者主水"提示肾是人体生命的本源、生殖机能的根本。先天精气藏于肾，其所化之天癸自然源于肾，因而产生了肾主性生殖的理论。中医关于人类性活动、生殖机能及其特化器官，如男女外生殖器及其附属物、性腺的发育、成熟、衰退等均由肾所主，不仅是肾为先天之本理论的一部分，也是有关病证，特别是性生殖器官发育障碍，如女性"五不女"（螺、纹、鼓、角、脉），男性阴茎、睾丸发育不良之"天宦"，或由先天禀赋不足引起的性生殖机能障碍的基础病理因素，从肾治疗是基本原则。中医常使用鹿鞭、黄狗肾等动物内脏治疗此类病证，即所谓的"脏器疗法"，其学术依据盖源于此。

（2）天癸与其他脏腑：原文说肾"受五脏六腑之精而藏之，故五脏盛，乃能泻"，提示我们，天癸虽然根于肾，但必受其他脏腑的滋助和调节才能充盛、输泄，完成生殖活动，其中脾胃是滋助、培育天癸充盛、成熟的主脏。如张志聪注解说："受五脏六腑而藏之者，受后天水谷之精也。"所以女子必至二七、男子必至二八，天癸方盛，情窦初开，始有月事，交合生子，故《医宗金鉴》说："天癸乃父母所赋，先天生男之真气也；精血乃水谷所化，后天成形之本也。男子二八，先天肾气盛，天癸至，与后天所生之精会合而盈；女子二七，先天肾气盛，天癸至，与后天所化之血会合而盛。"临床脾胃病变或久病脾胃虚弱，水谷化源匮乏，也会出现生殖机能和性机能的病变，通过补益脾胃治愈，就是这种情况。其次是肝。肝藏血主疏泄，亦主血海，与冲任关系密切。女子经血按时而至，潮泄流畅；男子阴器勃起、精液质量及泄出，都与肝的疏泄有关。如果情志抑郁，疏泄不利，冲脉瘀滞，血海通导不畅，天癸不达，则可出现月经失调、不孕及阳痿、阳强等病证。历代医学家治疗性生殖机能病变，不仅注重肾、冲任的调节，亦注重其他脏腑。元代以前重脾、肝、心，明以后则偏于脾，强调先天后天并治。张介宾《景岳全书·妇人规》说："调经之要，贵在补脾胃以资血之源，养肾气以安血之室。"

三、关于生殖能力盛衰的年龄基数

本段对于生殖机能盛衰阶段的划分，女子以七为基数，知于二七，盛于四七，衰于七七；男子以八为基数，知于二八，盛于四八，衰于八八。这些数字是怎么来的？这些数字是实际观察的记录，还是按某种规矩计算出来的？我认为二者皆有之。先是古人对人生育活动的全过程进行长期观察，再以此为基础，寻求理性解释。关于女七男八的解释，古代有象数之学，是从形象和数理两方面解释与把握事物活动规律的。象即取象比类，是大家所熟知的；数则是运数比类，乃以数理来表征和推演自然界事物变化规律，认识人体机能活动及其联系。一三五七九数奇属阳，其中一三为生数、七九为成数，阳主进，七是少阳、九为老阳；二四六八数偶属阴，其中二四为生数、六八为成数，阴主退，八是少阴、六是老阴。据男女性生殖之道必阴阳和谐始能生存之理，男子体阳必耦少阴故用八，女子体阴必耦少阳故用七。因此，女子以七为生殖基数、男子以八为生殖基数，古人既从调查中得此数，经实践检验，符合实际情况，遂被公认成理。

四、关于人类个体生殖能力的期限

本段原文最后提出，男女生育能力二七、二八始，七七、八八衰，这是一般规律，但有个别人年已老仍具有生育能力，这个"老"有注家说是近七七、八八而止，或超出七七、八八而有限，并认为这种人"天寿过度，肾气有余"，此说有义且可用。也有注家说是其子年寿不超过七七、八八，恐属妄测。至于原文所说"道者年皆百岁……能生子也"，这在《内经》写作时代是相信这种可能的。其依据是原文提示的推测："道者能却老而全形"，延长生育期也属可能之事。《素问·阴阳应象大论》提到"七损八益"，系房中术，在秦汉流行，《汉书·艺文志》有"房中家"，当属性生殖保健之类。后世民间流传的"采阴补阳"之类，被列为异端邪说、淫乱禁术，更不可信。

【释疑】

问："肾者主水"的水，有的书译作水液代谢，对吗?

答：错。《内经》说过肾为水脏主津液，但本段不是讲水液代谢，而是讲人生育能力的发生、盛衰过程与规律，并以此阐述其主导本因，"肾者主水"则是其结论之语。其中"水"就是精，是生育能力的先天之源。先天之精为什么用"水"字来表述? 这是因为古人认为"万物生于水"。《管子·水地》说："水者何也? 万物之本原也，诸生之宗室也。"肾在五行属水藏精，精者水也，故说"肾者主水"，在文中是总结先天之精主管人的生育，是生殖功能盛衰过程的主导，文内并不涉及水液代谢问题，故历代注家均以精为解而成为后世肾主生殖的理论渊源，姚止庵的注解可为代表。

一、天癸探义

天癸，首见于《黄帝内经》，《素问·上古天真论》在论述男女生长发育过程时，提出天癸的"至"与"竭""尽"决定生殖机能的盛衰。近来一般认为：天癸是肾精中具有促进生殖功能作用的一种物质。今就天癸的生理作用、与脏腑的关系等方面，谈谈我们的认识。

（一）天癸的生理作用

天癸能促进人体生殖机能的成熟。在女子十四岁、男子十六岁前，气血皆存，却无生殖能力，必俟二七、二八天癸"至"（"至"有充盛、发挥作用的意思），方能"月事以时下""精气溢泻"；而至七七、八八天癸"竭""尽"，则"地道不通"（月事断绝）、"无子"（丧失生殖能力）。可见，天癸是促使月事来潮、精气溢泻，生殖机能成熟的物质。

天癸决定性机能的强弱。《上古天真论》说，男子二八天癸至，则能"阴阳和"，"阴阳和"指男女两性交合。所以，人的性欲产生，同天癸关系十分密切，正如王孟英所说："孩提能悲能喜，能怒能思，而绝无欲念，其有情窦早开者，亦在肾气将盛，天癸将至之年，可见肾气未盛、癸水未足，则欲念自除矣。"不独性欲，性机能的其他方面，亦与天癸有关。如临床上男子的遗精、滑泄、阳痿，女子的梦交、性欲淡漠就是这种病变。

天癸能促进第二性征的发育。天癸通过冲任，下至阴器，上荣口唇。女子泄血不荣口唇，故有月经而不生须；男子则上荣口唇为须，而无月经，表示天癸与第二性征的形成有关。为说明这种作用，《灵枢·五音五味》举出宦官去其宗筋（阴器，包括睾丸），伤冲脉、竭天癸，故不生须，而天宦（天阉）是"天之不足"，即先天不足，肾气不充，天癸异常，以至冲任不盛，唇口不荣的缘故。

（二）天癸与肾和冲任的关系

《素问·上古天真论》指出："女子七岁，肾气盛……二七而天癸至，任脉通，太冲脉盛，月事以时下，故有子。""七七，肾气衰，任脉虚，太冲脉衰少，天癸竭，地道不通，故形坏而无子也。"男子"八岁，肾气实……二八肾气盛，天癸至，精气溢泻，阴阳和，故能有子；""八八天癸竭，精少，肾脏衰，形体皆极……"同时，丧失了生殖能力。可以看出，肾、天癸、冲任都可以影响生殖机能，天癸生于先天。

有人认为，所谓天癸，天指先天，癸指癸水，而肾为先天之本，又为水藏，主藏真精。天癸就是肾所藏真精化成的物质。上述经文亦提出，肾气盛、"天癸至"，肾气衰、"天癸竭"，唯肾的精气必须充满，才能产生天癸。故马元台说"由先天之气蓄积而成。"

冲为血海，任主胞胎，只有"任脉通，太冲脉盛"，月事才能"以时下"，说明冲任直接关乎女子月经生理。其实男子的精血亦由冲任直接疏导。而冲任之所以"通""盛"，是在"肾气盛"天癸至的前提下才能起作用的。况且，冲任同起于胞中，肾系于胞，冲脉的腧穴均附于肾经，所以有"肾为冲任之本"的说法。

据上所论，可以认为，肾主天癸的产生与成熟，冲任司天癸的通行，与生殖器官相连。肾、天癸、冲任协同作用，维持人的生殖机能和性机能，构成人体生殖链，而天癸则是贯通这个链索、制约生殖机能盛衰的中间物质。

肾、天癸、冲任不仅在生理上密切相关，而且在病理上相互影响。肾脏病变可影响天癸的产生和冲任的通达，导致男子遗滑阳痿，女子胎、产、经、带等病证，这是临床司空见惯的事实。如《肾的研究》一文中提到：有 20 例无排卵性功能性子宫出血的病人，经用补脾法治疗 5 个月到 2 年不等，均未出现排卵；而改用补肾为主的方法治疗后，均很快出现排卵，说明功能性子宫出血与肾的阴阳失调有关。

垂体性闭经的病人，通过用中医补肾药或垂体促性腺激素治疗，症状均得以改善。多种原因的冲任失调又可通过生殖链，反过来影响天癸，进而病及于肾。如陈自明在《妇人良方》中说；"若遇行经，最宜谨慎，否则与产后证相类。"指出冲任病变可导致肾脏的病证。因此妇科出血、闭经、不孕等症，常常是调理冲任与补肾并行。

（三）天癸与脏腑的关系

天癸是肾气的产物，但有一个从微至盛、蓄积成熟的过程。这个过程，必由五脏六腑的滋助方成，即如《上古天真论》所说："肾者主水，受五脏六腑之精而藏之，故五脏盛，乃能泻。"其中，重要的是脾胃。故《医宗金鉴》指出："天癸乃父母所赋，先天生男之真气也；精血乃水谷所化，后天成形之本也。男子二八，先天肾气盛，天癸至，与后天所生之精会合而盈；女子二七，先天肾气盛，天癸至，与后天所化之血合而盛。"张景岳亦指出："人之未生，则此气蕴于父母。地气之初生，真阴甚微，及其既盛，精血乃旺，故女必二七男必二八而后天癸至，天癸既至，在女子则月事以时下，在男子则精气溢泻。"说明天癸虽来源于先天，但又必须靠后天脾胃所化的精微物质的滋养补充，才能成熟而发挥作用。临床脾胃病变或久病脾胃虚弱，水谷化源匮乏，也会出现生殖机能和性机能的病变，通过补益脾胃治愈，就是这种情况。

此外，生殖机能病证与其他脏腑病变有关，说明天癸亦受其他脏腑影响，特别是肝。肝藏血主疏泄，亦主血海，与冲任关系密切。如情志抑郁，疏泄不利，冲脉瘀滞，血海通导不畅，天癸不达，亦可导致月经失调，不孕等病证。所以历代医学家治疗生殖机能病变，不仅注重肾、天癸、冲任的调节，亦注重其他脏腑。元代以前重脾、肝、心，强调后天之本；明以后则偏于脾，强调先天后天并治。《景岳全书·妇人规》强调："调经之要，贵在补脾胃以资血之源，养肾气以安血之室。"近代如科学家刘奉吾认为："调治月经似是治血而非治血，而是治疗天癸和调理脏腑功能。"

以上讨论了天癸的生理作用及其与脏腑的关系，是中医理论的基本内容，一直有效地指导着临床实践。但是天癸究属何物，现代科学也在不断探索。一般认为，性腺产生的性激素是人体生殖机能和性机能产生的根源，而性腺的分泌又受制于腺垂体。患腺垂体肿瘤的病人，由于促性腺激素分泌增加，可导致性早熟；而腺垂体功能减退的病人，则性腺，性器官不发育，性成熟迟缓，男子则胡须、阴毛稀少，女子多出现原发性闭经。而腺垂体促性腺激素的分泌，又靠丘脑下部的神经激素的调节。丘脑下部—腺垂体—性腺的协调作用，起到控制、调节性激素分泌的作用。根据现代科学研究的成果，结合天癸的产生与生理作用。我们认为，天癸的实质可能是丘脑下部—腺垂体—性腺系统的产物，即是丘脑下部分泌的神经激素、腺垂体分泌的促性腺激素、性腺产生的性激素的总称。（烟建华，陈可远，王晓丽，等．中医刊授自学之友，1987，1–2）

二、冲脉与月经

（一）理冲汤

治妇女经闭不行，或产后恶露不尽，结为症瘕。以致阴虚作热，阳虚作冷，食少劳嗽，虚证蜂来。服此汤十余剂后，虚证自退，三十剂后，瘀血可尽消。亦治室女月闭血枯，并治男子劳瘵、一切脏腑癥瘕、积聚、气郁、脾弱、满闷、痞胀、不能饮食。

生黄者三钱，党参二钱，于术二钱，生山药五钱，天花粉四钱，知母四钱，三棱三钱，莪术三钱，生鸡内金黄者三钱。

用水三盅，煎至将成，加好醋少许，滚数沸服。

初拟此方时，原专治产后瘀血成癥瘕，后以治室女月闭血枯亦效，又间用以治男子劳瘵亦效验，大有开胃进食，扶羸起衰之功。《内经》有四乌贼骨一茹芦丸，原是男女并治，为调血补虚之良方。此方窃师《内经》之意也。

理冲丸：治同前证。水蛭（不用炙）一两，生黄芪两半，生三棱五钱，生莪术五钱，当归六钱，知母六钱，生桃仁（带皮尖）八钱。上药七味，共为细末，炼蜜为丸，桐子大，开水送服二钱，早晚各一次。

（二）安冲汤

治妇女经水行时多而且久，过期不止或不时漏下。

白术炒六钱，生黄芪六钱，生龙骨、生牡蛎（捣碎）六钱，大生地六钱，生杭芍三钱，海螵蛸（捣细）四钱，茜草三钱，川续断四钱。

（三）固冲汤

治妇女血崩。

白术炒一两，生黄芪六钱，龙骨、牡蛎（煅捣细）各八钱，萸肉（去净核）八钱，生杭芍四钱，海螵蛸（捣细）四钱，茜草三钱，棕边炭二钱，五倍子（轧细）五分，药汁送服。

（四）温冲汤

治妇人血海虚寒不育。

生山药八钱，当归身四钱，乌附子二钱，肉桂（去粗皮）二钱（后入），补骨脂（炒捣）三钱，小茴（炒）二钱，核桃仁二钱，紫石英（煅研）八钱，真鹿角胶二钱（另炖同服，若恐其伪可代以鹿角霜三钱。）

（张锡纯.医学衷中参西录.石家庄：河北科学技术出版社，1985：206-211）

【原文】

黄帝曰：其气之盛衰，以至其死，可得闻乎？岐伯曰：人生十岁，五脏始定，血气已通，其气在下，故好走。二十岁，血气始盛，肌肉方长，故好趋。三十岁，五脏大定，肌肉坚固，血脉盛满，故好步。四十岁，五脏六腑十二经脉，皆大盛以平定，腠理始疏，荣华颓落，发颇斑白，平盛不摇，故好坐。五十岁，肝气始衰，肝叶始薄，胆汁始灭，目始不明。六十岁，

心气始衰，苦忧悲，血气懈惰，故好卧。七十岁，脾气虚，皮肤枯。八十岁，肺气衰，魄离，故言善误。九十岁，肾气焦，四脏经脉空虚。百岁，五脏皆虚，神气皆去，形骸独居而终矣。(《灵枢·天年》)

【串讲】

本段阐述人出生后由于先天精气的自然盛衰规律而呈现生长壮老死的生命过程。气，与本篇前段"神"(神气)相呼应，指先天精气。它由父母生殖之精相结合、发生胚胎而生，并具备生命能力，是生命个体后天生长衰老的本源。人生长到十岁，这时五脏还未稳定，尚没有发育到健全阶段，但血气运行已经畅通无阻，就像植物先从根向上生长一样，人的发育成长也是本于肾藏的先天精气，所以这时人的勃勃生气在下，表现为喜动蹦跳好跑步。走，《说文》段注："《释名》曰：徐行曰步，疾行曰趋，疾趋曰走。"好走，就是蹦跳，表现幼儿活泼爱动的生理、心理特点。人到二十岁，血气开始壮盛，肌肉也已经发达，所以行动更为敏捷，走路也快。好趋，就是走路快而急，表现青年精力旺盛的生理、心理特点。三十岁的时候，五脏已经发育强健，全身的肌肉坚固，血气充盛，所以步履稳重，爱好从容不迫的行走。好步，就是走路不慌不忙，表现壮年人坚毅稳定的生理、心理特点。人生四十岁，五脏六腑十二经脉，都发育得很健全，并且达到不能再继续盛长的阶段，因此腠理开始疏松，颜面的荣华逐渐衰退，鬓发已现花白，精气平定盛满到极限，不再发展，而是渐向衰老方面变化，精力也不再充沛，所以喜静懒动而好坐。颜，《太素》作"鬓"，可从。斑白，俗称花白，黑白相间。发鬓斑白：头发花白。平盛不摇：发育生长到了极限。平盛，极限。摇，《辞海》："上升貌。"不摇，不再发育。平盛不摇：发育生长到了极限。人到五十岁，肝气开始衰退，肝叶薄弱，胆汁生化减少，由于目为肝窍，所以两眼开始感觉昏花。灭(减)，《甲乙经》《太素》均作"减"，可从。人到六十岁的时候，心气开始衰退，心气不足，情绪不稳，时常出现忧愁悲伤情绪；同时血气衰弱，形体惰懈，所以好卧。七十岁的时候，脾气衰退，皮肤干枯不泽。皮肤枯，《甲乙经》作"皮肤始枯"，其下并有"故四肢不举"，可参。八十岁的时候，肺气衰退，魄不能藏舍，言语也时常发生错误。误，通"误"。魄离，《甲乙经》作"魂魄离散"，可参。九十岁的时候，肾气也要衰竭，并影响其他四脏的经脉气血也都空虚了。焦，枯竭的意思。肾气焦，即肾所藏贮的先天精气枯竭。到了一百岁，五脏及其所属经脉都已经虚竭，人的神气也即败亡，只有形骸存在了，因而天年终结。神气，即前文所说"失神者死，得神者生"之神，指生命能力。

【解读】

三论先天之精，讲它是人体生长壮老死发育过程的主导因素。

一、关于本段的主旨

本段遥接前段胚胎发生、孕育成人出生之后，先天之精主持人体生理、精神发育成长的盛衰全过程。人体生命，本源于先天精气，"其气之盛衰"有其自然盛衰规律，并制约着机体脏腑、经脉、气血的发育及其盛衰变化，使人的生理、精神—生命活动表现出由幼稚到成熟、由盛壮到衰竭的生长壮老死的过程。具体描述则以百岁为期，十岁为一阶段，共计十个阶段。从出生到十岁，是幼儿阶段，乃人体发育之始，生气由下而升，以"好走"概括其生机勃发，活泼爱动的生理、心理特点。二三十岁，是青壮年阶段，生机旺盛，发育健全，以"好趋""好步"概括其生理盛壮、心理成熟的特点。四十岁，进入中年阶段，脏腑经脉气血盛极而衰，以"好坐"概括其生气衰退征兆。从五十至九十岁，是老年阶段，这个阶段在生气进行性衰退的基础上，五脏精气也相继由衰至竭，以"好卧"概括其生机颓废的生理、心理特点。及至百岁，是颐年之期，五脏精气均告枯竭，生气便败亡而死。《内经》关于人生过程及其生理、心理特点的论述，阐发了人的生长壮老死天赋生命过程的天年内涵、先天精气自然盛衰的衰老机理等理论问题，对于幼儿阶段发育、病证特点，中老年调补精气养生以及老年疾病的临床诊治思路都有一定指导意义。

二、关于人的生命历程及其阶段性

人之生命，本源于先天精气，此精气在人出生后即藏于肾，据《素问·上古天真论》"肾者主水"以及本段"其气之盛衰，以至其死"的论述，此先天精气有物种遗传的自然盛衰规律，它制约着机体脏腑、经脉、气血的盛衰变化，从而使人的生命活动，包括人的生理、精神以及生殖机能，都表现出由幼稚到成熟、由盛壮到衰竭的规律和过程。具体而言，《上古天真论》以女七男八为阶段，重在阐发生殖机能盛衰规律，而且所述自一七、一八至七七、八八，只是生命的部分过程；本段则以十为阶段，重在阐述人体生理机能、精神变化规律，是生命的全过程。此外，《素问·阴阳应象大论》"七损八益"调阴阳一段，也论及生命过程的阶段性，然该篇仅述及四十、五十、六十等三个阶段，且重在阐述衰老进程。三篇所论各有侧重，可以互相发明。

三、关于生命过程中阶段性特点及其临床意义

本篇所述生命过程各阶段的生理、心理特点，为临床各科的形成及其诊治原则，奠定了理论基础。如：

婴幼儿期：从出生至十余岁，是婴幼阶段，这一时期生机蓬勃，发育迅速而生理机能尚未成熟，故儿科病证，除先天发育不良外，多外感、伤食，易虚易实，传变迅速，必须及时诊治，当泻则泻，当补则补，贵在切当。

青壮年期：二三十岁，是为青壮年阶段，人生最辉煌时期，脏腑成熟，气血盛壮，神气健全，抗邪能力最强，疾病虚少实多，治疗以祛邪泻实为主。

中年阶段：人生四十岁，生长发育盛极而衰，乃生命过程中盛衰转折阶段，不仅生机开始衰退，而且以往所受病理损伤也由隐伏而显现出来，新疾旧患，虚实夹杂，因此，其疾病的诊治，需要详察病因，细致辨证，分清标本，循序多法处理。

老年阶段：五六十岁以至于死，人体生机进一步衰退，不仅表现为明显的老态，而且因虚生实，浊物积聚，形成虚实夹杂、标本互制状态，慢性病多，病程长，并易感外邪，故老年病证，以虚为本，治疗则应攻邪不忘图本，补正不忘疏导，贵在调理，尤重治养结合。

【释疑】

问：本段关于衰老进程的描述是肝心脾肺肾依次衰退，这是什么道理，有临床意义吗？

答：这显然是按五行之序排列的。古人认为，精气与阴阳五行理论是认识自然世界的根本方法。人和天地万物一样，五行精气的和谐有序才是正常的生命之道。正如《素问·玉机真脏论》所说："天下至数……道在于一。神转不回，回则不转，乃失其机。"王冰注认为神转不回就是指的五行精气

的运转轮回，因而古代有"五行休王"之说。如春当木的精气王，夏当火的精气王，秋当金的精气王，冬当水的精气王。在人的生长时期，五行精气依序而王，至人的衰退时期则亦按相同次序递衰，故出现先肝次心再脾、肺，最后肾的精气衰竭的次序。当然，这只是《内经》作者的一种理论解释，其实际学术内涵与科学价值还需要进一步研究，临床指导意义更有待进一步探索。

【原文】

食气入胃，散精于肝，淫气于筋。食气入胃，浊气归心，淫精于脉。脉气流经，经气归于肺，肺朝百脉，输精于皮毛。毛脉合精，行气于府。府精神明，留于四脏，气归于权衡。权衡以平，气口成寸，以决死生。

饮入于胃，游溢精气，上输于脾。脾气散精，上归于肺，通调水道，下输膀胱。水精四布，五经并行，合于四时五脏阴阳，揆度以为常也。(《素问·经脉别论》)

【串讲】

谷食进入到胃之后，它所化生的精微先输散到肝，肝则以这种精微滋养其所主的筋。食气，这里指谷食里的精华。叫它食气，似将谷与水分讲。淫，这里作浸淫、滋养解。胃所化生的精微，其浓稠者又注入于心，经过心的作用后，一方面，输注并滋养心所主的脉络，另一方面则由心流注于经脉。浊气，张介宾说："浊，食气之厚者也。"以浓淡分清浊，强调这是谷食所化生精微之中的浓稠的部分，是化生血的原料。之后，此谷食精微由经脉归达于肺，经过肺的作用后，一方面输注并滋养肺所主的皮毛，另一方面，由于"肺朝百脉"，即通达于全身经脉，这时谷食精微就可以输注于全身了。"肺朝百脉"，朝是朝会的意思，有来有去，表述全身大的经脉会于肺。马莳注："肺为五脏之华盖，所谓藏真高于肺，以行营卫阴阳，故受百脉之朝会。"此时输注于全身的谷食精微，已经心和肺的作用化而为血，也就是经文所说的"毛脉合精"。这里的"毛"代表肺、"脉"则代表心，"合精"就是经过心与肺作用而气血相合，变为能为全身利用的精气而还流归入于脉。脉中的精微气血循序流注，流于诸脏，脏腑、躯体都能得到精气的荣养，生理活动就会和谐，并在气口的脉搏表现出来。反之，一有病变，肺经上气口之处的脉搏就会反映出来，由此气口就能判断人的疾病及其死生。府，这里指经脉，《素问·脉要精微论》有"脉者，血之府也"。府精，即经脉中的精气，亦即血气。神明，意同《素问·阴阳应象大论》阴阳者"神明之府"的神明，这里可以译为"循序不乱，如有神主"。留，同流。四脏，当指除肺以外的心、肝、脾、肾诸脏。气归于权衡，讲精气的输布运行得到调控。气口，即寸口。

水液入胃以后，游溢布散其精气，上行输送到脾，经脾对精微的布散转输，上归于肺，肺主宣发和肃降，其宣发则水液敷布全身，其肃降则水液敛聚收拢，下输于膀胱，此所谓通调水道。水道，水液通行之道，即三焦。如此则水的精气四布于全身，外而布散于皮毛、内而灌输于五脏之经脉。上述水液精气，也包括谷食精微的输布，应当外合于四时阴阳消长的变易，如寒暑往来汗出、泌尿，内合于五脏阴阳生化的需求，如变唾变泪、濡养关节，来调控其活动方式，这就是经脉在水谷生化、输布活动中的正常生理现象。

【解读】

这一段讲后天之精，分两部分别论述后天之精水液与谷食的生化过程和输布规律，是《内经》论述水谷化生气血、水液代谢过程和机理的基本原文。

一、关于谷食精微的生化与输布

1. 谷食精微的生化与输布基本过程　人纳入谷食后首先进入胃中，经脾胃的磨化和输运，其精微之浓稠部分流注于心，经过心的作用"奉心化赤"而为血，继之由心入脉流注于肺，复经过肺的作用——泄出浊气、融入清气，复入经脉。此时经过心肺作用的谷食精微，已是气血合化，能被人体充分利用，并赖以生存的最重要的生理物质。由于"肺朝百脉"，血气便从肺通往全身的经脉输运出去。血气在脉中有序运行，流注于心肝脾肾诸脏，各脏腑组织器官依需求受血，均达到生理和谐，一有变动乃至于病，便可从脉动反映出来，于是肺经气口之处就成为观察平病生死的地方。以上过程中有几处重要环节在理论或临床上都是必须明了的，讨论如下。

2. 关于"食气入胃，散精于肝"　谷食入胃，胃为什么先将自己化生的精微输送给肝呢？这是因为肝是脾胃的生化之主。《素问·五脏生成论》说：脾"其主肝也"。胃磨化谷食，脾运化精微，其生理前提是肝疏泄功能的健全，正如土地板结，需要犁耕使之通透，才能保持土壤的疏松度一样，亢害承制，"制则生化"，因此谷食精微先供奉其生化之主肝，以保证脾胃自己的生化之机旺盛，这不仅在理论上有其价值，在临床上也有意义。胃有"情绪的晴雨表"之称，而情绪失调多因肝失疏泄；肝病传脾是五行乘侮最常见的现象，而肝脾不和、肝气犯胃又是脾胃病最常见的模式；在治疗上调肝以治脾胃之病是基本法则。

3. 关于"浊气归心"与"奉心化赤" 《阴阳应象大论》"心生血"之说，既有五行类属相生的哲学方法论意义，又有医学生理学价值。《灵枢·营卫生会》说："中焦受气取汁，化而为赤，是为血。"谷食精微化赤为血又是在什么脏或那一环节呢？《内经》认为在心。这是因为心在五行属火，其色赤，故而才有此作用。正如高世栻《医学真传·气血》所说："其经脉之血……乃中焦受气取汁，奉心化赤之血也。"这一理论在临床得到印证：如《济生方》归脾汤治心脾血虚，其用药除了养脾肺的参芪术草以充血之源外，还有入心补血的龙眼、枣仁、当归。

4. 关于"经气归于肺" 谷食精微经心后，又注于肺，需经过肺的作用。肺作用是纳清泄浊，这就使清阳之气得以入血，于是谷食精微就成为能被身体吸收利用的精气—气血，也就是下文所说"毛脉合精"。正因为心肺使谷食精微变为气血，是人身最重要的生命物质，所以《灵枢·本脏》说："人之血气精神者，所以奉生而周于性命者也。"所以血脱人即死。后世说血脱者气先亡，血中之气即谷食精微之气与清阳之气的综合体。

5. 关于"肺朝百脉"与血的运行 "肺朝百脉"是讲肺使百脉来朝，乃全身血脉聚散之地。之所以如此，一是肺复心上，为心之华盖，贵为相傅，有天然居高临下之势，如《素问·平人气象论》说："藏真高于肺，以行荣卫阴阳也。"二是肺在胸中，正在谷食精微化生的营卫之气与吸入的天阳清气结合为宗气汇集之部，宗气鼓动着肺的呼吸，而肺主气，其呼吸在宗气推动血脉运行中也发挥着基础作用，有两段经文说明这个含义：《灵枢·五味》说："谷始入于胃，其精微者，先出于胃之两焦，以溉五脏，别出两行，营卫之道。其大气之抟而不行者，积于胸中，命曰气海，出于肺，循喉咽，故呼则出，吸则入。"《灵枢·邪客》则说："宗气积于胸中，出于喉咙，以贯心脉，而行呼吸焉。"三是肺为十二经之首，诸脉之冠。这三大条件，就是"肺朝百脉"形成的独特解剖和功能结构，并为肺从百脉输运谷食精微、气血至全身，发挥其营养作用，进而维持生命，打下生理基础，因而肺也就成为人身最重要的脏器之一。肺气衰竭，呼吸停止，生命就会终结。《素问·刺禁论》说"膈肓之上，中有父母"，将肺与心的重要性等列，就是此意。

6. "气口成寸，以决死生"《内经》涉及切脉诊病原理的经文主要有两条，一是《素问·五脏别论》"五脏六腑之气味，皆出于胃而变现于气口"，从脾胃化生水谷精微，气口反映脏腑利用水谷精微的情况来判断；另一条即本段，主要从肺朝百脉，运行谷食精微——气血，肺经穴气口反映经脉输运气血情况，故能知平病生死。原文说"毛脉合精，行气于府，府精神明，留（流）于四脏"，谷食精微所化之气血在脉中运行，输送到脏腑、全身，赖于肺朝百脉，靠的是肺主气与宗气推动血的运动，而后通过各种生理、心理调节机制，如心的神情、肝的疏泄、气候变化等，达归于血气输布的协调，即所谓的"气归于权衡，权衡以平"，按需分配、各得其所。一有失调，便可从经脉上发现，而气口部位以其显见、方便而成为最佳诊脉部位。当然，《内经》虽明确提出气口诊脉，但临床应用还需解决一系列实际操作问题，而这个目标的最终实现则是《难经》的功绩。

7. 水液代谢流程 《内经》认为，水进入人体后，其代谢要经过一系列生化活动和运动过程。首先，由胃对水液进行初步加工，并吸取其精华，输注于脾。其次，脾再发挥运转功能，将水之精气上输于肺。而肺居高临下，调控水液在水道中的运行，一则宣发水液至全身，发挥水液濡润作用，一则收敛各部利用过的水液，肃降而入膀胱。以下重点讨论水液代谢中的几个问题。

8. 关于"脾气散精，上归于肺"与脾运化水湿 胃中的水精之气，由脾输运出去，被全身利用，称为"脾气散精"。脾为什么能散精，又是如何散精？《内经》有两说。一是《素问·太阴阳明论》所说，全身（四肢）"皆禀气于胃，而不得至经，必因于脾，乃得禀"，即脾"为胃行其津液"，如前所述；二是《素问·玉机真脏论》所说"脾为孤藏，中央土以灌四傍"，讲与五方相配，脾属土位于中央，其余四脏则位于四旁，如水灌溉由中央而四旁，脾起到水车轮轴作用。这是就五脏全身而言，脾主水与谷之运化。若就水液代谢的具体路径来说，则是由脾向上输运至肺而后到全身。水精由脾至肺，靠脾的运化、升清能力，这在水液代谢中是非常重要的，它将水精之气以弥漫的形式敷散至全身，润泽脏腑、器官、躯体。如果脾运化能力不足或有所滞碍，则水精聚而为饮、凝而为痰。饮多蓄于身体空廓之处；痰则分有形、无形，有形者停贮于肺，需咳吐而出，无形者多流注于经脉，故有"脾为生痰之源""肺为贮痰之器"说。

9. 关于"通调水道"与肺为水之上源　本段用"通调水道"表述肺在水液代谢中的作用，可谓"知其要者，一言而终"。水道，即三焦，是水液运行之道，广布于全身，内而脏腑，外而肌肤，无所不至。"通调"二字，大有深义。水道唯以通畅调达为要，水液代谢才能和谐有序进行。其中特别要突出肺的作用。因为肺位最高，有"兴云布雨"之能，故《平人气象论》说"藏真高于肺，以行营卫阴阳"。肺如何通调水道呢？这就要充分运用其宣发、肃降功能。因其位高，所以能向外宣发布散水气，如雾露之溉；因其五行属金应于秋气，故能收敛并清肃降下，收聚废余之水，顺其重坠之性而下输膀胱。肺的这两项功能，都因它有位高之势，因而形象称之为"水之上源"。

10. 水液代谢与脾、肺、肾三脏　水在生命活动中是须臾不可或缺的，因此水液的生化、循环代谢，是重要的生理活动。从本段经文看，主要涉及脾肺二脏。而下输膀胱，或泄出体外，或复蒸化为津液，则必由肾，这在本段经文虽无明示，但在《内经》其他篇章中却不乏记载。故而水液代谢之脏主要从脾肺肾为论，并对临床形成纲领性的指导，综合《内经》诸篇所论，该三脏在水液代谢中的地位是"其本在肾，其末在肺"（《素问·水热穴论》），后世又据经文补充了"其制在脾"。正如张介宾《景岳全书·肿胀》所说："水为至阴，故其本在肾；水化于气，故其标在肺；水唯畏土，故其制在脾。"

肾：本段经文未言及肾，但《素问·逆调论》说："肾者水脏，主津液。"《水热穴论》称它是"本"，可见，肾在水液代谢中占有重要地位。究其机理，肾在五行属水，其位处人体最下，水流聚下也。《水热穴论》还提出肾主水的重要道理："地气上者属于肾"，结合《素问·阴阳应象大论》"地气上为云"

的自然之理，肾蒸水化气功能犹如大地阳热蒸腾水液化为水气一样，是人体水液代谢的基本环节，也蕴含水寒属阴必因阳热而化的道理。本段所说水液"下输膀胱"后，固然靠肾的气化作用，或为尿排出、或复气化而上，但肾主水液主要指整体水液代谢而言。征之临床，当水病涉及根本，多在水病后期，如水肿肢厥、水凌心肺等以肾不化水的危重病证时，当以附子为中心组方，附子入肾助阳化水、温经散寒，如真武汤、济生肾气丸等。

肺：肺为水之上源，通过其宣发、肃降功能通调水道，将水液敷布出去又收拢回来降至膀胱，这一宣一降是水液代谢的基本环节。由于肺主皮毛，能通过汗出外泄积聚于肌肤的水液，加之有肃降作用，同时外窍开内窍亦通，尿量也增加，因而水病初期多治肺，当以麻黄为中心组方，麻黄发汗解表、宣肺平喘、利水，最宜水病早期肌肤水肿，如麻黄甘草汤、越婢汤、大小青龙汤等。

脾：从五行生克制化之理讲，脾在五行属土，土能制水。其具体机理则以脾为"孤脏中央以灌四旁"，能"为胃行其津液"，有运化水湿功能。如果说水泛高原在上治肺、水乱二便在下治肾，则脾位中兼顾上下惠及全身，故《素问·至真要大论》说"诸湿肿满皆属于脾"，因此来看，诸水病，凡有脾虚不运、水湿停滞者，无论在上在外头面肌肤水肿，还是在里在下腹水腿肿，均宜治脾，增强脾运化水湿功能，当以黄芪为中心组方，黄芪入脾，补气升阳、益卫固表、利水消肿，最宜脾虚湿聚水肿或有胸腹积水者，如防己黄芪汤、防己茯苓汤，或合参苓白术散、或合实脾饮等。

【释疑】

问："浊气归心"和"经气归于肺"的生理学基础是否可以用血液循环来解释？

答：这两句是说水谷精微在化为气血的过程中要经过心和肺的作用，在心是"奉心化赤"，也就是把液态的精微物质变为赤色而成血，这是合成血气的必要一步，应之于临床，治血虚当补心而用入心药，如归脾汤中的桂圆、当归；而朱砂安神丸中的朱砂以其赤色而得以入心血。之后，将吸入的清气化合入血中则是"经气归于肺"的作用，经以上两步，共臻"毛脉合精"，完成气血相合的生理，所以血中之气的盛衰虚实与呼吸、与肺关系极为密切，临床相应病证的治疗舍肺则不得其要。可以看出,这里不仅有血液循环问题,还有血液形成机理,心、肺对血的作用也是与现代生理学不可通约的。类似这种问题,在中医基础理论中很多,过去曾有人出版过"中西医名词对照"之类的著作,大有概念上偷梁换柱之嫌,造成理论混乱。学术体系不同,切勿汇通,否则必蹈简单、机械、庸俗化之路。

【资料】

一、肾在水液代谢中作用的有关经文

《素问·水热穴论》:黄帝问曰:少阴何以主肾?肾何以主水?岐伯对曰:肾者至阴也,至阴者盛水也,肺者太阴也,少阴者冬脉也,故其本在肾,其末在肺,皆积水也。帝曰:肾何以能聚水而生病?岐伯曰:肾者胃之关也,关门不利,故聚水而从其类也。上下溢于皮肤,故为胕肿。胕肿者,聚水而生病也。帝曰:诸水皆生于肾乎?岐伯曰:肾者牝脏也,地气上者属于肾,而生水液也,故曰至阴。

二、张介宾水肿病机及治法

凡水肿等证,乃脾肺肾三脏相干之病。盖水为至阴,故其本在肾;水化于气,故其标在肺;水惟畏土,故其制在脾。今肺虚则气不化精而化水,脾虚则土不制水而反克,肾虚则水无所主而妄行,水不归经则逆而上泛,故传入于脾而肌肉浮肿,传入于肺则气息喘急。虽分而言之,而三脏各有所主,然合而言之,则总由阴胜之害,而病本皆归于肾。《内经》曰:肾为胃关,关门不利,故聚而从其类也。然关门何以不利也?经曰:膀胱者,州都之官,津液藏焉,气化则能出矣。夫所谓气化者,即肾中之气也,即阴中之火也;阴中无阳,则气不能化,所以水道不通,溢而为肿。故凡治肿者必先治水,治水者必先治气,若气不能化,则水必不利,惟下焦之真气得行,始能传化,惟下焦之真水得位,始能分清。求古治法,惟薛立斋先生加减《金匮》肾气汤,诚对证之方也,余屡用之,无不见效,此虽壮水之剂,而实即脾肺肾三脏之正治也。何也?盖肾先天生气之源,若先天元气亏于下,则后天胃气失其本,而由脾及肺,治节所以不行,是以水积于下,则气壅于上,而喘胀由生,但宜峻补命门,使气复元,则三脏必皆安矣。今论其方,如所用桂附,以化阴中之阳也;熟地、山药、牛膝,以养阴中之水也;茯苓、泽泻、车前子,以利阴中之滞也。此能使气化于精,即所以治肺也;补火生土,即所以治脾也;壮水通窍,即所以治肾也。此方补而不滞,利而不伐,凡病水肿于中年之后,及气体本弱者,但能随证加减用之,其应如响,

诚诸方之第一，更无出其右者。（《景岳全书·杂病谟·肿胀》）

三、水肿病例

姜某，女，25 岁。1963 年 11 月 24 日

初诊：患慢性肾盂肾炎已 1 年多，近时加剧。头面四肢浮肿而下肢较甚，右腰酸痛，小便短赤混浊如橘子汁，怯寒甚，间或微热，但不汗出，容易感冒，神疲肢倦，不思饮食，有时腹胀。自觉口臭，大便时结时溏而结时较多，或带血，头昏耳鸣，心悸，健忘，寐多噩梦而易醒，醒则难再入寐。舌根苔微黄腻，脉迟。治法：温阳化气利水，投以附子汤合麻黄附子汤加味。处方：熟附子 9 克，白术 9 克，云茯苓 9 克，白芍 9 克，党参 9 克，麻黄 3 克，甘草 14 克，干浮萍 9 克，白茅根 1 克（原书如此，疑为 10 克——编者），生薏苡仁 15 克，赤小豆 15 克。连服药 6 剂，尿转清长，浮肿消退，腰酸痛除，口臭减轻，胃纳渐开，饮食渐增，大便已转正常，精神见好，心不悸，耳不鸣，夜寐安。

二诊：仍用附子汤加味以巩固疗效。

按：本案水肿病情复杂，寒热虚实症状纷呈，水肿而怯寒脉迟，固属寒湿；但小便黄如橘汁，口臭苔黄，则似又属湿热；怯寒脉迟，神疲肢倦，不思饮食，有时腹胀，大便时溏，固属阳气虚；然而头昏耳鸣，心悸健忘，寐少梦多易醒，大便时结或带血，则似又属阴血虚，乍看颇令人迷惑。但细加分析，实为寒湿遏热，阳气偏虚。故用附子汤以温补阳气，合麻黄附子汤以宣化寒湿，配白茅根、生薏苡仁、赤小豆以清利湿热。其中甘草 5 倍于麻黄，则是针对其心悸等症而用的。药与证合，因而获效。（万友生医案 // 王庆其主编.内经临证发微.上海：上海科学技术出版社.2007：282–283）

【原文】

水谷皆入于口，其味有五，各注其海，津液各走其道。故三焦出气，以温肌肉，充皮肤，为其津；其流而不行者为液。

水谷入于口，输于肠胃，其液别为五。天寒衣薄则为溺与气，天热衣厚则为汗；悲哀气并则为泣；中热胃缓则为唾。（《灵枢·五癃津液别》）

【串讲】

饮食物都从口入，其中酸苦甘辛咸五味所化生的精微，分别注入相应的脏器及人体四海，以营养全身。饮食物所化之津液，分别沿一定的道路布散。各，《甲乙经》作"分"，文字较为顺畅。四海，指《灵枢·海论》四个

精气汇聚之处，即气海、血海、髓海、水谷之海。四海又与五脏密切相关，如气海与肺、血海与肝、髓海与肾、水谷之海与胃（脾），因而按五味入五脏的输注趋向入海。经由三焦布散的精气，其中温润肌肉，充养皮肤的，叫做津；那些流注于脏腑、官窍，补益脑髓而难以弥散的，叫做液。"三焦"，《甲乙经》《太素》均作"上焦"，布散轻清精微于上部、外部，可参。

水谷入于口而输注到胃肠，所化生的津液分为五种。如天气寒冷，衣服单薄时，多化尿与气；天热、衣服厚时，多化为汗；情绪悲哀则气并于上，就化为泪；因中焦有热而胃弛缓，则化为唾液。溺与气，溺同尿；气，指排出体外的气，如呼出的雾气。热，《甲乙经》作"暑"，以下文"天暑衣厚则"当作暑。

【解读】

本段就水液代谢中的具体生理活动展开讨论。一是按质地稀薄浓稠可以分为津和液两种。津质稀薄属阳，分布于上、外，润泽肌肤皮毛，涵纳卫气，出而为汗；液质浓稠属阴，分布于下、内，流注脏腑、官窍，润泽关节、入骨化髓。津液按阴阳之理分类，因此病浅汗多伤津耗卫，病深脱液必伤血竭阴，病有表里深浅发展态势，在温热病诊治中颇有意义。二是举例说明，在生理活动中津液可按生理需求化为汗、尿、泪、唾、气（髓）。首先天时有冬夏，气温有寒热，暑热则阳热蒸腾于外，腠理开张津液外泄而为汗；寒冷则气收，腠理闭塞，肺气肃降津液下输膀胱出而为尿。这是津液随自然变化进行适应性生理调节的方式，天人相应之意，故汗多则尿少、尿多则汗少，联系临床发汗、利尿不可太过，治法上二者的关系是医者掌握的基本知识。其次，津液还会随生理、心理需求而变化。如当人情绪悲哀时，心系会拘急，引动肺叶上举，津液便顺液道上溢而化为泪；又如唾也是津液所化，生理饥饿求食，或病变胃热消谷，肠胃中空，胃纵缓而气上逆，液随而溢，成为唾。至于说"津液别为五"，除汗尿泪唾外，本篇未明确第五者是什么，"则为溺与气"认为口鼻呼出的气雾，也是津液所化；也有认为是髓的，如河北中医学院主编的《灵枢经校释》，还有认为是水的，如张介宾。不过这里的分类并不严格，就津液五别的本义而言，当是津液在体内代谢中随生理需求变化其形式，唯在唾形成的解释中涉及胃中寄生虫，却是一种病态。无论如何，本段所论，正合前段《经脉别论》"合于四时五脏阴阳，揆度以为常"之义，讲水液在人体的代谢，在外适应四时阴阳的变化，在内适应五脏阴阳的变化，人体正是以这种方式和规律调节自身的生理活动的。

【资料】

五液者，阴精之总称也。本篇以溺、汗、泣、唾、水，故名为五；《宣明五气》曰五脏化液，心为汗，肺为涕，肝为泪，脾为涎，肾为唾，是为五液；《决气篇》曰精、气、津、液、血，脉，其辨有六。又道家曰：涕、唾、精、津、汗、血、液，其名则七。皆无非五液之属耳。(张介宾论五液《类经·疾病类五十八》)

第九讲　论气

本讲遴选七段原文，主要讲述《内经》气的概念、分类及其活动机理，阐明气源于先天、养于后天，水谷与胃为生化之源，以五脏为部主，其运动形式是升降出入；真气、宗气、营卫之气都是气作用部位、作用特点、活动方式不同的命名而已。

【原文】

黄帝曰：余闻人有精、气、津、液、血、脉，余意以为一气耳，今乃辨为六名，余不知其所以然。岐伯曰：两神相搏，合而成形，常先身生，是谓精。何谓气？岐伯曰：上焦开发，宣五谷味，熏肤充身泽毛，若雾露之溉，是谓气。何谓津？岐伯曰：腠理发泄，汗出溱溱，是谓津。何谓液？岐伯曰：谷入气满，淖泽注于骨，骨属屈伸，泄泽补益脑髓，皮肤润泽，是谓液。何谓血？岐伯曰：中焦受气取汁，变化而赤，是谓血。何谓脉？岐伯曰：壅遏营气，令无所避，是谓脉。

黄帝曰：六气者，贵贱何如？岐伯曰：六气者，各有部主也，其贵贱善恶，可为常主，然五谷与胃为大海也。(《灵枢·决气》)

【串讲】

黄帝问：人的精、气、津、液、血、脉，我认为只是一气而已，现在把它分为六种名称，我不懂这其中的道理。岐伯说：男女交媾，两者的精物相结合就可以产生新的生命体，我们把形成新生命体的精粹之物叫做精。两神，杨上善释为"雄雌二灵之别，故曰两神"，张介宾认为即阴阳。搏，交也，

157

精气神理论　第九讲　论气

结合的意思。《素问·天元纪大论》说"阴阳不测谓之神"，人为万物之灵，乃阴阳和合而成，故男女两性称为两神。常先身生，是指新生命个体成形之前的精粹物。黄帝问：什么是气？岐伯答：上焦将饮食精微宣发布散到全身各部，以温煦皮肤，充实形体，润泽毛发，而这些像雾露弥散浸滋万物一样的东西，这就叫做气。黄帝问：什么叫做津？岐伯说：肌腠开张疏泄，便有汗出润泽肌肤，这种化为汗的水液就叫做津。溱溱，滋泽貌。黄帝问：什么叫做液？岐伯说：水谷入胃，气满化液，能渗润骨髓，使骨骼关节滑利屈伸自如，流泄润泽于脑，以补益脑髓，并可渗润皮肤，使皮肤滑润，这渗润于骨、脑和皮肤的精微之物就称为液。淖泽，濡润的意思。黄帝问：什么叫做血？岐伯说：中焦脾胃消化了饮食物，汲取其精微物质，经过气化作用变成红色液体，这就叫做血。黄帝问：什么叫做脉？岐伯说：能够约束营血，使其不向外流溢的管制通道，就叫做脉。壅遏，壅塞、遏制，即约束、限制的意思。

黄帝问：六气的重要性各有什么不同？六气，即上文所说的精、气、津、液、血、脉。贵贱，即主次，这时指重要性。岐伯说：六气都有它们各自的统领脏器，如肾主精、肺主气、脾主津液、肝主血、心主脉，它们在人体中的重要性以及正常与异常等，常常由各自主管脏器的情况所决定。贵贱善恶，六气各有所主之脏，人与天地相应，当令者贵、不当令者贱，如肝主春为血的部主当贵，余者贱；也有的认为，正常的生理状态为善，异常而有病者为恶。虽然如此，但六气都由五谷精微所化生，而这些精微又都化生于胃，所以胃是六气化生的源泉。大海，指化生与供给的源头。

【解读】

本段引自《灵枢·决气》，决者别也，决气，即区分气的各种类别，也就是对气进行分类，同时还阐述了精、气、津、液、血、脉的概念及功能特点。

一、关于气及其分类

文中将气分为六种，既有如雾露之气，也把精、津、液、血、脉归于气之中，这似乎让人难以理解。推求《内经》原义，我认为古人对气的认识其涵义很是宽泛的。《庄子·知北游》"通天下一气耳"，说气是天地万物的本原。这是道家的思想，当时很具有代表性，叫"气一元论"。人的生命也是由气化生，故该篇又说："人之生，气之聚也，聚则为生，散则为死。"《内经》接受了这种思想，在《素问·宝命全形论》就有"天地合气，命之曰人"之说，因而将万物的差别及其名称只看作是"气合而有形，因变而正名"，是气的聚合方式不同而已。人体之中的精、气、津、液、血、脉，同样也只是气的不同存在方式罢了，故经文一开始就说"余闻人有精、气、津、液、血、脉，余意以为一气耳"，张志聪《素问集注》解释说："精气津液血脉，生于后天而本于先天也。本于先天，总属一气，成于后天，辨为六名。……谓气之分判为六，而和合为一也。"可见六者同源而异名，"名者实之宾"，异名则只是功能特性有差别。古人在命名方法上往往注重辩证逻辑而忽略形式逻辑，因条件、环境而变，相对性较强，因而更灵活，更强调某种视角、某种特性，特别强调其统一性，如此六者均称为气，就是突出其同源于先天一气。此外，从有关中医概念的现代研究而言，此六者中，精血津液及脉虽状为有形，但其内涵均指它们的功能特性、发挥的作用等无形精微活动方式，故均名为气，如精气、血气、脉气等，因此还应求其古义而解读。

二、关于六气的概念

1. **精**　本段所说的精，是形成胚胎，发育成人类个体的精粹物质，源于父母生殖之精结合而成。"常先身生"，明指它具有先天性质，因此它是人类个体先天禀赋的基础。出生之后，得后天之精的充养、培育发挥着生命物质的根基作用，元精、真阴出于此，元气亦由此化生。同时，新个体的生殖之精如天癸也从此而化，成为生殖机能的源泉。由于古人有"万物生于水"的观念，肾在五行属水，故此精藏于肾。在临床上唯患其不足，而补益先天之精则需血肉有情之品，如紫河车（胎盘）、鹿身诸物（茸、角、胶、血）、冬虫夏草及各种动物肾与阴茎等。当然精有形属阴，但此精由于其隐秘性及作用无形性，在此也作为气的一种。

2. **气**　本段所述，是《内经》对气的状态、作用的典型描摹。"上焦开发"，此气从胸中发出；"宣五谷味"，宣发布散的是水谷精微；"熏肤、充身、泽毛"，它发挥的作用是温煦肌肤、充养全身、润泽毛发，全身是它作用的范围，特别强调肌肤、毛发；"若雾露之溉"，如雾露之无形而弥散，正是气的原始状态描摹，也就是气之"象"。可见本段所说的气是从胸中发出、能发挥充养、温煦、润泽作用的无形弥散的水谷精微之物，同时又用"开发""宣""熏""充""泽""溉"等动词，具有能动的内涵。综合起来看，气是有质无形、呈弥散状渗透于物、并具有原动力，可以发挥各种生理作用的精微之物，而就本篇所言，它发于胸中，作用在全身而偏于上外，主要布散水谷精微，则此气当是宗气。如马莳说："宗气即大气，积于上焦，上焦开发于脏腑，而宣布五谷精微之气味。"主要是因为此气积于胸中，由水谷精气与吸入之自然清气结合而成，赖上焦之气宣发才能灌溉周身，即《营卫生会》所说"上焦如雾"。当然，宗气只属于气概念外延的一种，就气的内涵而言，它是与有形之物相对的，如气与精、气与津液、气与血等，精血津液只有气才能运动，发挥其生理作用，否则就停滞淤积成废物，后世医家又将气与精血津液等有形之物归于阴阳，运用阴阳相反相成论其关系，故《阴阳应象大论》说"阳化气，阴成形"。

3. 津与液　本段主要阐述津液的生理功能及其特点，具有相对性质，可与《五癃津液别》结合理解。考《内经》之义，津与液均生于水的精微，为探讨其生理规律，按质地清浊、分布部位及作用特点区别为津与液，质清者稀薄，布散于浅表、上部，荣养肌肤、毛发、头面，属阳；质浊者浓稠，灌注于里深、下部，润养内脏、滑润关节、化为骨髓，属阴。生理既别，病变中必然反映出来，临床中汗出多伤津、大汗则耗气损阳，有虚脱之虞；二便暴泄、热蒸脱水等，则耗液损阴，可致真水衰竭，预后不良。按此可知，伤津病浅而耗液病深。举例说，温病前期多伤津，后期多耗液，常以舌齿验津液多少存亡：舌苔干燥为伤津，舌质干红或干绛则耗液；牙龈干为伤胃津，齿本干枯则竭肾液，如叶桂说："齿为肾之余，龈为胃之络。热邪不燥胃津必耗肾液。……齿若光燥如石者，胃热甚也。若无汗恶寒，卫偏胜也，辛凉泄卫，透汗为要。若如枯骨色者，肾液枯也，为难治。"（《外感温热篇》）

4. 血　本段主要讲血的化生来源和过程。"中焦受气取汁"，脾胃对水谷进行磨化，汲取其精微；"变化而赤"，再经过一系列的变化——按《经脉别论》所述，当是心与肺的作用——奉心化赤和归肺融清，最终变成红色的荣养液体，这就是血。它的作用，《灵枢·营卫生会》说"以奉生身，莫贵于此"，维持生命最重要者;《素问·五脏生成论》则具体指出:"肝（目）受血而能视，足受血而能步，掌受血而能握，指受血而能摄。"脏腑、器官和组织的活动，无不赖此，故《素问·调经论》说"人之所有者，血与气而已"，因此"血气不和，百病乃变化而生。"

5. 脉　从本段论脉的概念可以看出，能将营血约束于脉道之中，使之运行有序，濡养"归于权衡"的，固然有有形的脉道，又何尝无无形的脉气？临床常见脉道损伤的失血，而脉道无损的出血也不少见，如血热妄行出血、气虚不摄失血等，用清热凉血药或补脾益气药便可止血。这无形的脉气也是"壅遏营气，令无所避"不可忽视的因素。正如古人筑墙可为牢，划地亦可为牢，同理也。故《难经·四十二难》说:脾"主裹血"，即后世所说的脾统血，用一"裹"字，更重视气对于血的统摄作用。

三、关于六气的关系

六气虽然概念不同，但均为一气之所化，所以它们之间又是相互依存、相互为用的，甚至一损俱损，一荣俱荣。以气与精血津液言，气为阳，精血津液为阴，阴阳互生。气所以不断发挥气化作用，全赖阴精的滋养化生；阴精源泉不竭，要靠气的生化作用，故《阴阳应象大论》说"气归精""精食气"。后世"气血同源""精气互生"，就是这种理论的具体体现。临床上欲补精血津液，无不先益其气，如罗天益的当归补血汤仅两味药，以黄芪一两补气、当归三钱养血，就是本此义而制定的;又如张介宾说"善治精者，能使精中生气；善治气者，能使气中生精"（《景岳全书·阳不足再辨》）也是这个精神。此外，精、血、津液之间也是如此，临床上"精血同源""血汗同源"等，也无不体现了这种思想，故《营卫生会》说:"夺血者无汗，夺汗者无血，故人生有两死而无两生。"《伤寒论》也有失血家、衄家、疮家禁汗诸忌。

四、六气与五脏

本段说:"六气者，各有部主也"，各家注均认为六气各有其所主之脏，即六气的部主，如张介宾注:"部主谓各部所主也。如肾主精，肺主气，脾主津液，肝主血，心主脉也。"所谓主，就是说六气的化生、运行、功能的发挥以及病变都与五脏有着密切关系，从而将六气理论纳入了五脏为生命核心的理论体系，故原文接着说："其贵贱善恶，可为常主。"以下就六气与五脏关系，作一讨论。

1. 精与肾　肾位最下，在五行属水，通于冬气，水流下，冬主闭藏，因此肾主人体封闭潜藏的生理功能。精者水之类，自然藏于肾。肾之所藏，除了先天之精外，培育先天之精的后天脏腑之精也藏于肾。肾藏精的作用有二，一是贮藏包括生殖之精在内的先天之精及后天精华，精气充满以奉生理之用，正如《金匮真言论》所说"精者，身之本"。此精也是抗御温热阳邪的正气，故原文接着说："故藏于精者，春不病温。"温病学家们也常说："留得一分津液便有一分生机。"；二是固摄精物勿使之无故流失。因此之故，治精必治肾，曰补肾填精，如地黄、黄精、鹿胶、龟甲之类；曰固肾摄精，如桑螵蛸、金樱子、沙苑子、山茱萸之类。

2. 气与肺　肺主气有两个含义，一是司呼吸，一是主一身之气。肺吸入的天空清气与脾所转输的水谷精气积于胸中生成宗气，肺在胸中，位高临下，与宗气互动，借呼吸推动人体气在全身运行，是营血和津液的运行、输布的动力。临床上主要是宗气病证治疗离不开治肺，如张锡纯的升陷汤，其中黄芪补脾肺之气为主、升麻柴胡升举其气以为助、桔梗载药浮于胸膈以益肺气发挥作用。

3. 津液与脾　水由胃受纳并汲取精华，由脾上输于肺而运化至全身；同时，肾主水而脾土为其生化之主，故津液代谢"其制在脾"。脾对津液的运化是津液代谢的基本环节，因此无论水浊酿痰留饮，还在水泛肌肤、水留胸腹，都有脾失职之责，临床上治肺、治肾，均当兼脾。当然，讲脾主津液是笼统而言，肾主精与津液有关，不过这里津液与精均偏于狭义概念，故两者各有分主。

4. 血与肝　肝为阴中之阳，既藏血又主疏泄，体阴而用阳，故贮藏营血又调节血气。虽血之源在脾、生于心、行于肺（宗气），而调节在肝，这在血的分配和畅行方面，独有其功，故《六节藏象论》称之为"罢极之本"，又《灵枢·海论》说"冲为血海"，而肝与冲脉又关系极密切，以至说"肝为妇女之先天"，临床疏肝调血，防止血行瘀滞为第一要义。

5. 脉与心　古人从解剖观察了解到脉管连心，而脉中流动着血，脉自然起到约束和控制血有序运动不能外逸的作用，故脉有"血之府"之说，同时血又"奉心化赤"源于脾而生于心，因而将心与血、脉连在一起，这些在《内经》均有论述，如《素问·五脏生成论》说"心之合脉""诸血者皆属于心"，《素问·痿论》说："心主身之血脉。"脉与心的关系，主要体现在心血荣脉，一是与脉道的荣枯坚脆有关，多用于外科、伤科；二是反映心气的虚实寒热，如面部气色是血脉荣养的表现，心血热盛则赤甚，淡则血虚、白则寒，若心火盛则血热腐肉为疮，血热化毒伤及心则谵语、昏厥，故《素问·至真要大论》说："诸痛痒疮，皆属于心。"此外，心合脉与肺合皮、脾合肌、肝合筋、肾合骨等，是五脏系统层次性的体现，反映了五脏系统内外表里关系，在生理联系、疾病深浅传变的过程与规律方面，都有一定意义。

五、六气以胃为"大海"

六气虽有六名，但均由一气所化，源于先天而养于后天，即异名同源的意思。何谓源于先天？即六气在先天已具，乃《天年》所说"血气已和，荣卫已通……乃成为人"，是胚胎发育成胎儿过程中造就的；后天即脾胃（简言胃），胃将水谷化成精微培育、补充六气，使之源源不断化生，以为生理所用，可类比于现代生理学的"同化"。如《上古天真论》说"肾者主水，受五脏六腑之精而藏之"，主持生长发育及生殖的狭义之精和血、津液等广义之精均由这种方式化生而来，故临床上精不足之病，除补肾填精外，常以补脾胃后天之本来充养先天，而健脾也是益气养血的重要方法。同样，气、血、津、液的来源主要是水谷精微，调养脾胃是诸病证的基本治法。在临证中，六气病证各有自己的病变特点，针对这些病证的虚实各有专治之法，一般不离脏腑而治其"部主"，但本段关于胃为六气之"大海"的理论，又为六气的治疗别开了调养脾胃之一大法门，在形式上则是专治六气之时，再兼治脾胃，或单治脾胃，也可间隔治疗脾胃，如攻伐痰浊瘀血、寒热毒邪等法治疗实证或虚实夹杂之证时，可选一段时间单独调理脾胃，实践证明往往能取得良好效果。

【释疑】

问：本段将一气分为六气，其中又专论气，觉得很乱，如何理解中医气

的概念？

答：在《内经》中气的概念是复杂的，理解它需要分出层次。最高是哲学层次，讲气即精气，气聚而成形，气变而有名，是构成宇宙万物和万物运动变化的本根，也就是庄子所说"通天下一气"。下一个层次是专业层次，在中医则是人的一体精气，生于先天、养于后天，即本段一气分为六气的一气，是人体中气存在的总名称。由于它所处的部位、发挥的作用不同，故有不同名称，因而才有本段将精血脉津液都称气之说。《内经》的真气、宗气、营卫之气、脏腑之气、经脉之气，都是这种概念的具体化。本段说的开发于上焦，能宣五谷味，熏肤、充身、泽毛，若雾露之溉的气，当是基本层次的概念。此外，还常提到气血，这是一对概念，气是对血而言的，两者不可分离，犹如阴阳。

【资料】

一、温热病辨津液

若斑出热不解者，胃津亡也。主以甘寒，重则如玉女煎，轻则如梨皮、蔗浆之类。或其人肾水素亏，虽未及下焦，先自彷徨矣，必验之于舌，如甘寒之中加入咸寒，务在先安未受邪之地，恐其陷入易易耳。

再舌苔白厚而干燥者，此胃燥气伤也，滋润药中加甘草，令甘守津还之意。舌白而薄者，外感风寒也，当疏散之。若白干薄者，肺津伤也，加麦冬、花露、芦根汁等轻清之品，为上者上之也。若白苔绛底者，湿遏热伏也，当先泄湿透热，防其就干也。勿忧之，再从里透于外，则变润也。初病舌就干，神不昏者，急加养正透邪之药；若神已昏，此内匮矣，不可救药。

再黄苔不甚厚而滑者，热未伤津，犹可清热透表，若虽薄而干者，邪虽去而津受伤也，苦重之药当禁，宜甘寒轻剂可也。

齿为肾之余，龈为胃之络。热邪不燥胃津必耗肾液，且二经之血皆走其地，病深动血，结瓣于上。阳血者色必紫，紫如干漆；阴血者色必黄，黄如酱瓣。阳血若见，安胃为主；阴血若见，救肾为要。然豆瓣色者多险，若证还不逆者尚可治，否则难治矣。何以故耶？盖阴下竭阳上厥也。

齿若光燥如石者，胃热甚也。若无汗恶寒，卫偏胜也，辛凉泄卫，透汗为要。若如枯骨色者，肾液枯也，为难治。若上半截润，水不上承，心火上炎也，急急清

心救水，俟枯处转润为妥。（叶桂《外感温热篇》）

【原文】

出入废则神机化灭，升降息则气立孤危。故非出入，则无以生长壮老已；非升降，则无以生长化收藏。是以升降出入，无器不有。故器者生化之宇，器散则分之，生化息矣。故无不出入，无不升降，化有小大，期有近远，四者之有，而贵常守，反常则灾害至矣。（《素问·六微旨大论》）

【串讲】

如果物体与外界之间精气互为出入的功能废止了，那么物体的"神机"就会毁灭；同样，物体之内的精气上下升降运动停息了，则物体的"气立"必然危亡。神机，是《内经》对物体内部存在的生生不息之机的称呼；气立，则是《内经》对物体依赖于气化作用而存在于世的称呼。因此，诸凡宇宙自然间的物体，若没有与外界之间精气的出入，就不会有发生、成长、盛壮、衰老与灭亡；没有自身之内精气的升降，也不会有萌生、盛长、变化、收敛与伏藏。所以精气的上下升降和内外出入，是没有一种物体不具备的。器，是指具形之物，即所谓器物。因而我们可以把物体看作是精气生化活动的形体容器，若器物的形体不存在了，那么精气的升降出入也就要离乱，物体的生化之机也就停止运转了。宇，器宇。古人说："四方上下曰宇，古往今来曰宙。"（《三苍》）宇字显指空间形体而言。因此说，任何物体，无不存有精气出入升降之机。只不过物体的生化范围有大小的不同，它的期限时数有长短远近的区别，但不管器物大小、期限远近，精气的运动贵在保持协调正常，如果反常，就要发生灾害。

【解读】

万物有形叫作器，就是常说的器物。器物之所以有生命，就在于它的内部，以及它与其他器物之间有着精气的活动。一般而言，精气的活动，上下言升降，多指物体内部；内外言出入，多指本体与外物，合起来简称升降出入，古人认为它是精气运动的基本方式。本段所说"升降出入，无器不有"，阐述了精气升降出入运动的普遍意义；"化有小大，期有近远，四者之有，而贵常守"，则说明物体无论其生化范围大小（物体形态的大小）、期限远近（如物体的寿命），也就是物体的时空状态，都不离精气升降出入的和谐、有序运动，这是万物本性使然、固有之理。正如高世栻所说："生化有大小，死期有远近，如朝菌晦朔，蟪蛄春秋，此化之小，期之近者也。莫灵大椿，千百岁为春，千百岁为秋，此化之大，期之远者也。""反常则灾害至矣""器散则分之，生化息矣"，从反面说明如果精气升降出入运动紊乱，物体的生化活动就会失常，乃至于败亡，即本段开头说的"出入废则神机化灭，升降息则气立孤危"。

"神机""气立"这两个词，均出自《素问·五常政大论》，原话是："根于中者，命曰神机，神去则机息；根于外者，命曰气立，气止则化绝。"根于中，指生命的根源在生物体内。神机，神是指生命的主宰，详见后文有关神的讲解；机则是机枢、机栝、机制。神机，即主宰生命的机枢，如《素问·玉机真脏论》："神转不回，回则不转，乃失其机。"《内经》有时也称神、神气、神明，如《灵枢·本神》："得神者生，失神者死。"《素问·汤液醪醴论》："形弊血尽而功不立者何也？神不使也。"《素问·阴阳应象大论》："阴阳者……神明之府也。"都说的是生物内部的主宰，源于其固有的生存能力，属于各物种所本有。故马莳说："盖根于中者，以生气根于身中，而神气为静动之主，命曰神机。"根于外，指依靠外界环境精气的补给与交流，以维持生命的自身成立（生存），所以称气立，故马莳说："根于外者，以生气根于身外，而假气以成立主持，命曰气立。"关于神机、气立的含义及所指，张介宾进一步指出，动物根于中，植物根于外。他说："凡物之动者，血气之属也，皆生气根于身之中，以神为生死之主，故曰神机。然神之存亡，由于饮食呼吸之出入，出入废则神机化灭而动者息矣。""物之植者，草木金石之属也，皆生气根于形之外，以气为荣枯之主，故曰气立。然气之盛衰，由于阴阳之升降，升降息则气立孤危而植者败矣。"这种说法虽然有一定道理，但神机与气立不必决然分开，更不应卓然对立，现代学者更趋向于将两者看作是认识生命活动机制和规律的两个方面。无论动物还是植物，内部都自有神机，与外界环境也必须进行精气的交流才能生存，只不过由于进化的原因，动物以神机为主，多为恒温，自为调节，但也离不开与外界环境的精气交流，按现代系统论说是一个有自组织能力的开放系统；植物以气立为主，主要靠外界的环境如气候、温度、阳光、水分等才能生存，但内部也有进化程度不同的神机，所以植物也有程度不同的自主生存能力，如抗害、抗损伤、自我修复能力等等。

精气升降出入之理，是古人运用精气、阴阳五行方法讨论事物运动规律的一种学说，属于哲学范畴。《内经》把它引进医学领域，借鉴原理，参用方法，其意义不仅对于中医概念的内涵有重要影响，而且形成了中医理论的基本推理方法和规范，并贯穿于藏象、病机、诊法、论治诸方面，具有很高的临床指导价值。如讲五脏概念和功能：肝应春，主生发而左升，故职疏泄；心应夏，性炎上，烛照清空化阴霾，故"君火以明"；肺应秋，主宣肃而右降，故司呼吸而"通调水道，下输膀胱"；肾应冬，主封藏而沉伏，故藏精为水脏而司二便。《内经》的五脏概念就是这样推定的，金元四大家之一的朱震亨有句名言说"主闭藏者肾也，司疏泄者肝也"（《格致余论·阳有余而阴不足论》）。这句话可以说是对肝肾概念所下的定义。又如《素问·阴阳应象大论》以升降出入论水谷化物之清浊运动规律："清阳出上窍，浊阴出下窍；清阳发腠理，浊阴走五脏；清阳实四肢，浊阴归六腑。"而与此同时，以气机升降出入推理病变规律则成为基本病理与诊治方法，如《素问·举痛论》九气致病中的怒则气上、恐则气下，寒则气收、炅则气泄，劳则气耗，思则气结，就是以气失升降出入之和论病理的典型，并且给予论断说"百病生于气"，这里的气即指气机失调，何谓失调？就是升降出入失常。顺此思路，调节气机的升降出入紊乱就成为治疗大法。前曾讲过，清代黄元御讲五脏升降，就是以此为法则调五脏气机而被尊为临证常法。临床常用的如降心火、升肾水使心肾相交，治腰膝酸软、失眠健忘、遗精滑泄；益气补脾、养肝升清以治疗气虚乏力、肢弱筋痿、头晕目眩等症；滋水涵木、镇肝降逆以治疗腰膝酸软、头目眩晕甚至肢麻筋挛等症。又如清肺降逆以治咳嗽上气，和胃降逆以治呕逆便秘，发汗宣表以治外感寒热，益气固表以治气虚汗泄，益气升阳、涩肠固脱以治肠虚滑脱泄泻等等，都已成为中医治疗常规。至于方剂中调升降出入为法者俯拾皆是，如补中益气汤补脾升清、镇肝息风汤养肝降逆息肝风、苏子降气汤清肺降逆止咳平喘等。笔者曾治过一中年女性慢性膀胱炎患者，症状是晚上尿多、白天动则尿出失禁，月经多而色淡，腰膝酸软，舌淡苔白，脉弱不起。先补肝肾壮阳涩精，一周后夜尿减，腰膝和，但昼日尿失禁改善

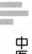
不大，询之常有小腹胀并下坠感觉，知脾气下陷已甚，遂于方中加补中益气丸包煎，重在升举脾气，服后果然疗效斐然，二周尿症状消失。此后因劳累病情反复，服之辄效，遂建议病人常备。

【释疑】

问：生物的"气立"讲精气的出入，是否可以理解为现代系统论的"开放系统"？

答：可以这样联系。现代系统论讲凡生物都是开放系统，无时无地不与周围环境进行物质、能量和信息的交换，其有序性程度用"熵"来表示。有序性程度越高，熵值越小（即所谓的"负熵"），生物体越健康。《内经》的"气立"主要讲精气的出入，如呼吸、饮食二便以及对环境寒热燥湿的感受与排泄等，实际上也是对生物开放性质的定性描述，精气出入讲究和谐有序，这与现代系统论"负熵"概念一致。

【资料】

一、王冰注"是以升降出入无器不有"

包藏生气者，皆谓生化之器，触物然矣。夫窍横者，皆有出入去来之气；窍竖者，皆有阴阳升降之气，往复于中。何以明之？则壁窗户牖两面伺之，皆承来气冲击，于人则为出入气也。夫阳升则井寒，阴升则水暖，以物投井，及叶坠空中，翩翩不疾，皆升气所碍也。虚管既满，捻其上窍，水固不泄，为无升气而不能降也；空瓶小口，顿溉不入，为气不出而不能入也。由是观之，升无所不降，降无所不升；无出则不入，无入则不出。夫群品之中，皆出入升降，不失常守，而云非化者，未之有也。有识无识，有情无情，去出入已升降而云存者，未之有也。故曰升降出入，无器不有。（《重广补黄帝内经素问》注）

二、朱震亨《鼓胀论》谈阴阳升降

心肺，阳也，居上；肝肾，阴也，居下；脾居中，亦阴也，属土。经曰：饮食入胃，游溢精气，上输于脾，脾气散精，上归于肺，通调水道，下输膀胱，水精四布，五经并行。是脾具坤静之德，而有乾健之运。故能使心肺之阳降，肾肝之阴升，而成天地交之泰，是为无病之人。今也七情内伤，六淫外侵，饮食不节，房劳致虚，脾土之阴受伤，转输之官失职，胃虽受谷，不能运化，故阳自升阴自降，而成天地不交之否。于斯时也，清浊相混，隧道壅塞，气化浊血瘀郁而为热。热留而久，气

化成湿，湿热相生，遂生胀满。经曰鼓胀是也。(《格致余论·鼓胀论》)

【原文】

真气者，所受于天，与谷气并而充身也。正气者，正风也，从一方来，非实风，又非虚风也。邪气者，虚风之贼伤人也，其中人也深，不能自去。(《灵枢·刺节真邪》)

【串讲】

所谓真气，由先天而生的精气与后天的谷气相结合而成，能够充养全身，是人体生命活动的动力。天，先天的意思。所受于天，先天生就的，就是源于先天，即后世所说的元气。并，合并，这里理解为结合。所谓正气，又称正风，是指与季节相适应的正常气候。它是从符合季节时令的一方面而来，如春季的东风，夏季的南风，秋季的西风，冬季的北风，这些适时而至的风不是虚风。所谓邪气，就是带有戕贼性质而能够伤人的虚风，它一旦中伤人体，部位是比较深的，也不能自行消散。虚风，是指非当令季节所来的风，是失时之风，如春季刮的西风，夏季刮的北风等，即《灵枢·九宫八风》所说："从其冲后来为虚风，伤人者也，主杀主害者。"

【解读】

本段讲到真气、正气，是中医学基本概念。

一、真气与元气

《内经》论真气概念，本段最直接、完整，但要正确理解需排除几个认识误区。"所受于天"，一般解释为源于先天，就是生于先天的精气，即后世所谓的元气。有人以此认为真气就是元气，并以《素问·上古天真论》真气是人生长发育及生殖功能根本为据。细细探究，《上古天真论》所讲生长发育及生殖功能根源于肾气，乃因"肾者主水"，水即精，精中生气，简名肾气，实即先天精气，《内经》尚无元气之说，元气之名初见于《难经》；又《内经》见"真气"一词者凡23处，计《素问》11、《灵枢》12，从文义、医理环境探词义，均不能确定为先天精气之意，因此可以基本忽略《内经》真气之即元气的内涵。也有人认为"天"是指天空，"受于天"即吸收天阳清气，但若如此，则连后一句"与谷气并"即成宗气，岂有此理？其实，下句"与谷气并"，是说先天精气与后天谷食精微结合，也就是源于先天而养于后天之意，这是充于人身的综合之精气、真实之精气。气之名之所以繁多，只不过此气分部于不同部位、功能特点和发挥作用不同而已，故《素问·离合真邪论》说："真气者，经气也。"经气，经脉之气，显然系先后天综合性的。《内经》提出真气的概念，强调气的先天之源，但也不忽视其后天之充养和维系，文中的"并"，是合并、结合的意思，当然不能理解为1加1的和，是融和。后世所说的补先天之气、后天之气，无外是真气整体中的不同部分而已，却也经常造成概念的混乱，如说人参"大补元气"，其实就是从后天入手补先天，达到补真气的目的。

二、正气、邪气

本段所说的正气、邪气，是从气候常变对人体作用而言的，《九宫八风》实风、虚风即其说。邪气，即虚风，是从冲后来、贼伤入深而不能自去者，因而能致人以病。正气，就是正风，但本段说也不是与虚风相对的实风，对此张介宾解释说："风得时之正者是为正风，然正风、实风，本同一方，而此曰非实风者，以正风之来徐而和，故又曰正气；实风之来暴而烈，故与虚风对言也。"这就是正气、邪气的原始含义。后世引申、扩大其义，将一切能伤害人体的不正之气（因素）均称为邪气，有外邪，有内邪，有心邪；又将一切维持和维护人体生理活动与抗御邪气的精微物质及其功能、作用均称为正气，诸如脏腑、经络之气，营卫、气血等均是。需要说明的是，正气与邪气是相对而言的，无邪气作对立面就无从谈正气，所以针对阴寒之邪的正气是阳气，针对阳热之邪的是阴精（津液），诸如此类。

【释疑】

问：正气是否可以理解为现代医学的免疫能力？

答：如你所说，免疫是现代医学的术语，与中医学属于不同的理论体系，这两者的概念是不可能通约的，当然不能画等号。免疫能力针对一切外来异物，主要是生物学病原体而言，是一种抗感染、抗发病的机能，可分先天性、获得性免疫力，特异性、非特异性免疫力等。中医说的正气是对一切邪气来说的，最初是针对外邪，故文中说"正气者，正风也。"之后内涵范围扩大，凡能抗御外来、内生之能使人发病和对机体造成损伤，并能促进机体机能恢复的精气，都称为正气，它是人体某种生理机能的概括，是一种泛称。比如对外邪而言，抗御阳热之邪的正气是阴精，抗御阴寒之邪的正气则是阳气。又如七情过激扰心能成邪，可称为心邪，而明心见性、矫枉情以归正念的意志心力则是正气。

【资料】

张介宾关于真气的论述

真气，即元气也。气在天者，受于鼻而喉主之；在水谷者，入于口而咽主之。然钟于未生之初者，曰先天之气，成于已生之后者，曰后天之气。气在阳分即阳气，在阴分即阴气；在表曰卫气，在里曰营气；在脾曰充气，在胃曰胃气，在上焦曰宗气，在中焦曰中气，在下焦曰元阴元阳之气，皆无非其别名耳。（张介宾《类经·疾病类四》）

【原文】

谷始入于胃，其精微者，先出于胃之两焦，以溉五脏，别出两行，营卫之道。其大气之抟而不行者，积于胸中，命曰气海，出于肺，循喉咽，故呼则出，吸则入。（《灵枢·五味》）

【串讲】

水谷进入胃以后，它所化生的精微部分，从胃出至中、上二焦，经肺灌溉五脏。它在输布于全身时，分别为两条途径，其清纯柔顺部分化为营气，浊厚刚悍部分化为卫气，分别从脉中脉外的两条道路运行于周身。同时这种谷气精微与吸入的天清之气相结合为大气，积聚于胸中，其部位即气海。这种气，出循肺部与咽喉而司呼吸，使人体呼则排出浊气，吸则摄入清气。抟，聚的意思，有积聚、结合之义。大气，这里指宗气。

【解读】

本段讨论宗气的组成和形成过程。宗气的主体部分是谷气精微，这种精微物质就其功能特性与其分布、运行特点可分为营气、卫气而发挥生理作用，同时它还上行积聚于胸中，与肺吸入的天空之清气（又称天阳清气）相结合，成为人体最基本、重要的生理性精气，并尊称为宗气，宗源之意；又名大气，正大之意。

关于宗气组成，其中的天空清气，《内经》虽无明述，但可从分析经文推知。"其大气之抟而不行者，积于胸中"，抟，聚也，可以是一种气积聚，也可以是两种以上气的结合，如《灵枢·大惑论》"阴阳合抟"，是阴气和阳气结合。大气，诸家多注为宗气，则宗气是谷气精微与另一种气结合，与什么气结合？下边有"天地之精气"文，毫无疑问地之精气是谷气，而天之精气则是吸入的空气，《上古天真论》有"呼吸精气"的养生方法，就是通过调节呼吸，增强吸入空气的质量与效率。这样看来，宗气的组成主要是谷气精微，因此脾胃是其主要来源；同时还要吸入的天空清气结合，因而与肺关系更为密切，特别是宗气积聚于肺之脏位胸中，故有宗气激动肺之呼吸，而肺又主宗气之说。临床调治宗气病变必用入脾肺之类药物，如黄芪、人参、白术等，就是这个道理。

古代医家之中，喻昌与张锡纯对大气独有研究。《医门法律》有"大气论"一节，将人之胸中大气与《内经》"地为人之下，太虚之中，大气举之"相类比，认为"五脏六腑、大经小络，昼夜循环不息，必赖胸中大气，斡旋其间。大气一衰，则出入废，升降息，神机化灭，气立孤危矣。"张锡纯将宗气与元气作了比较，认为元气是先天之气，喻为大树之根，为先天生命之根柢，呼之祖气；而宗气本于先天，成于后天，喻为大树之干，为后天生命之宗主，呼之宗气，它"能撑持全身，为诸气之纲领，包举肺外，司呼吸之枢机，故郑而重之曰大气。""大气不但为后天诸气之纲领，并为全身血脉之纲领矣。"

【资料】

一、喻昌论大气

其所以统摄营卫、脏腑、经络，而令充周无间，环流不息，通体节节皆灵者，全赖胸中大气为之主持。大气之说，《内经》尝一言之，黄帝问地为人之下否乎？岐伯曰地为人之下，太虚之中者也。曰冯乎？曰大气举之也。可见太虚寥廓而其气充周磅礴，足以包举地之积形而四虚无著，然后寒、暑、燥、湿、风、火之气，六入地中而生其化。……人身亦然，五脏六腑、大经小络，昼夜循环不息，必赖胸中大气，斡旋其间。大气一衰，则出入废，升降息，神机化灭，气立孤危矣。(《医门法律·大气论》)

二、张锡纯论大气

前所论元气，先天之气也。乃有其气本于先天，而实成于后天，其于全身至切之关系，有与元气同其紧要者，胸中大气是也。夫元气藏于脐下，为先天生命之根柢，道家所谓祖气也。大气积于胸中，为后天全身之桢干，《内经》所谓宗气也。祖为一身之远命脉，宗为一身之近命脉，命脉虽有远近，其关于人身之紧要同也。而汉唐以下诸书，但知注重元气，不知注重大气。即偶言及，亦略而不详，于大气在人身之真作用，及大气下陷病之至危险，未尝竭力阐发。是盖未深研究《内经》之文，不知大气关于人身之紧要也。

今试取《内经》之文绎之。《灵枢·五味》篇曰："谷始入于胃，其精微者先出于胃之两焦，以溉五脏，别出两行营卫之道。其大气之抟而不行者，积于胸中，命曰气海，出于肺，循喉咽，故呼则出，吸则入，天地之精气，其大数常出三入一，故谷不入半日则气衰，一日则气少矣。"愚按：肺悬胸中，下无透窍，胸中大气包举肺外，上原不通于喉，亦并不通于咽，而曰出于肺，循喉咽，呼则出，吸则入者，盖谓大气能鼓动肺脏使之呼吸，而肺中之气遂因之出入也。所谓天地之精气，常出三入一者，盖谓吸入之气虽与胸中不相通，实能隔肺膜透过四分之一以养胸中大气，其余三分仍然吐出，即换出脏腑中混浊之气，此气化之妙用也。至谓半日不食则气衰，一日不食则气少者，申明胸中大气虽可借天地之精气以养之，然出三入一所得者甚少，故又兼资谷气以补助之也。然此篇专为五味养人而发，故第言饮食能养胸中大气，而实未发明大气之根源。愚尝思之，人未生时，皆由脐呼吸，其呼吸之原动力在元气，应无需乎大气，其胸中亦未有大气也。迨胎气日盛，脐下元气渐充，上达胸中而生大气，大气渐满，能鼓舞肺脏使之呼吸，即脱离母腹由肺呼吸而通天地之气矣。

至大气即宗气者，亦尝考《内经》而得之。《素问·平人气象论》曰："胃之大络名虚里，贯鬲络肺，出于左乳下，其动应衣，脉宗气也。"按虚里之络，即胃输水谷之气于胸中以养大气之道路，而其贯鬲络肺之余，又出于左乳下为动脉，是此动脉当为大气之余波，而曰宗气者，由是知宗气即是大气，为其为后天生命之宗主，故又尊之曰宗气。其络所以名虚里者，因其贯鬲络肺，游行于胸中空虚之处也。

又《灵枢·邪客》篇曰："五谷入于胃也，其糟粕、津液、宗气分为三隧，故宗气积于胸中，出于喉咙，以贯心脉而行呼吸焉。"观此节经文，谓宗气亦积胸中，则宗气即为大气不待诠解。且与《五味》篇同为伯高之言，非言出两人，或有异同。且细审以贯心脉而行呼吸之语，是大气不但为后天诸气之纲领，并为全身血脉之纲领矣。

（《医学衷中参西录·大气诠》）

【原文】

宗气积于胸中，出于喉咙，以贯心脉，而行呼吸焉。（《灵枢·邪客》）

【串讲】

宗气的积聚地在胸中，它运行出于喉咙，贯通心脏及血脉，并能行于肺以司气的呼吸出入。"脉"，《甲乙经》卷十二第三、《太素》卷十二"营卫气行"均作"肺"，可参。

【解读】

本段阐明宗气的基本功能，主要有以下几个方面：

一、出于喉咙，是喉发声的主要动力

宗气在胸中形成后，其功能之一是通过肺的橐籥作用以宗气冲击喉而发声，然后经过舌、口腔、鼻等器官的协调而成为语音，因此声音的强弱、清浊、瘖哑均与宗气之虚实有关。《素问·脉要精微论》说："中盛脏满（气胜伤恐者），声如从室中言，是中气之湿也。言而微，终日乃复言者，此夺气也。"前者是宗气受湿阻，后者则是宗气虚弱，而声音嘶哑常见者多是外邪袭肺，宗气受困所致。笔者曾诊治过一徐姓女患者，45岁，因甲状腺手术误伤喉返神经致声带部分麻痹，声带修补术后发声吃力，声音低弱，诊为手术伤损宗气，用参、芪剂二十余治愈，其中的思路就是益脾肺补宗气。

二、贯心脉，是心脏搏动和血脉运行的动力

宗气的另一基本功能是贯注于心，激发心脏的搏动；贯注血脉，推动血脉的运行。《素问·平人气象论》说："胃之大络，名曰虚里，贯膈络肺，出于左乳下，其动应衣（手），脉宗气也。"胸部左侧乳下虚里之处的搏动，显然是心尖搏动，古人不称心动而曰虚里脉动，是强调宗气的活动踪迹，而宗气源于胃化生的水谷。"其动应手，脉宗气也"，不仅突出了宗气运行血脉作用，也指出心脏搏动的动力来源。从气血关系来看，气能行血，此气正是宗气，故血行缓滞属气虚者必补宗气用参、芪。又，关于心脏搏动，古人已认识到其动力是宗气，如张锡纯说："《内经》谓宗气积于胸中以贯心脉而行呼吸，深思《内经》之言，知肺叶之阖闭，固为大气之所司，而心机之跳动，亦为大气之所司也。今因大气下陷而失其所司，是以不惟肺受病，心机跳动亦受其病而脉遂迟也。"《平人气象论》列出几种虚里搏动失常病机，说"盛喘数绝者，则病在中；结而横，有积矣；绝不至，曰死。乳之下，其动应衣，宗气泄也"，认为虚里搏动疾数而多缺失（促脉）是胸中有热而宗气壅滞，虚里搏动粗涩缺失（结脉）是胸中有瘀积而宗气阻滞，虚里无搏动则是宗气败绝的危证，虚里搏动幅度过大，甚至震动衣衫的则是宗气虚败外泄的重证。毫无疑问，这里描述的就是通过心尖搏动判断心脏病变，包括心律不齐和心脏多种功能与器质性病变等。

三、贯肺行呼吸，是肺阖闭吸清呼浊的动力

肺叶由众多小肺泡组成，具有透气出入的功能，是肺呼吸的基础，而其动力正是宗气。宗气贯注于肺，激动肺叶开合而使气出入，出则泄浊气，入则纳清气，吸入的清气又培补了宗气本体；呼吸功能出自肺，而呼吸之行由乎宗气，故肺与宗气实难分清而有"肺主宗气"之说。临证中呼吸病证，如咳喘上气、胸满短气多因宗气虚实，当用补益宗气、泄诸邪（滞气、痰浊、水饮、瘀血等）以畅行宗气之法，这些治法又多是针对肺进行的。

此外，宗气的功能在《内经》其他篇章中还有表述，如《灵枢·本输》说"宗气上出于鼻而为臭"，认为宗气注于鼻使之有嗅觉。肺开窍于鼻，"肺和则鼻闻香臭"，临证外邪闭表，多有鼻塞流涕、不闻香臭的症状，与肺失宣发，宗气醒鼻有关。又，《灵枢·五味》说："宗气留于海，其下者，注于气街，其上者，走于息道。故厥在于足，宗气不下，脉中之血，凝而留止，弗之火调，弗能取之。""（邪）有所结，中于肉，宗气归之，邪留而不去，有热则化而为脓，无热则为肉疽。"说明宗气注于血脉，不仅能行血，还具有温肌肤、荣肉腠等作用，因而与肢体的寒温和活动能力有密切关系。

【释疑】

问：《中医基础理论》教材上说，心气推动血脉的运行，而这里却说是宗气，两种说法谁是谁非？

答：关于血脉运行动力，古今中外医学说法不同。近现代医学根据结构—机能原则从心的解剖实体研究其生理机能，认为心脏搏动如唧筒推动血液在血管内流动；古代中医则认为气为血帅，气动血行，气滞血涩，气缓、

气结则血瘀，而此气即宗气。《内经》虽然没有直接论述血脉运行动力的文字，但却间接论及宗气推动血脉运行。本段说宗气"贯心脉"，就是激发心脏搏动、推动血脉运行之义；《平人气象论》"胃之大络，名曰虚里，贯膈络肺，出于左乳下，其动应衣（手），脉宗气也"一段，指出虚里搏动乃宗气激动之故，而绝不谈心，说明宗气才是心脉血液运行的动力。相反，以《内经》为源的中医心概念中无行血功能的记载，典型者如唐容川《中西汇通医经精义》《血证论》全无心行血之义，古代医家中也偶有谈及心行血的，也多是"望形生意"者，如王冰注《素问·五脏生成论》"人卧血藏于肝"。近来编写的《中医基础理论》教材，提出心气推动血脉运行的观点，显然是把现代解剖实体之心替代中医气化之心，后加一"气"字以迷惑世人，实质就是"西化"的中医概念。

解读抑或创新中医概念是否成立，除理论论证之外，最主要的是要有说服力的临床验证。我们看中医临证如何治疗现代医学所说的冠心病、心力衰竭等心血管病变。查检各中医教科书和有关论文，基本上是养气活血、祛瘀化痰，养什么气？这里并不是什么心气，而是宗气，用参、芪、术之类，再配以川芎、当归、丹参、瓜蒌、半夏等药。参、芪入脾经、肺经，合于宗气源于脾、肺之旨。若出现肢厥等阳衰指征，则需壮阳、回阳而投桂、附，符合气之根在下元肾命的理论。

【资料】

一、张锡纯关于宗气激动心跳、推动血脉运行

胸中大气亦名宗气，为其实用能斡旋全身，故曰大气；为其为后天生命之宗主，故又曰宗气。《内经》谓宗气积于胸中以贯心脉而行呼吸，深思《内经》之言，知肺叶之阖闭，固为大气之所司，而心机之跳动，亦为大气之所司也。今因大气下陷而失其所司，是以不惟肺受病，心机跳动亦受其病而脉遂迟也。（张锡纯《医学衷中参西录·医案·大气陷兼消食》）

二、张锡纯升陷汤

治胸中大气下陷，气短不足以息，或努力呼吸，有似乎喘；或气息将停，危在顷刻。其兼证，或寒热往来，或咽干作渴，或满闷怔忡，或神昏健忘，种种病状，诚难悉数。其脉象沉迟微弱，关前尤甚。其剧者，或六脉不全，或参伍不调。

生箭芪六钱，知母三钱，柴胡一钱五分，桔梗一钱五分，升麻一钱。

气分虚极下陷者，酌加人参数钱，或再加山萸肉（去净核）数钱，以收敛气分之耗散，使升者不至复陷更佳。若大气下陷过甚，至少腹下坠，或更作疼者，宜将升麻改用钱半，或倍作二钱。

升陷汤，以黄芪为主者，因黄芪既善补气、又善升气，且其质轻松，中含氧气，与胸中大气有同气相求之妙用，惟其性稍热，故以知母之凉润者济之。柴胡为少阳之药，能引大气之陷者自左上升。升麻为阳明之药，能引大气之陷者自右上升。桔梗为药中之舟楫，能载诸药之力上达胸中，故用之为向导也。至其气分虚极者，酌加人参，所以培气之本也。或更加萸肉，所以防气之涣也。至若少腹下坠或更作疼，其人之大气直陷至九渊，必需升麻之大力者以升提之，故又加升麻五分或倍作二钱也。方中之用意如此，至随时活泼加减，尤在临证者之善变通耳。（张锡纯《医学衷中参西录·治大气下陷方》）

三、张锡纯宗气下陷医案

一人，年二十余。因力田劳苦过度，致胸中大气下陷。四肢懒动，饮食减少，自言胸中满闷。其实非满闷，乃短气也。粗人不善述病情，往往如此。医者不能自审病因，投以开胸理气之剂，服后增重。又改用半补半破之剂，两剂后，病又见重。又延他医，投以桔梗、当归、木香各数钱，病大见愈，盖全赖桔梗，升提气分之力也。医者不知病愈之由，再服时，竟将桔梗易为苏梗，升降异性，病骤反复。自此不敢服药，迟延二十余日，病势垂危，喘不能卧，昼夜倚壁而坐，假寐片时，气息即停，心下突然胀起，急呼醒之，连连喘息数口，始觉气息稍续，倦极偶卧片时，觉腹中重千斤，不能转侧，且不敢仰卧。延愚诊视，其脉乍有乍无，寸关尺三部，或一部独见、或两部同见，又皆一再动而止，此病之危，已至极点。因确知其为大气下陷，遂放胆投以生箭芪一两，柴胡、升麻、萸肉（去净核）各二钱。煎服片时，腹中大响一阵，有似昏愦苏息，须臾恍然醒悟，自此呼吸复常，可以安卧，转侧轻松。其六脉皆见，仍有雀啄之象。自言百病皆除，惟觉胸中烦热。遂将方中升麻、柴胡，皆改用钱半，又加知母、玄参各六钱，服后脉遂复常，惟左关参伍不调，知其气分之根柢犹未实也。遂改用野台参一两，玄参、天冬、麦冬（带心）各三钱，两剂全愈。（《医学衷中参西录·治大气下陷方》）

【原文】

人受气于谷，谷入于胃，以传与肺，五脏六腑，皆以受气。其清者为营，浊者为卫，营在脉中，卫在脉外。营周不休，五十而复大会，阴阳相贯，如环无端。卫气行于阴二十五度，行于阳二十五度，分为昼夜，故气至阳而起，至阴而止。故曰：日中而阳陇为重阳，夜半而阴陇为重阴，故太阴主内，太阳主外，各行二十五度分为昼夜。夜半为阴陇，夜半后而为阴衰，平旦阴尽而阳受气矣。日中而阳陇，日西而阳衰，日入阳尽而阴受气矣。夜半而大会，万民皆卧，命曰合阴，平旦阴尽而阳受气，如是无己，与天地同纪。（《灵枢·营卫生会》）

【串讲】

人的精气是依靠饮食水谷化生而来的。饮食入胃后，经消化吸收，水谷的精微被传注到肺，肺朝百脉，又将它输送到全身，以使五脏六腑都能得到精微物质，从而维持生理活动的健康进行。水谷化生的精微，按照它的功能特性，可以分为两部分：清者其性精专柔顺，富于荣养，称为营气；浊者其性慓疾刚悍，长于护卫，称为卫气。营气行于脉中，卫气走在脉外。"在脉中""在脉外"的"在"字，《难经》三十难、《甲乙》卷一第十一并作"行"，义顺可从。营气周流全身，不休止地运行，一昼夜循行五十周，而后复合一次，这样按照十二经脉阴阳表里的承接顺序依次循行，终而复始，如环无端。"营周不休"，诸注不一，多认为是营卫二者周流全身，我们采用张介宾注讲营气运行，以与下文所述之卫气运行先后关照。卫气夜行于阴分二十五周次，昼行于阳分二十五周次，划分为昼夜各半，它行至阳分时人就寤起，行至阴分时人就止息。因此说，人的精气白天中午时阳分最盛，称为重阳；入夜后半夜时阴分最盛，称为重阴。陇，同垄，高起的岗陇。又，陇字，下文"日中为阳陇"日刻本作"隆"，此处"陇"字似亦应作"隆"，"陇""隆"二字声误。隆，盛的意思。其中营在内，营气的循行，起始于手太阴经而复会于手太阴经，故说太阴主内；卫在外，卫气的运行，起始于足太阳经而复会于足太阳经，故说太阳主外。营卫之气在一日中都周流全身五十周次，而各行二十五周次，划分昼夜各半。在半夜阴分之气最盛，半夜过后则阴分之气渐衰，待到黎明时阴分之气已衰尽，而阳分之气渐盛。中午阳分之气最盛，夕阳西下时阳分之气渐衰，黄昏之时阳分之气已衰尽，而阴分之气渐盛。半夜时，营气、卫气都在阴分，是相互会合的时候，人们都要入睡，这时营卫便相互会合，叫做合阴。次日黎明，阴分之气由盛极渐至衰尽，此时阳分之气又逐渐转盛，像这样日日夜夜循行不息，如同天地日月运转一样，是有规律的。

【解读】

本段是论营气、卫气的专篇章节，就营气、卫气的生成、功能特性、运行规律与特点，特别是《内经》营卫"天人合一"的学术内涵进行了深刻阐述，具有重要的科学价值和临床意义。

一、"五脏六腑，皆以受气"是维持生命的基本条件

本段论营卫之气的来源在于水谷化生的精气，而水谷精气对人的生命发挥着最基础的生理作用，是脏腑、经络、组织器官维持功能的生命物质，所以《内经》将化生这种精气的脏腑脾胃称为后天之本，足见在理论上十分重视。同时还建立了一些判断脾胃功能强弱、有无的诊察方法，如把隐含不露、光明润泽的气色称为生色，暴露晦暗的气色称为真脏色，即死色；把柔韧冲和作基础的脉象称作平脉，即有胃气之脉，而把胃气败亡、脏气衰竭的脉象称作真脏脉，即死脉，其征象完全无柔韧和缓之感。值得注意的是，《灵枢·根结》还提出，以代脉的歇止情况作为判断五脏受气的标准，诊察胃气的强弱有无，能知疾病预后吉凶，该篇说："所谓五十营者，五脏皆受气。持其脉口，数其至也，五十动而不一代者，五脏皆受气；四十动一代者，一脏无气；三十动一代者，二脏无气；二十动一代者，三脏无气；十动一代者，四脏无气；不满十动一代者，五脏无气，予之短期。"代，就是有规律歇止的代脉。气，就是维持人命生存的精气。予之短期，是说短期内有生命危险。《素问·脉要精微论》说"代则气衰"，张机《伤寒杂病论·自序》批评当时庸医："观今之医，不念思求经旨……动数发息，不满五十。"切脉至数不可少于五十次，才能察得五脏受气实情，而临床上出现代脉确实标志着脏气已经虚损衰竭。

二、"清者为营，浊者为卫，营在脉中，卫在脉外"阐发营卫的功能特性和运行特点

由饮食水谷化生的精气，在体内如何发挥作用？为了说明这个机理，《内

经》援引阴阳之理，从清浊之性，也就是刚柔之性，把精气分为两部分，其中清的部分属阴，其性专精柔顺，富于滋润荣养作用，称为营气，所以守于脉内化而为血；浊的部分属阳，其性刚悍不拘，长于温透护御作用，称为卫气，故散于脉外护卫营血。《素问·生气通天论》说："阴者，藏精而起亟也；阳者卫外而为固也。"《素问·阴阳应象大论》也说："阴在内，阳之守也；阳在外，阴之使也。"正说明了阴阳相反相成的特性与关系，也是理解营卫概念及其功能特性的依据，是临床运用营卫理论诊治有关病证、指导处方遣药的学术基础。以桂枝汤为例，该方主要有桂枝、白芍，配以甘草、生姜、大枣组成。其中桂枝辛甘温，性辛透、温散，能活跃卫气，向外宣发寒邪，所以桂枝口味微辣，食后皮肤温热，有外蒸发汗之感；芍药酸苦微寒，性柔润、收敛，能静养营血，在内固守阴精，故临床用其柔补阴精、稳固内敛之功。两者配合，一内一外、一散一收、一养一泄，正适用于外有风邪袭表，内有营阴不足，卫强营弱、营卫不和的表虚中风证。其中桂枝外开腠、宣通卫气、散发风邪；白芍内守养营，以供汗出泄邪，又可不断化生与驰援卫气，以使卫气化源有继，三能收敛而防止汗泄过度，伤卫耗营。其他三药，在本方中都是起辅助作用的：甘草补中益气，以稳定营卫生化之源；生姜和胃，辛散表邪，助桂枝活跃卫气、发表解肌；大枣养脾，滋润中焦，助白芍充益营阴、作汗有源。全方正适合营卫阴阳相反相成之性组合药物，故能治在表营卫不和之证。《伤寒论》说："太阳中风，阳浮而阴弱。阳浮者，热自发；阴弱者，汗自出。啬啬恶寒，淅淅恶风，翕翕发热，鼻鸣干呕者，桂枝汤主之。"阳浮而阴弱正是卫强营弱两者不和的脉象，阳浮者是卫气受风邪之激而外张，故恶风发热，毛窍开而津液外泄；阴弱者是营气本不足，又因"阳强不能密"卫气开合失常而汗自出而弱。施以疏风泄卫、养阴敛营的桂枝汤正是方证契合之举。不仅如此，凡营卫不和，不论是否外感，都可仿此用药，如《伤寒论》说："病常自汗出者，……以卫气不共荣气谐和故尔。以荣行脉中，卫行脉外，复以其汗，荣卫和则愈，宜桂枝汤。"又说："病人脏无他病，时发热，自汗出而不愈者，此为卫气不和也。先其时发汗则愈，宜桂枝汤。"这两条说的就是杂病营卫不和发热、出汗病证，也用桂枝汤。扩延开来，气血不和以及某些阴阳不和证，亦可用此方或略予加减，即能取得如期效果，如《金匮要略·妇人妊娠病脉证并治第二十》有"妇人得平脉，阴脉小弱，其人渴，不能食，无寒热，名妊娠，桂枝汤主之"一条，尤在泾在《金匮要略心典》说："夫脉无故而身有病，而又非寒热邪气，则无可施治。唯宜桂枝汤调和阴阳而已。徐氏云：桂枝汤外证得之，为解肌和营卫；内证得之，为化气调阴阳也。"故《伤寒论》既有当归四逆汤治疗"手足厥寒，脉细欲绝"，又有小建中汤治疗"阳脉涩，阴脉弦""腹中急痛"的条文。前者病机为营血不足，寒凝经脉，用当归四逆汤即桂枝汤去生姜，倍用大枣加当归、细辛、通草，其中的桂枝温经散寒以通阳，芍药补血养血，加当归、细辛、通草，共奏养血、通脉、温阳、散寒的功效；后者病机是中阳虚寒、营血不足、肝脾失调，桂枝温阳散寒，芍药养阴和血，芍药倍桂枝，改桂枝汤原方解肌宣表为治里证，加饴糖甘温入脾，温中补虚、和里缓急，在缓解虚寒疼痛方面效果更为明显。

三、营气运行路线是"阴阳相贯，如环无端"

它是按十二经阴阳表里相衔接的，循环往复，一昼夜运转周身五十次。它的路线图，按《灵枢·营气》所说是这样的：

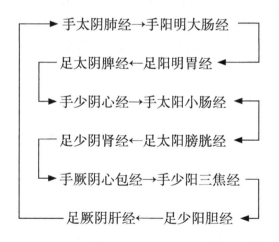

由于营气在脉中的运动是匀速的，一呼脉行三寸，一吸也是脉行三寸，一息六寸，因而营气运行各经的时辰有定数，也就是说某时辰运行于某经在时间上可以计算出来，针灸学上叫某经气旺于某时，则此时该经开穴，运用这个道理按时在其代表经穴（主要是十二经五输穴，加上阳经的原穴，

共 66 穴）上针刺，就能取得较好疗效。这就是"子午流注针法"。关于何时哪经开什么穴，某时宜针何穴，针灸学中有一套计算方法和十二经五输穴歌，可具体学习。

四、卫气运行路线是"行于阴二十五度，行于阳二十五度，分为昼夜"

这里阴阳指的是阴经、阳经，也可以理解为阴分、阳分，或经脉、内脏，或竟言表里亦无不可。"分为昼夜"一句，将卫气行于阴、行于阳的时间与昼夜联系起来，也就是卫气白天行于阳，夜晚行于阴，换句话说就是卫气行于阳是白天，行于阴是黑夜。关于《内经》昼夜阴阳之论，实有其天文学基础，如《灵枢·卫气行》说："天周二十八宿……房昴为纬，虚张为经。是故房至毕为阳，昴至心为阴。阳主昼，阴主夜。"二十八宿是天空中二十八组恒星，布满周天，环转一周，其间距大致相等，因此古人以二十八宿节度太阳的周日视运动。从房宿至毕宿是白天属阳，正是人身卫气行于阳经之时；从昴宿至心宿是黑夜属阴，正是人身卫气行于阴经之时。《灵枢·卫气行》为我们描述了卫气昼夜运行路线：

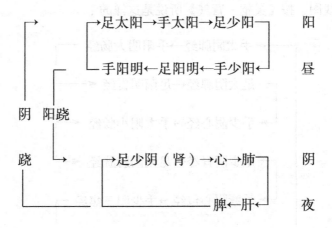

古代先民"日出而作，日入而息"，在人体生理基础即"气至阳而起，至阴而止"，因而昼夜与睡眠、觉醒相关，这就阐明了睡眠的生理机制是卫气行于阴而寐，行于阳即寤。正如《灵枢·师传》所说："卫气昼日行于阳，夜半则行于阴，阴者主夜，夜者卧……阳气尽，阴气盛，则目瞑；阴气尽而阳气盛，则寤矣。"目瞑即入睡。大家注意，在运行路线中，卫气阴阳出入之际都经过肠胃与脾经，膀胱与肾经以及阴阳跷脉，这在睡眠障碍的治疗上有一定意义。

《内经》以卫气阴阳出入论睡眠的理念和方法，具有重要的科学价值和医学意义。人的睡眠、觉醒节律与大自然昼夜交替周期相应，其科学价值在于，地球自转形成的昼夜交替是生物自然环境中最明显而又稳定的变化，它制约着生物的生存，因而人类形成了"日出而作，日入而息"的生活、生产模式。昼日光照充足，万物生动，人为食物而劳作，劳作既消耗能量、又要抗御外来的各种邪气，故需要生理机能亢奋；与之相反，夜晚阴暗消索，万物静藏，人无所为而睡眠，睡眠是休养生息、恢复体力，储备能量的基本方式，生理机能则处于相对抑制状态。如此则形成人类重要的自律节律——寤寐交替。据研究，人类个体多种生理、生化活动都有昼夜差异，综合这些差异说明睡眠是人体适应自然界昼夜节律的整体生理反应。

与此相应，《内经》将睡眠障碍视为一种病证，故《素问·太阴阳明论》以"不时卧"为邪入阳分六腑之病征，《灵枢·经脉》肾脉所生病有嗜卧之症。其机理便是卫气的阴阳出入混乱无序，如在夜晚卫气当入行于阴而反留于阳者，便是失眠；相反昼日卫气当出行于阳而反留于阴者，便是嗜睡。如《灵枢·大惑论》解释失眠机理说："卫气不得入于阴，常留于阳。留于阳则阳气满，阳气满则阳跷盛，不得入于阴则阴气虚，故目不瞑矣。"同篇解释多卧（嗜睡）机理时则说："此人肠胃大而皮肤湿（涩），而分肉不解焉。肠胃大则卫气留久；皮肤湿则分肉不解，其行迟。……留于阴也久，其气不清，则欲瞑，故多卧矣。"因此，《内经》治疗睡眠障碍的法则即通达阴阳，引卫气入阴出阳，如《灵枢·邪客》治疗"厥气客于五脏六腑，则卫气独卫其外，行于阳，不得入于阴"的目不瞑（失眠）用半夏汤"决渎壅塞"以通卫气之道，使阻留于阳的卫气得入于阴，以致"阴阳和得"，于是"复杯则卧"。临床上切合这个理论用药治失眠之法主要是恢复阴阳节律。在用药方法和具体药物上，可择时早晚异药的给药方式，如卯时（5~7时）服促醒寤中药晨方或咖啡茶叶；酉时（17~19时）服中药安寐晚方。选择用药主要是使用一些合于昼夜阴阳节律以及四时阴阳节律的中药，而这类植物的生长特性具有和人类寤寐同步的昼夜阴阳消长和四时阴阳消长规律，具体而言，或叶子昼挺暮垂，如紫苏；或花朵昼开夜合，如百合花、萱草；或叶子日开夜闭，如合欢、花生叶；或其生长节律正处于四季阴阳消长之时，如半夏、夏枯草。中医认为这些药物具有引阳入阴、交通阴阳、治疗失眠的功效。此外，一些帮助营卫阴阳出入的药物，也是恢复阴阳节律的要药，如桂枝温经通阳，通达营郁，以利白昼阳气之振奋；白芍酸收敛阴，养阴和营，纳卫入营。

此外，《内经》还以睡眠情况判断生理性衰老的征象，如《灵枢·营卫生会》以"老人之不夜瞑"为营卫衰，"少壮之人不昼瞑"为气血盛；而保证与时同步的睡眠也就作为养生的重要内容，如《素问·上古天真论》说"起居有常"，《素问·四气调神大论》并列出四季睡眠早晚的常规，如说春三月"夜卧早起，广步于庭"，夏三月"晚卧早起，无厌于日"，秋三月"早卧早起，与鸡俱兴"，冬三月"早卧晚起，必待日光"。

五、营卫运行"与天地同纪"

本节说："夜半为阴陇，夜半后而为阴衰，平旦阴尽而阳受气矣。日中而阳陇，日西而阳衰，日入阳尽而阴受气矣。"这里的阴阳即上文所说的表里、内外、经络、脏腑，可概括为阴分、阳分。精气（统营卫之气而言）运行，充养全身，但昼夜有所差异：昼则旺于外而夜则盛于内，从而使阳分、阴分的精气有消长盛衰的规律，同时还指出"如是无已，与天地同纪"，也就是天人同步，于是就有了与天地一体的人体生理节律，其模式正像一条"正弦曲线"，横轴 X 表示时间矢量，纵轴 Y 表示阴阳矢量，曲线与横轴相交处是精气出阳（平旦 a 点）、入阴（日入 c 点）时的消长状态，波的峰尖 b 点表示阳隆（日中）时的精气状态，波的谷底 d 点表示阴隆（夜半）时的精气状态，如下图所示：

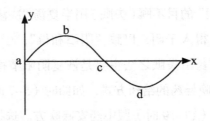

这个图展示的就是人体精气一天之中的阴阳消长节律，与"脏腑"一节中四时五脏阴阳节律一致，似"四时之气"（《灵枢·顺气一日分为四时》）。

近现代科学研究也表明，人类个体多种生理、生化活动，如体温、血压、激素（肾上腺皮质激素及促肾上腺皮质激素）与神经递质分泌（脑内 5-HT、多巴胺、去甲肾上腺素等），以及免疫功能（血液中的 T、B 淋巴细胞的产生）都有昼夜差异，并呈现出某种周期性，与上表所示相近似，这不但是传统生命科学在现代科技下的新证据，对于中医临床也具有实用价值，如解释多种外感病病情"旦慧、昼安、夕加、夜甚"的机理，指导药物的择时服用等，则补阳剂宜晨前服、养阴剂宜夜间用、攻邪剂当午前服用。

然而昼夜节律只是中医关于人体生理节律的一种，即周日节律。除此之外，《内经》还有旬日节律（十天），周月节律（一月），周年节律，五运六气的超年节律（五年、六年、十年、十二年、六十年）以及五脏节律、六经节律、十二经脉节律等，从而构成中医的时间医学。

【释疑】

问：**本篇说营气运行是"阴阳相贯，如环无端"，而卫气运行是昼行阳、夜行阴，但又说"营在脉中，卫在脉外"，营卫是相伴而行的，这岂不自相矛盾，应如何理解？**

答：从本段看营卫循行的说法确实有矛盾之处。营气是一阴一阳两经贯通运行，则与卫气昼阳夜阴循行不相重合，则谈不上"营在脉中，卫在脉外"相伴形式。这个问题的理解还是要从《内经》全书综合分析来理解。按阴阳理论，阴阳从精气而来，一分为二，互根互用，相反相成，营卫均源于水谷，按阴阳分而为二，你中有我，我中有你，当然是一体相伴而行。这在《营卫生会》已经交代得很清楚。《灵枢·五乱》也有"四时者，春夏秋冬，其气各异，营卫相随，阴阳已和，清浊不相干，如是则顺之而治"的说法。《难经·三十难》也说"营卫相随"。可见，营卫运行，不相分离，按经脉阴阳表里顺序相互贯通是营卫运行的基本形式。然而，生命活动是非常复杂的，除了基本形式外，还需要多种调节方式，才能满足内外时空变化对生命的需求，昼夜变化就是对生命体提出的最大的生存挑战。日出而作，摄取食物、抗御邪侵，乃耗能活动，需要卫气活跃外出，故昼行于外；相反，日入而息，夜眠将养，外无邪侵，则是贮能时机，无需卫气外出而内需驻守，故夜行于内。卫气的这种调节活动方式对人类生存来说极其重要，故单独提出以示强调，同时对临床诊治多种病证有重要指导意义，如睡眠障碍、定时发作的各种病证，大多涉及卫气运行理论。除上述而外，卫气还有多种调节运行方式，如对针刺的麻胀反应、内外刺激引起的痛痒感觉等等，都可以归于卫气调节运行之类。

【资料】

一、关于"五脏六腑皆以受气"的理论及其意义

受气，就是收受、吸取外界的某些物质。气，就是非肉眼所能分辨的微小物质。从整个人体来说，饮食是受气，呼吸也是受气；从某一脏腑或组织来说，吸取、容纳它本身以外的物质的作用和过程，都叫做受气。

五脏六腑受气的过程，即是五脏六腑的精根据它们各自的性能（《内经》常常用五行即木、火、土、金、水来区分脏腑之精的不同性能）需要，从外界摄取适当的物质，并把它改造为自身的成分的同化过程。五脏六腑就是依靠精的食气同化作用，来补偿它在"精化为气"即异化过程中消耗的物质，从而得以维持其形体的质量，同时也有助于整个机体在瞬息万变的外界条件下内环境的恒定和统一。若因某种原因而发生供气不足，或受气障碍，就会出现如《素问·疏五过论》篇所说的"身体日减，气虚无精"的病态，甚至危及生命。

《内经》认为五脏六腑的受气情况如何，会直接间接影响到整个机体的种种生理活动，并从面色、音声、神情、脉象，以及津液的生成、排泄等等方面反映出来。

五脏六腑受气功能的变化，可以反映到手太阴经的寸口中，使寸口的脉象发生相应的变化。《灵枢·根结》篇对此说的尤为具体。它说："一日一夜五十营，以荣五脏之精，不应数者，名曰狂生。"又说："所谓五十营者，五脏皆受气。持其脉口，数其至也，五十动而不一代者，五脏皆受气；四十动一代者，一脏无气；三十动一代者，二脏无气；二十动一代者，三脏无气；十动一代者，四脏无气；不满十动一代者，五脏无气。予之短期，要在终始。所谓五十动而不一代者，以为常也，以知五脏之期。予之短期者，乍疏乍数也。"这里所谓"短期"，即最近可能死亡的日期。"代"指脉象，在这里包括歇止脉和阵发性"乍疏乍数"快慢不匀的脉象（包括现代医学所谓的期前收缩、阵发性心动过速和心房纤颤等）。

[王玉川.略谈"五脏受气"及其意义.中医杂志，1979，20（7）：11-12]

二、张介宾关于"营在脉中，卫在脉外"的注释

营，营运于中也。卫，护卫于外也。脉者非气非血，其犹气血之橐籥也。营属阴而主里，卫属阳而主表，故营在脉中，卫在脉外。卫气篇曰：其浮气之不循经者为卫气，其精气之行于经者为营气，正此之谓。……虽卫主气而在外，然亦何尝无血；营主血而在内，然亦何尝无气。故营中未必无卫，卫中未必无营，但行于内者便谓之营，行于外者便谓之卫，此人身阴阳交感之道，分之则二，合之则一而已。(《类经·经络类二十三》)

【原文】

黄帝曰：愿闻营卫之所行，皆何道从来？岐伯答曰：营出于中焦，卫出于下焦。(《灵枢·营卫生会》)

【串讲】

黄帝问：营卫之气的运行，是从什么部位发出的？这是讲营卫之气的运行和布散部位。岐伯回答说：营气是由中焦发出的，卫气是由下焦发出的。"何道从来"，一说是讲何以化生，如马莳注为"营卫之所由生"；二是讲运行发出。结合上文"营卫之所行"，显然指的是第二种。"营出于中焦"一句理解起来没有问题，后文有中焦"并于胃中""此所受气者，泌糟粕，蒸津液，化其精微，上注于肺脉乃化而为血，……故独得行于经隧，命曰营气"，明说营气是在中焦化生并发出的；后一句"卫出于下焦"，以张介宾为代表，从卫气运行起于足太阳经膀胱经目内眦张目寤起开始，入于足少阴肾经闭目寐息止，而膀胱与肾是在下焦；且比喻为天气是由地气升腾所化，由下而升，故有此论。但也有人不以为然，于是就有了校勘之说，认为原文应是"上"，即卫气出于上焦，此论以张志聪为代表，请看下文"解读"分析。

【解读】

关于卫出上焦之校勘说，似乎依据也较为充分。张志聪《灵枢集注》引《决气》"上焦开发，宣五谷味，熏肤、充身、泽毛，若雾露之溉，是谓气"，《五味论》"辛入于胃，其气走于上焦，上焦者，受气而营诸阳者也"后分析说："卫气者，阳明水谷之悍气，从上焦而出卫于表阳，故曰'卫出上焦'。"这个意见是正确的，《内经》其他篇章也有相应论述，如《痈疽》说："肠胃受谷，上焦出气，以温分肉而养骨节，通腠理。"本节述文之后，紧接着是"愿

闻三（应是'上'字）焦之所出。岐伯答曰：上焦出于胃上口"一大段文字，随后又举例"漏汗"病理是上焦卫气布散失常以说明之，足以证明原文当是"上"而非"下"。除上述理校外，学者们还找出多宗他校依据，据《灵枢经校注》收集，《太素》卷十二首篇、《千金》卷二十第四、《外台》卷六"三焦脉病"引《删繁》及《灵枢略》"六气论"均作"上"字。

维持原论说卫出于下焦，校勘说卫出于上焦，似乎都有道理，那么究竟应该听谁的呢？我们看原文所问"何道从来"，《甲乙》"来"作"始"，《太素》"来"作"行"，《灵枢略》"从来"作"出入"，意思似乎略有所差异，而涉及的是卫气根源、卫气化生和卫气发出（运行和布散）三个问题，那么卫气的理论则可借"何道从来"从上述三个方面展开讨论：

一是卫气之根。卫气根源于下焦。卫气属阳，其根源于先天，后世据《难经》理论命名为元阳，卫气是人体元阳的后天运用之一，这从张介宾的论证可以得到启发。日常生活中昼日入寐容易感冒，是卫气入阴不足于外而不御邪的缘故，而临床中卫阳不足容易感受外邪，需要壮阳益卫固表，如年老体弱畏寒用肾气丸、右归丸之类，《伤寒论》桂枝加附子汤治太阳病发汗太过伤卫阳而汗漏不止、恶风、小便难、四肢微急并难以屈伸的卫虚证，就是典型例证。

二是卫气化源。卫气化生于中焦。本节原文说"人受气于谷，谷入于胃，以传与肺，五脏六腑，皆以受气，其清者为营，浊者为卫"，可见卫气是水谷经中焦脾胃所化生，故《素问·调经论》说"卫者，水谷之悍气"。因此，卫气虽就其先天本源而言出于下焦，但其后天化生仍出于中焦。正如《灵枢·五味》所说"故谷不入，半日则气衰，一日则气少矣"，其中自然包括卫气。玉屏风散补脾益气、固表止汗是通过补中助卫来实现的，其中除防风散邪外，白术补脾燥湿定中，黄芪补脾益气固表，共同增强卫气生化之源。

三是卫气布散。卫气宣发于上焦。《灵枢·决气》说"上焦开发，宣五谷味，熏肤、充身、泽毛，若雾露之溉"，正是讲上焦乃卫气宣发之地，借上焦之位势向上而至头面、向外而至肌肤腠理布散卫气，发挥其养清窍、温腠理、司开合的作用，从而发挥头面官窍的视听嗅味作用、肌表腠理的御邪作用和体温调节功能，如果这些功能发生障碍，就必须调节卫气，这是临床治疗目耳口鼻之疾、外感、四肢诸证的病理生理学基础。体现这种作用的是发汗解表，如麻黄汤、桂枝汤类的麻、桂；发越宣郁，如栀子豉汤的栀子、豆豉；透表消肿，如麻黄甘草汤的麻黄；固表止汗，如牡蛎散的麻黄根、牡蛎等；益气聪明汤治耳目疾患有葛根、升麻、蔓荆子；补中益气汤治肢体无力有柴胡、升麻等，这些都是通过调节卫气的上焦宣发作用来实现的。

【资料】

一、关于营卫之气所出的不同版本

《针灸甲乙经·卷一·营卫三焦第十一》：曰：愿闻营卫之所行，何道从始？曰：营出于中焦，卫出于下焦。

《太素·卷十二·营卫气》：黄帝曰：愿闻营卫之所行，皆何道从行？岐伯答曰：营出于中焦，卫出于上焦。"自注曰："上焦在胃上口，主出于不内，其理在膻中。中焦在胃中口，不上不下，主腐熟水谷，其理在脐旁。下焦在脐下，当膀胱上口，主分别清浊，主出而不内，其理在脐下一寸。营出中焦者，出胃中口也；卫出上焦者，出胃上口也。

《千金要方·卷第二十·膀胱腑·三焦脉论第四》：上中下三焦同号为孤腑，而荣出中焦，卫出上焦。荣者，络脉之气道也；卫者，经脉之气道也。

《灵枢识》：《明理论》亦引作"上焦"。

二、关于卫气所出

1. 张志聪注 "卫气出于下焦"，原文下有 "下当作上"，并注：《决气篇》曰：上焦开发，宣五谷味，熏肤充身泽毛，若雾露之溉，是谓气。《五味篇》曰：辛入于胃，其气走于上焦，上焦者，受气而营诸阳者也。卫者，阳明水谷之悍气，从上焦而出卫于表阳，故曰卫出于上焦。（《素问集注·营卫生会》）

2. 张介宾之注：卫气者，出其悍气之慓疾，而先行于四末分肉皮肤之间，不入于脉，故于平旦阴尽阳气出于目，循头项下行，始于足太阳膀胱经而行于阳分，日西阳尽，则始于足少阴肾经而行于阴分，其气自膀胱与肾，由下而出，故卫气出于下焦。

人身不过表里，表里不过阴阳，阴阳即营卫，营卫即血气，脏腑筋骨居于内，必赖营气以资之，经脉以疏之，皮毛分肉居于外，经之所不通，营之所不及，故赖卫气以呴之，孙络以濡之，而后内而精髓，外而发肤，无弗得其养者，皆营卫之化也。

然营气者，犹天之有宿度，地之有经水，出入有期，运行有序者也；卫气者，天之有清阳，地之有郁蒸，阴阳昼夜，随时而变者也，卫气属阳乃出于下焦，下者必升，故其仔自下而上，亦犹地气上为云也。营本属阴，乃自中焦而出于上焦，上者必降，故营气自上而下，亦犹天气降为雨也。(《类经·经络类二十三》)

第十讲　论神

神在中国文化里是一个多义项的复杂概念，《内经》是基于中国文化而产生的，其神的概念也呈现出多种内涵，我们将选取有关节段进行讨论分析。由于我们这里研究的是医学领域，所以神的概念自然应当限制在精神心理层面，我们常说的精气神的神，主要应当属于这一领域。《内经》以五神（即神魂魄意志）概括意识范畴的基本内容，用七情（简称五志）代表心理情绪的主要活动，两者合为神志。本讲遴选原文三段，主要讲述《内经》神的概念、分类及其系统理论，探讨中医关于意识活动、思维活动的机理。

【原文】

凡刺之法，先必本于神。血、脉、营、气、精（神），此五脏之所藏也。至其淫泆离藏则精失，魂魄飞扬、志意恍乱、智虑去身者，何因而然乎？天之罪与？人之过乎？何谓德、气生精、神、魂、魄、心、意、志、思、智、虑？请问其故。(《灵枢·本神》)

【串讲】

黄帝问岐伯：凡使用针刺的治法，必须以神作为根本和基础。这是《内经》反复强调的针刺治疗法则。由于神生于精气和五脏，所以下文说：血、脉、营、气、精，这是五脏所藏的，也是神生成和活动的本源。原文"精"字之后的"神"字，因为涉及上文有"神"字而衍，可删。反过来如果人们嗜欲太过，恣意耗伤，那么精气就会衰竭脱失而五脏无所藏，神无化源随之即出现魂魄败散飞扬，志意恍惚迷乱，并失去思维能力而生命危殆。造成这样的结果，是什么原因呢？是上天的惩罚呢，还是人自身的过失呢？这些问题便涉及人的精神领域，所以有关神的概念、理论问题需要讨论。德、气生精、神、魂、魄、心、意、志、思、智、虑等概念与理论问题，请予以解说。

【解读】

本段是《灵枢·本神》论神的引言，结合原有的知识，提出新的问题，导出神概念与神系统理论讨论的话题。从原文分析来看，作者的思路是：首先提出"针刺治病，以神为本"的论断，引出神这一主题；然后进入神的讨论，认识到精藏于五脏，精失则神病，甚至智虑昏乱、意识丧失，危及生命，这是反复证实的临床现象，于是针对这一事实而发问：神病是如何形成的，是人自身的过失呢，还是上天的惩罚呢？要回答这些问题，就必须搞清有关神的基本知识和系统理论，包括：①天地造化是人类生命之源，也是人之神形成之本，从而建立了中医学神概念与理论的科学基础；②明了神魂魄意志思虑智（意识与思维）的概念；③从诸神概念及其活动的阴阳五行之理，理解《内经》神的系统理论。

需要指出的是，关于神的基本概念和理论，中医向来缺乏系统论述，现代中医基础理论教材也仅见寥寥数语搪塞，且附于五脏后，没有独立篇章；中医学术界更缺乏深入、系统地研究，

【资料】

《内经》论鬼神

《素问·五脏别论》：拘于鬼神者，不可与言至德。

《素问·宝命全形论》：若夫法天则地，随应而动，和之者若响，随之者若影，道无鬼神，独来独往。

《灵枢·贼风》：其毋所遇邪气，又毋怵惕之所志，卒然而病者，其故何也？唯有因鬼神之事乎？……此亦有故邪留而未发，因而志有所恶，及有所慕，血气内乱，两气相搏。其所从来者微，视之不见，听而不闻，故似鬼神。

【原文】

天之在我者德也，地之在我者气也，德流气薄而生者也。故生之来谓之精，两精相搏谓之神，随神往来者谓之魂，并精而出入者谓之魄。所以任物者谓之心，心有所忆谓之意，意之所存谓之志，因志而存变谓之思，因思而远慕谓之虑，因虑而处物谓之智。（《灵枢·本神》）

【串讲】

本段是接上段所问而作的回答。岐伯说：天赋予人的是创生的功德，地

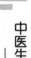
赋予人的是成形的精气，天地阴阳交感才有人类的生成。人，这里指的是人类物种。德，功德，指作用而言。气，精气，指地面的植物、水分等生活必须条件。这两者结合，就是"德流气薄"，流即流行，薄即交迫，德气相互作用、结合变化，即和合而生。关于天德，古人有言"天之大德曰生"，原意是在人类形成过程中，天所发挥的作用是创生之机，如春夏秋冬四季循环、周而复始，为人类生命体的发生和进化提供了稳定的环境，但这是一种作用、能力，与下面的地之气不相同类，因而可以理解成有周期变化的自然气候，包括阳光的照射、雨露的施予等，故此"德流气薄而生"则说明大自然所提供的稳定而周期变化的环境和充足的精微物质，两相结合是人类形成、生存和发展的基础，当然也是人的神志产生和活动的根源。生成人生命个体的原始精微物质叫做精，即先天之精，其中包括发育生命体的生理之精和繁衍后代的生殖之精。新生命体内在的生命主宰能力，即生命力叫做神，乃男女生殖之精阴阳和合之所生。两精，张介宾注指阴阳之精，即男女专司生殖的精微物质；张志聪注指先后天之精，神因先天之精而发生，后天之精培育而成熟，这里取前说，后注亦可参。搏，搏结、结合的意思。不过，此处的神，它的实义所指比较模糊，诸注也不一。如果说是专指主宰生命的生命力而言，其中就蕴含有无形无象、变幻莫测，诸如人的知觉、运动、思维、情感等一类生命活动也叫神，俗称精神，其中最主要的是心神、魂魄、意志、思虑、情志等概念，以下即讲精神属义下的内容。随着生命活动往来，潜在于心神之中，影响思维等认知活动以及情感等精神活动的基础意识叫魂，故魂随神往来，神是人类才具有的高级意识，如张介宾所说"光明爽朗，聪慧灵通之类"；藏于精所化生的躯体官窍之中，是躯体官窍发挥的感觉、运动能力叫魄，魄是与生俱来的本能，故有"魄为形之灵"的称呼，并精而出入。担负并支配人的感知、分析、反应事物功能的总中枢是心。任，担任、负责、支配。物，这里指内外事物，引申为对人的所有刺激信息。心接受内外信息并进行分析、判断，做出决策，形成人的认知思维、情感、行为等人类独有的高级精神活动。这里虽然没有讲心神，其实它就是魂随之往来的神，为突出其作用及特性，我们常心神并称。主导思维活动是心的基本功能之一，思维过程从心追忆已过信息之遗留，也可以是新接受内外刺激而产生意念开始。意念已决定并执意而行，必须达到目的就是志。意，意念、意向；存，存驻、居定的意思。张介宾说"意已决而卓有所立者曰志"，则存有意的决定、实现、必达目的的意思。意志是人类特有的精神活动，是思维过程的关键环节。为实现志向而反复思考，以适应事物变化的叫做思。思，思考、思索，是志形成后思维活动的重要环节。在思考的基础上估计未来变化的叫虑，因深谋远虑而巧妙处理事物的叫智。智，智慧。从心生意念，形成意志，到为完成意志，达到目的而进行一系列精神活动则是思维的全过程。

【解读】

本段是《内经》论述神概念和神系统理论的核心经文，其内容分为三个部分：一，人类是大自然的产物，也是生命个体精和神的根源；二，心神魂魄、意志思虑智的概念和意识、思维过程；三，神的系统理论分析和构思。

一、德气生精神

德指天德，讲作用；气指地气，讲物质。精指形质，神指如今所说的精神。按古代学问归类，德气与精神，一属天，一属人，是讲天人关系的。这里有两个层次：一，天人直接关系，人类是大自然的产物，最高层次；二，天人间接关系，精和神属人类个体，下位层次。这种分类有意义，有助于了解神概念和神理论的内涵及两者间的关系。

人是大自然的产物，这一思想在《内经》有多篇反复表述，认识是明确的，如《素问·至真要大论》说："天地合气，六节分而万物化生矣。"《素问·宝命全形论》更进一步说："人以天地之气生，四时之法成。""人生于地，悬命于天，天地合气，命之曰人。"这里的人应概指人类，与本篇"天之在我""地之在我"之"我"同义。其意义有二：一是明确了天人关系，是大自然化生了人类，并维持其生存，这不仅摆脱了神造万物或不可知论的思想束缚，也为我们从自然万物寻求治病方法和治病药物的思路奠定了理论基础。二是人类个体的精神活动是生命的重要组成部分，当然也由大自然所创造，并形成"精化气、气生神"之系统理论，因此人的精神活动是可知的，神病是可治的。不仅如此，《内经》还就鬼神致病、病如鬼神之说做过批判，如《素问·五脏别论》说："拘于鬼神者，不可与言至德。"《灵枢·贼风》还专就"因加而发病"似鬼神而非鬼神进行了分析；特别是在梦幻产生的原因上，《内经》采取了理性态度，与体内脏腑精气阴阳盛衰联系起来，并形成析梦诊病方法。同时，历代医学文献，特别是病案，也对状如鬼神的各种精神障碍始终保持着主流认识，以针药或精神疗法治疗取效，这些都反映了《内经》论神具有科学内涵。

此外，"德气生精神"还透露出可贵的进化思想。《内经》之论"人是大自然的产物"是当代共识，而同时代的学者也已经明了无生物、有生物，植物、动物和人的区别，如《荀子·王制》说："水火有气而无生，草木有生而无知，禽兽有知而无义，人有气、有生、有知，亦且有义，故最为天下贵也。"气（无生之精气）、知（有生之知觉）、义（较知觉更高级的理性）显然具有层级递进关系，越向上越高级，主宰作用越强，反之越向下基础性越强，即气为知之基、知为义之基，义最为高级，而义又在一定意义上起着主宰作用。这就为我们理解心神、魂魄的进化层级和基础控制关系，提供了思想基础，也为《内经》诊治精神障碍性疾病（神志病证）创造了认识论前提。《内经》诊治神志病证，既强调"心病还需心药治"，创制了丰富的心理疗法，也发明了系统的精气调理方法，如针药调理气机、补泻五脏等，能取得较好疗效，在世界上独树一帜。

二、关于神的概念

本段说"生之来谓之精，两精相搏谓之神"，神与精是相对为言的，故注家多认为指"生命力""生命机能"，但也有人认为此处所说的神应联系本篇主题释为精神活动。这也难怪，《内经》神的概念本来就是多义项的，必须予以认真辨别。

神，它的原始含义是指天神，比如许慎《说文解字》就说："神，天神引出万物者也。"徐灏注："天地生万物，物有主元者曰神。"也就说将天地万物的主宰称作神。由此引申出来的鬼神则是一种非理性的、超自然的虚化产物。《内经》中也提到鬼神，但持否定态度，并告诫人们医道远鬼神，如《素问·宝命全形论》说："道无鬼神，独来独往。"

随着人们理性认识的提高和发展，到了先秦战国逐渐从哲学上对"神"引申出新的涵义。其中具有代表性的文献是《易传》，《易传》内的神除有神灵及对道理有深刻领悟两种含义外（如"天生神物，圣人则之""神而明之，存乎其人"），主要指事物的变化神妙莫测，如《系辞》说："神无方而易无体""阴阳不测之谓神"，但不是超自然而是可以分析和掌握的。以这种观念和思路进一步深入研究，人们又把"神"看成是天地万物运动变化的内在规律，仍因循"主宰"之义，但已脱离了天神的内涵，而用来证明自身运动是变化的依据这一论断，正如《中国大百科全书·哲学卷》朱伯昆所说："神，最初指主宰自然界和人类社会变化的天神，后来经过《易传》和历代易学家、哲学家的解释，到张载和王夫之，演变为用来说明物质世界运动变化性质的范畴，成为内因论者反对外因论的理论武器。"于是主宰便成为神的基本内涵，神的多种概念皆是与主宰相关的引申，如古代的"物物有神论"，大者自然之神，乃天地运动变化规律、机理，小者诸物之神，像词话小说里所说的"藤精树怪"等，把它们人格化便幻化为神仙。《内经》接受了神概念的这种演化，也以主宰为神的核心内涵，如《素问·阴阳应象大论》说"神在天为风，在地为木"，这里的神就是天地运动变化的主宰。又说"天地之动静，神明为之纲纪"，天地动静，诸如春夏秋冬，万物生灭，循环往复，万古不变，其内在的主宰是神，而它诸象彰明显现、不爽其约叫做明，合而称神明。由于这一切的根本原因是阴阳变化所为，所以《内经》把阴阳叫做"神明之府"。《内经》对神概念这一层内涵的运用，除了上述天地之神外，还把主宰人生命活动的能力命名为神，并时而加"机"字即"神机"，以使主宰内涵更加显明，如《素问·玉机真脏论》："神转不回，回则不转，乃失其机。"《素问·五常政大论》："根于中者，命曰神机，神去则机息。"《灵枢·天年》："失神者死，得神者生。"《素问·汤液醪醴论》："形弊血尽而功不立者何？……神不使也。"张介宾注解说："凡治病之道，攻邪在乎针药，行药在乎神气，故治施于外，则神应于中，使之升则升，使之降则降，是其神之可使也，若以药剂治其内，而脏气不应，针艾治其外，而经气不应，此其神气已去，而无可使矣。"这里的神具体所指则是行药的脏气、经气，从另一个角度也可说是精气、血气正常活动所具有的机能，故《素问·八正神明论》说："血气者，人之神，不可不谨养。"

把精神活动称作神，可能与神本义既杳然无形、变幻莫测，又冥冥主宰于内有关，如《素问·八正神明论》说："请言神：神乎神，耳不闻，目明心开而志先，慧然独悟，口弗能言，俱视独见，适若昏，昭然独明，若风吹云，故曰神。"李中梓《内经知要》也说"神者，至灵至变，无形无象"，

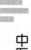

这里说的就是意识、思维、情志等概念，包含心神、魂魄、意志、思虑智等，我们概括为神志。前文"魂魄飞扬、志意恍乱、智虑去身"即神的病证。

据以上分析，神的概念分四个层次：一是文化之神，即天神，《内经》已弃之不用；二是哲学之神，指主宰，《内经》移植于医学，大而天地运转、万物生存之机为神，小而人身生命之机、气血营运之机也称神；三是精神活动的总称，又叫神志；四就是下面讨论的、专指五神之一的心神。分清《内经》神的层次，是避免概念混乱，正确理解相关理论的基础。由此来说，本段刺法所本之神，与魂魄、志意、智虑之神不在一个层次，但有相生、所属关系，这就需要我们在阅读《内经》原文时分清神的具体含义。

三、心神与魂魄

1. **心神** "随神往来者谓之魂，并精而出入者谓之魄"，这两句讲魂魄，同时也涉及心神概念。魂"随神往来"，此神指的是什么？按上下文，应当顺指形神之神——生命主宰、生命机理和生命能力，也就是我们常说的广义之神，但从本段专论神志而言，此神的概念必须再具体，理解为五神之一的心神，才能把握魂的概念。这于《内经》行文逻辑似乎不顺，但如果我们将概念分出层级，比如神概念有四个层级，其上下层级是所属和包含关系，那么"两精相搏"之神包含了"随神往来"之神，虽逻辑欠严密，但义理较顺，对古人来说也是说得过去的，同时在《内经》篇章中也有其例，如《天年》说"失神者死，得神者生"，紧接着问"何者为神？"回答说"气血已和，营卫已通，五脏已成，神气舍心，魂魄毕具，乃成为人。"很明显，舍心之神与得失之神不在一个层级，而与魂魄同属五神层级，即心神。所以我们把"随神往来"的神解释为心神，下面我们讨论心神概念。

《素问·宣明五脏》篇讲"心藏神，肺藏魄，肝藏魂，脾藏意，肾藏志"，这就是我们常说的"五脏藏神"；《灵枢·本神》也说"肝藏血，血舍魂""脾藏营，营舍意""心藏脉，脉舍神""肺藏气，气舍魄""肾藏精，精舍志"，进一步阐述五脏藏精生神、养神，说明五脏各藏有神，而为心所藏的又专名为神。那么心藏的神是什么？我们分析，第一，心藏的神与魂魄是同层级的；第二，此神藏于心，我们称之为心神；第三，心神在五神中具有特殊地位，有了心神才称其为人，故《天年》说："神气舍心……乃成为人。"

这里说心神是与动物的主要区别。

心神的功用是什么？这要从原文去探索。本段说"所以任物者谓之心"，则心是担负并支配人的感知、分析、反应事物功能的司令部、总中枢；"心有所忆谓之意……因虑而处物谓之智"，心神"任物"则有意、志、思、虑、智，是思维、认知过程的主导，形成聪明智慧的意识本源，故张介宾说："神之为德，如光明爽朗，聪慧灵通之类。"又因心神对魂魄意志有制约作用，所以心神在五神中占据着统领地位，即如张氏注《素问·举痛论》说："心为五脏六腑之大主，而总统魂魄，兼该志意。"同时《内经》还多处论及情志活动受心神制约，因而心神不仅在意识活动中占据着统领地位，在整个精神活动中也发挥着主导作用，因而才有《灵枢·天年》所说的"神气舍心，……乃成为人"。心神唯人类具有之，它的基质虽为先天遗传所生，但功能所用主要还是后天培育而成的，在动物则无；它虽然在五神是最后生成的、但却是最高级的精神活动，故人为"天地之镇""万物之灵"，从实质上来说，我们可以把它看作是一种自觉意识。

在日常生活和临床中，心神影响魂魄、情志的例子可以随手拈来。人们在生命过程中由心神"任物"形成的观念、意志，以及"先入为主"的暗示等，都会影响心理甚至生理，如一个意志坚定或经过特殊训练的人，能抗御恶劣处境、突然情况的影响，不至于发生情绪波荡或病痛；同样的疼痛刺激，处于不同心境的人感觉有很大差异，故王冰在解释《素问·至真要大论》"诸痛痒疮皆属于心"时说："心寂则痛微，心躁则痛甚，百端之起，皆自心生。"俗话说"胜利者创伤比战败者好得快"。现代心理学也有"安慰剂效应"；美国物理学家组织网报道，日前英国牛津大学的一项研究证实，安慰剂与反安慰剂效应确可对大脑的某一特定区域产生作用，并对最终疗效产生积极或消极的影响。相关研究发表在《科学·转化医学》杂志上。

2. 魂魄　魂与魄，是人类精神活动的基本组成部分，"魂魄毕具，乃成为人"，是说魂魄为人所必有。魂的概念，历来因为没有与之相对应的现代心理学概念而难以理解，更难说清。《内经》直接论魂的概念，唯本篇所说的"随神往来"，即随心神一起活动，不单独显现出来，说明它幽藏于内，然而又是心神活动的基础，下文讲它们的阴阳属性时，说神属阳中之阳而魂属阳中之阴，即规定了神与魂的关系，如人能思维可判断，形成决策、计划，并表达出来，是心神运作的结果，而魂守于内，决定心神活动的灵拙，所以有人说它是一种潜意识。在心神清明时，它不显于外，而当心神被抑制，如睡眠状态中它单独活动即成梦；若心神受蒙或将败亡之际，则表现为幻觉，故张介宾说："魂之为言，如梦寐恍惚，变幻游行之境皆是也。"由此可以进一步推理，魂随心神一起活动，但它潜于内，既受心神控制，又是心神存在与活动的基础，因而我们理解它是心神下一位的、比心神更基础的意识，可称之为本体意识。

魄的概念则较易理解，本篇说它"并精而出入"，则魄与精是一体的，乃基于精所发挥的作用。细论之，精有质而凝为形，遂成形体，人的肌肤官窍，俗称眼耳鼻舌身，其用为视听嗅味触觉等感觉机能，感知五音角徵宫商羽、五色青赤黄白黑、五嗅臊焦香腥腐、五味酸苦甘辛咸（淡），以及肌肤的寒热、痛痒、温度；同时人生而即有的吞咽、吸吮、吸入异物后的咳嗽及筋骨屈伸等运动本能亦属之，因此魄即是隐于形体官窍之中的感觉与运动的本能，故张介宾说："魄之为用，能动能作，痛痒由之而觉也。"又注《灵枢·天年》时引唐·孔氏称"形之灵为魄""初生时耳目心识手足运动，此魄之灵也"。《灵枢·天年》有八十岁"魄离"之说，其表现就是视听嗅味及痛痒等各种感觉迟钝、肢体活动能力退化减弱等等。临床上人的感知本能和运动本能的障碍或减退，实际上就是魄的问题，只不过诊治从五脏精气入手，若因疾病或衰老而精气衰竭以致"魄离"，那么生命就会终结。

3. 心神、魂、魄的关系　根据原文所述，再结合历代医家的注释和我们的研究，对精神魂魄的阴阳属性可标识如下表：

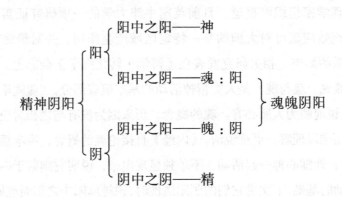

张介宾说："精对神而言，则神为阳而精为阴；魄对魂而言，则魂为阳而魄为阴，故魂则随神而往来，魄则并精而出入……然则神为阳中之阳，而魂则阳中之阴也；精为阴中之阴，而魄则阴中之阳者乎？"我们从心神、魂、魄的作用特点、结构层次和进化先后两个方面做如下解读：

第一，关于心神、魂、魄的功能所主和作用特点。它们虽然都属于神的范畴，而且对于精来说又均属于阳，但却各有其功能所主和作用特点。心神是人的自觉意识，意念、记忆、思维活动，以及形成的认知、意志、谋虑、情感活动的反应及其方式等，都由它所主，是人类智慧的直接来源，也是精神活动中最活跃的部分，故属于阳中之阳。魂是人的本体意识，主意识活动中基础的、本能的部分，如人格、气质、性情的潜在背景，意识反应的模式与迟敏，同时又以其阳中之阴的属性，成为沟通本能感知（魄）与能动思维（心神）间的传递通道及"初级处理站"。魄主各种感觉活动，是人内外信息的感知来源，由于它属于感觉器官的本能，故为阴中之阳。除此之外，魄也主人体各种与生俱来的本能运动反应，均"并精而出入"。

第二，关于心神、魂、魄的结构层次和进化先后。前边提到的《荀子·王制》那段话可帮助我们理解：水火显然指无生物界，草木则是指低级生物植物，而禽兽指高级生物动物，"人有气、有生、有知，亦且有义"，处于万物最高端，它们在进化和结构上递次升高层级。与此相仿，心神、魂、魄在结构和进化方面，也有上下高低不同层级：精气成形有了生命，神是由精派生出来的，神是生命的高级形式。魄直接依附于精所形成的眼耳鼻舌身，感知内外刺激而生各种生物信息，同时也是人的行为指令实施的最终效应所在，故处于最基础层次，在生物进化史上最先出现和生成。植物就有感知机能，魄已初具；动物的感知机能已经十分敏捷，行为效应也配合得默契，魄已成熟；人之魄与动物没有什么区别，甚至有些机能还没有动物敏锐，但受调控的上位意识大不相同，除了魂的初级调控外，主要由心神进行高级调控。魂是本体意识，在进化程序上后于魄而生，在结构层次上高于魄而能综合魄的感知信息，并具构多种初级模式，形成低级行为，也可以向心神传递信息，以供其思维、判断，形成高级行为；它由动物先天而生、又经后天培育而成。心神是最后形成的最高层级的意识集成，经由后天培育而成，只有人才具有，我们称之为自觉意识，是形成智慧的生物基础；它以魂魄为基础，但又能对魂魄实施调控影响。心神在意识活动中的这种地位，无论在生理活动抑或精神活动中都发挥着重要作用：人的意识过程，行为、情志生成机制，以及心理影响生理病理等课题研究都可以从中得到启发；临床上的心身疾病就是心理影响生理的典型事例，而精神障碍性疾病也是先由心神失制进一步伤及魂魄的，循此思路可以探寻有效诊治方案；历代养生家将调心作为养生的第一要务，在理论上也可以得到满意解释。

四、人的意识活动过程

心神、魂魄是构成人类意识活动的基本要素。以人的清醒与睡眠为例，清醒状态是由魂魄的感知活动为基础、心神的自觉意识活动为主导来维持的。这时神处于开张状态，魂在心神的控制之下，激发魄而使之处于活跃状态，并随时接受内外刺激。魄虽为形体中先天而生的感觉、运动本能，但无魂之激发则不活；接受刺激后，它的信息也由魂上传于心神，形成有意识的感知，并加以分析，经过思维，做出判断、决策，再由魂将指令传于魄，形成综合的情绪、动作反应，这就是行为。人之将寐，神先收敛，魂便随之入内，魄无魂之激发，亦处于抑制状态，这便是睡眠状态。在这里，心神是自觉意识，是神志活动的主导；魂是人的本体意识，沟通人的感知本能与自觉意识，而作为潜意识影响心神灵拙，是心神的基础；魄是动物即有的低级生命机能，与魂阴阳合一，动静相成，则魄之迟速亦与魂有关。二者合则为实，在心神主导下开展健全的精神活动；离则为虚，失去心神的主导，则为梦、为幻。睡眠与清醒只是生命活动不同的意识状态，与昏迷、精神错乱有着本质差别。昏迷是"自觉意识——心神"的抑制或丧失，其中深度昏迷还丧失了魂对魄的激发作用，但"本体意识——魂"仍未败亡；精神错乱则是心神失去了"任物"作用，丧失了对魂的控制，魂魄便失和、相离而游荡。如此即能科学解释古代所传"阴间""显神见鬼"现象：当阳性之自觉意识——心神被抑制或丧失后，魂失去控制，便进入阴性活动领域，或为梦境，或为幻觉，离奇荒诞，是一幻化世界。蒲松龄《聊斋志异》鬼魂故事均在夜间，鬼魅无影，太阳一出便逃逸无踪；人或白昼见鬼，均属精神恍惚，或心神短暂迷失，或病重神败，自觉意识失去对魂魄的控制、主导所致，故《难经》二十难有"脱阳者见鬼"之语。

五、意、志、思、虑、智——思维过程

思维乃人独有的意识活动，是人类智慧的来源，是由心发生和主导完成的。首先要有信息的刺激。这些信息，或来自于外部，由眼耳鼻舌身感知；或来自于内部，如身形的或神志的生理、病理刺激。这些感知和刺激作为神气（信息）传至心，心对信息的处理是对信息分析、整合，根据后天获得的经验、成就的理念形成具有一定意向、但尚未决定的认知，这就是意念。"心有所忆谓之意"，忆是追忆、忆想，是对信息的收拢、集聚和初步分析、整合的作用与过程。"意之所存谓之志"，意念形成后，在心的作用下进一步有所决定、专存，所谓"下定决心"即志，就是志向。意志是人类思维活动的两个重要环节，是人类特有的意识形态，对认识自身在宇宙中的地位，自觉、主动地认识和适应自然，并通过一系列思维、有目的的行为，维护自身的生存和发展有着重大的生物学意义；同时在生命活动中还可能动地影响人的生理和精神活动与过程。意志确定后，此下的思维活动就是为实现目的而开展的：反复计较、深思远虑，制定完善的行动计划，即思、虑、智。智，就是智慧，正是人的智慧，使人类在万物之上，成为"万物之灵""天地之镇"。

【原文】

志意者，所以御精神，收魂魄，适寒温，和喜怒者也。

志意和则精神专直，魂魄不散，悔怒不起，五脏不受邪矣。（《灵枢·本脏》）

【串讲】

人的志意，可以统御精神活动，收摄魂魄、调节人体对冷热刺激的适应能力与平和喜怒勿使太过伤及人体。御，驾驭，统率的意思。收，收敛、统摄的意思。适，适应、使……适合。和，和谐，使……和谐。志意和顺，人就能精神专一，思维敏达，魂魄活动不会散乱，懊悔愤怒等过度情志扰动就不会发生，如此则五脏机能健全，正气充实，就不致受邪气侵袭而生病。精神专直，指思维敏达、精神集中而无妄念。专指专一。直即正直无妄。散，与收相对，指魂魄的衰败、涣散、散乱。

【解读】

意志是人类思维活动中的两个重要环节，乃决定了的意向，并千方百

精气神理论　第十讲　论神

201

计实现的目的、目标。就万物众生而言，人类在生存能力上高于其他动物之处就在于能思维，有意志。对自己的生存环境，人类能运用思维和意志去认识它、顺应它，亦可在一定范围、程度和意义上改造它，如认识四季的变迁规律、气象与地理之利害，趋利避害以养生防病，即上文提到的"适寒温"；同时，人类还可以认识自身生理、疾病的奥秘，如上文提到精神、魂魄、喜怒，它们既是人类个体的生命现象，又能影响个体生命，故用"御""收""和"具有自主、主动意义的文辞，以示意志有主动控制精神活动、调节脏腑生理的作用。意志对精神、脏腑（心理、生理）的这种反作用是人类所特有的。《内经》认识到人类生命的这一规律，并将它渗透到基本理论之中，为中医疾病诊治和调心摄神养生提供了理论依据，如《儒林外史》"范进中举"以恐惧制喜狂，《儒门事亲》张从正以怒治富家妇思甚不食，就是运用情志相胜理论治疗精神障碍疾病的很好例子。又如气功讲调心、调息、调身三调方法，也是利用人意识的反作用生命体达到养生治病的例子。

【释疑】

一问：中国文化讲神，中医学也讲神，两者一样吗？

答：两者不一样，又有密切的联系。中医学的神是从文化神移植过来的，在文化作品中有魂魄的形象等，如《聊斋》中的鬼神故事；诸子著作中也有神、魂魄的记载，如《论语·八修》："祭神如神在。"《礼记·效特性》："魂气归于天，形魄归于地。"《内经》以之为重要的医学概念，如《素问·玉机真脏论》："神转不回。"《灵枢·周痹》："痛则神归之，神归之则热。"就内涵而言，它承古代文化神主宰万物之义，又其象无踪无影、玄幽神秘、变幻无穷而提出魂魄意志喜怒等神志概念，如神机、神明，系源于神灵主宰；精神活动与神灵的无形幽游相似，借以命名。但文化神讲鬼神荒诞，神灵不灭，虚玄无稽；医学神则讲生命机理，讲精神意识，它化于精气，有"物质基础"，有规律可循，可说是诊有道、治有法。

二问：心和神联系起来，是中医特有的概念，说法很多，要领是什么？

答：中医基础教材把心藏神（或心主神明）解释为心主管精神活动，也就是包括魂魄意志喜怒在内的神的总概念，但《内经》的心藏神又与肝藏魂、肺藏魄被列为同一个层次，其中的矛盾难以解释。实际上这是心神概念上应当厘清的一个缺误。心神概念是有层次的，大概念的心神总括精神活动，如《灵枢·邪客》："心者，五脏六腑之大主也，精神之所舍也。"小概念的神是人特有的自觉意识，在进化中是最后形成的，在五神中地位最高、起主宰与统率作用的部分。如外有刺激而生怒，先是由魄感知而及魂，出现本能反应——气上发怒，但有人喜怒不形于色，其机理就在于经心神分析后指令魂魄发或不发。这里的主导就是心神的"任物"作用，它由后天学习而成。

三问：魂的概念很难理解，没有与其相类似的现代心理学概念，理解的要领是什么？

答：与心神不同，魂魄是两种低级的精神活动，基本属于本能范畴。魂是一种潜在的意识活动，我们称之为本体意识。它具有先天本能的基础，也受后天环境和学习的影响，如对内外刺激的本能反应及气质、性格之类，做梦就是其形式之一，一个人品性的机敏与愚钝，内向与外向等，也是它的表现形式。魄则是形体、官窍的感觉能力和作用，先天而有，纯属本能。生理情况下，魂魄不能相离，魂激发魄而有感知，魄有感知魂才能发动。睡眠是阴主生理，魂失心神之制而动、魄不用，两者分离为梦；昏迷则是阴主病理，与魄分离而出现幻觉。

四问：意志是由心神主导的思维过程所产生，为什么又能影响心神？两者之间的关系是什么？

答：不错，意志由心主导的思维所产生，但志是决定的意，意志一旦形成，便是具有不移性的心意，一定要实现和完成，反过来影响思维与行为，这是人才有的意志的特点，从根本上说这是意识对存在的反作用。正是根据这一机理，人类不但可以认识世界，顺应自然，而且还能改造自然世界，甚至影响人体生命自身的存在，故《本神》篇说："智者之养生也，必顺四时而适寒暑，和喜怒而安居处，节阴阳而调刚柔。如是则僻邪不至，长生久视。"人的心理调节，中医气功也都是运用了这个原理开展的。

【资料】

一、关于本段经文的注释

1."天之在我者德也，地之在我者气也"

杨上善注：未形之分，施与我身，谓之德者，天之道也，故庄子曰：未形之分，物得之以生，谓之德也。阴阳和气，质成我身者，地之道也。

张介宾注：肇生之德本乎天，成形之气本乎地。

成瓘《篛园日札》卷八：若其生物之本源，经言在天为德，在地为气。夫天亦何尝无气，地亦何尝无德，经分属之，亦互文见义耳。

2."两精相搏谓之神"

杨上善注：即前两精相搏，共成一形。一形之中灵者谓之神也，即乃身之微也。

张介宾注：两精者，阴阳之精也。搏者，交结也，凡万物生长之道，莫不阴阳交而后神明见，故人之生也，必合阴阳之气，媾父母之精，两精相搏，形神乃成。所谓天地合气，命之曰人也。……神者，灵明之化也，无非理气而已，理依气行，气从形见，凡理气所至，即阴阳之所居，阴阳所居，即神明之所在，故曰阴阳者，神明之府也。《天元纪大论》曰：阴阳不测之谓神。《气交变大论》曰：善言化言变者，通神明之理。《易》曰：知变化之道者，其知神之所为乎？是皆神之为义。然万物之神，随象而应，人身之神，惟心所主，故本经曰：心藏神。又曰：心者，君主之官，神明出焉。此即吾身之元神也。外如魂魄志意五神、五志之类，孰匪元神所化，而统乎一心？是以心正则万神俱正，心邪则万神俱邪，迨其变态，莫可名状，如《八正神明论》曰：神乎神，耳不闻，目明心开而志先，慧然独悟，口弗能言，俱视独见，适若昏，昭然独明，若风吹云，故曰神。《淮南子》曰：或问神。曰：心。请闻之。曰：潜天而天，潜地而地，天地神明而不测者也。《黄庭经》曰：至道不烦诀存真，泥丸百节皆有神。《金丹大要》曰：心为一身君主，万神为之听命，以故虚灵知觉，作生作灭随机应境，千变万化，瞬息千里，梦寝百般，又能逆料未来，推测祸福，大而天下国家，小而僻陋罅隙，无所不至。然则神至心必至，心住神亦住。《邪客》篇曰：心者，五脏六腑之大主也，精神之所舍也，心伤则神去，神去则死矣。故曰：事其神者神去之，休其神者神居之，则凡治身者，太上养神，其次养形也。

李中梓注：两精者，阴阳也，相搏者，交媾也。《易》曰：天数五，地数五，五位相得而各有合。周子曰：二五之精，妙合而凝，即两精相搏也。神者，至灵至变，无形无象，奈何得之精搏之后乎？《天元纪大论》曰：阴阳不测之谓神。《易》曰：知变化之道者，其知神之所为乎。神者，即虚极之本，生天生地者也，弥满乾坤，无之非是。故《易》曰：神无方。即天之所以为天，地之所以为地者也。二五妙合之后，宛然小天地矣，故云。

河北中医学院《灵枢经校释》：阴阳两精相互搏结而形成的生命力叫做神。

凌耀星、吴文鼎《内经讲义》（上海市中医文献馆）：神是由先天之精而生成的，是精神意识知觉运动等一切生命活动的总体现。

3."随神往来者谓之魂，并精而出入者谓之魄"

杨上善注：魂者，神之别灵也。故随神往来，藏于肝，名曰魂。魄亦神之别灵也。并精出此而入彼，谓为魄也。

汪昂注：魂属阳，肝藏魂，人之知觉属焉；魄属阴，肺藏魄。人之运动属魄。

张介宾注：精对神而言，则神为阳而精为阴；魄对魂而言，则魂为阳而魄为阴，故魂则随神而往来，魄则并精而出入。按：精、神、魂、魄，虽有阴阳之别，而阴阳之中，复有阴阳之别焉。如神之与魂皆阳也，何谓魂随神而往来？盖神之为德，如光明爽朗，聪慧灵通之类皆是也，魂之为言，如梦寐恍惚，变幻游行之境皆是也。神藏于心，故心静则神清；魂随乎神，故神昏则魂荡，此则神魂之义，可想象而悟矣。精之与魄皆阴也，何为魄并精而出入？盖精之为物，重浊有质，形体因之而成也。魄之为用，能动能作，痛痒由之而觉也。精生于气，故气聚则精盈；魄并于精，故形强而魄壮，此则精魄之状亦可默会而知也。然则神为阳中之阳，而魂则阳中之阴也，精为阴中之阴，而魄则阴中之阳者乎。

李中梓注：阳神曰魂，阴神曰魄。人之生也，以气养形，以形摄气，气之神曰魂，形之灵曰魄。生则魂，载于魄，魄检其魂。死则魂归于天，魄归于地。魂喻诸火，魄喻诸镜。火有光焰，物来便烧；镜虽照见，不能烧物。夫人梦有动作，身常静定。动者魂之用，静者魄之体也。夫精为阴，神为阳；魂为阳，魄为阴。故随神往来，并精出入，各从其类也。

4."所以任物者谓之心"

丹波元简注：马莳曰：所谓心、意、志、思、智、虑，举不外于一心焉耳，故凡所以任物者谓之心。《素问·灵兰秘典论》曰：心者君主之官，神明出焉。则万物之机，孰非吾心之所任乎？简按：《白虎通》云：心之为言任也，任于思也。

5. 安慰剂与反安慰剂效应获实验证实

据美国物理学家组织网报道：日前英国牛津大学的一项研究证实安慰剂与反安慰剂效应确可对大脑的某一特定区域产生作用，并对最终疗效产生积极或消极的影响。

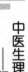
早在几百年前，人们就意识到安慰剂和反安慰剂的强大作用：当患者不知情并相信安慰剂的作用时，安慰剂效应能为患者带来和真药一样甚至更好的疗效；反安慰剂的作用恰恰相反，当病人对治疗或药物持怀疑态度时，即便他们服用了真正的药物，也会使这种药物失效甚至还会产生消极的影响。但一直以来，对其生理和心理机制却不甚明了。

为了破解这一谜题，来自英国和德国的一组研究人员通过核磁共振成像的方式对 22 位志愿者进行了实验。实验中使用了一种名为雷米芬太尼的阿片类止痛药，该药物止痛效果好、作用时间短、可静脉注射。

实验中，志愿者的头部被置入核磁共振扫描仪当中，并在腿部连接一种能引发疼痛的刺激装置。他们会在输液给药的同时对其感受到的疼痛程度做 1—100 以内的评价。在整个过程中，对志愿者的疼痛刺激强度保持恒定不变，但只在第二阶段才开始给药。

给药的这一过程又分为三个阶段。起初，研究人员会在志愿者不知情的情况下为他们输入药物，因此这时志愿者对缓解疼痛应不会有任何预期。结果发现，志愿者们对疼痛感受的平均评分从未给药时的 66 下降到了 55。而后，在继续给药并保持剂量不变的情况下，研究人员才开始告诉志愿者被输入止痛药物。此时志愿者们的疼痛程度下降到了 39。接着，研究人员开始告诉志愿者已经停止给药，并警告这可能会使疼痛感增强。而实际上药物的剂量仍然没有变化。但志愿者对疼痛的评分却增加到了 64，这几乎相当于第一阶段时没有给药时他们的感受。

负责该研究的英国牛津大学研究人员艾琳·特雷西称，大脑成像显示患者确实是通过类似于预期的这种机制打开或关闭了大脑中的某个开关，并通过这个开关对实际疗效产生正面或负面的效果。(《科技日报》2011-2-22)

第十一讲 论神志与五脏

本段遴选五段原文，主要讲述情志产生的机理，分析五脏主五神与五志的学术价值与临床意义。

【原文】

夫心者，五脏之专精也，目者其窍也，华色者其荣也。是以人有德也，

则气和于目；有亡，忧知于色。(《素问·解精微论》)

【串讲】

心是五脏六腑之大主，五脏的精气均由心来统辖，眼睛是心神展露的外窍，面部华色则是心神外现的之地方。心为五脏之专精，王冰说："专，任也。言五脏精气，任心之所使，以为神明之府，是故能焉。"目为心之窍，吴崑说："精专于心，神发于目。"所以当人有所得的时候，喜悦就会反映在眼睛，而在人失意的时候，悲忧的容色也会反映在面部和眼神。德即得，今本《太素》作"得"。《释名》释言说："德，得也，得事宜也。"和，今本《太素》作"知"，据下文"忧知于色"，则作"知"义长。

【解读】

本段讨论喜和忧的概念、产生和表现。喜和忧是两种情感体验，各有其发生的原因和外部表现。从经文可以看出：喜忧发生的始因，是欲求被满足或利益丧失，即"有得""有亡"；心是评估和判断喜忧内在感受的枢机，"有得""有失"是心评判的结果，从而产生喜或忧的情绪反应；喜忧各有相应的外在表现，从眼神、面色变化反映出来。这就说明，《内经》对情志已经有较为系统的认识。现结合《内经》相关篇章和后世的发挥，对情志的概念做一简要分析。

情志是七情与五志的统称，七情是喜、怒、忧、思、悲、恐、惊，五志就是把七情与五行、五脏相对应的简称，即怒喜思忧（悲）恐。中医对情志概念虽然有不同说法，但都认为情志是一种内心体验、情感反应，它有内外因素刺激、神应答方式、精气变化基础及不同外在表现等四方面构成。《内经》虽无情志定义之说，但通过上述经文对喜悦、忧愁两种情志的剖析，提出了对情志的认识，指出情志是与得失之事相关的一种心理活动，并伴有面部表情。因此，《内经》的情志概念，是人对相关外界事件进行评价后，根据事件与自身需要的符合程度而产生的内心体验，并伴随内在的生理功能变化和外部表情、行为。按这种说法，七情概念应当是：

喜是对能否满足自己意愿而产生的一种欣快的内心体验，依程度为满意、愉快、欢乐到狂喜，笑是外现表情。

怒是对意愿被阻逆、利益受侵犯，而欲以阻吓方式控制事态时产生的

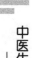
一种不愉快的内心体验，依程度为气愤、愠怒、忿怒到大怒、暴怒，并表现为面部表情和躯体一系列表现。

悲是对不利事件而又自感无力控制时产生的一种失望、痛苦的内心体验，依强度为失望、难过、悲伤、悲痛等，表现为面部的悲哀表情以及哭泣等。

忧是对不利事件的预感将要发生而又无力控制时的一种忧愁的内心体验，表现为面部的愁容。

恐是对危境，感觉伤害即至而缺乏应对能力、立意逃避时产生的一种恐惧的内心体验，表现为面部紧张容貌、气色惨白、冷汗以至躯体颤抖等，依程度为不安、害怕、恐慌、恐惧等。

惊是面对突然的非常事件时，预感到伤害而又仓促无措的一种惊骇的内心体验。

对于思，它既是思维过程中的重要环节，又置于情志范畴，如《尔雅·释诂》说："悠、伤、忧，思也。"宋·邢昺释曰："皆感思也。……忧者，愁思也。"思常与忧、虑、伤、愁连用，在临床中思又常同劣性情绪联合而成为致病因素，如忧愁思虑、怵惕思虑等。

人类情志的产生，除受某些自然因素以及饥饿的影响与动物相同以外，主要是诸多社会因素的影响，如社会秩序、伦理道德、人际关系、家庭亲情、生活遭遇、经济状况、事业得失等方面。如绮石《理虚元鉴·虚症有六因》说："远客有异乡之悲，闺妇有征人之怨，或富贵而骄佚滋甚，或贫贱而窘迫难堪，此皆乱人情志。"此外，体内的某些疾病也可引起情志变化，或触景生情，即释门所说的"境由心造"。

人类的情志是一个非常复杂的活动系统。一方面表现在情志的形成过程，人之先天禀赋、身体状态、人生经历及所受教育不同等因素，对于同类刺激可能产生不同情志；另一方面，在于人类情志活动的融合性与交叉性，致使悲、忧、思、郁怒等情志常错杂合一。也正是人类情志活动的这种复合特点，使人类产生了生命活动的"自我调节"和在生存斗争中更强的适应能力。

中医情志之说不像现代心理学将情绪与认知严格区分开，而是以情感为主体、联系认知、意志二种心理过程并进行有机整合的一个中医学概念。

一、关于情志的概念

从其产生是满足还是违背自身的需要，可详细地描述不同情志的概念。具体说来，喜是因外界事件能满足自己的意愿而产生的一种内心体验，其程度取决于愿望满足的程度，表现为满意、愉快、欢乐到狂喜，笑是喜悦的表情。怒是因外界事件违背自己的意愿，而自我认为有能力控制时产生的一种内心体验，其程度从不满、生气、愠怒、忿怒到大怒、暴怒。悲是发生不利于自己的事情而又自感无力控制其发展时产生的失望、痛苦的内心体验，其强度决定于失去事物的价值，表现为遗憾、失望以及难过、伤心、悲痛、哀痛等，悲哀所造成的紧张的释放就表现为哭泣。恐是自感面临某种危险情境而缺乏应对能力、企图逃避时产生的内心体验，其程度可以是不安、担心、害怕、恐惧等。惊是突然遇到可能有害的非常事件时，仓促之间手足无措、无以应对的内心体验。忧是预感某种不利于己的外界事件将要发生而又无力控制时的内心体验。（金光亮.《内经》情志理论研究 // 烟建华主编. 内经学术研究基础. 北京：中国中医药出版社，2010，194）

二、关于"思"

先秦时代，"思"多指思考、思虑，属于认知、思维、意志范畴，《尔雅·释诂》："怀、惟、虑、愿、念、惄，思也。"宋·邢昺释曰："皆思念也。"《尚书·周书·洪范》："五事：……五曰思。……思曰睿。"《论语·述而》："学而不思则罔，思而不学则殆。"《韩非子·解老》："聪明睿智，天也；动静思虑，人也。人也者，乘于天明以视，寄于天聪以听，托于天智以思虑。故视强则目不明，听甚则耳不聪，思虑过度则智识乱。"这里的"思"都是思维。

《内经》论"思"，义亦如此，如《灵枢·本神》说："因志而存变谓之思。"《素问·热论》："思饮食。"《素问·上古天真论》："外不劳形于事，内无思想之患。"《内经》虽将"思"列为五志之一，如《素问·阴阳应象大论》："在志为思。"但据王冰注："思所以知远也。"此"思"仍为思维之义。

思，属于心理学的认识、思维过程而非情绪过程，却被《内经》列于"五志"之中，既与古代哲学家之论不同，也与现代心理学有异，这可能是因为情绪过程与认识、思维过程关系密切的缘故。《尔雅·释诂》说："悠、伤、忧，思也。"宋·邢昺释曰："皆感思也。……忧者，愁思也。"认为忧、伤等均是思而有感，如"忧"是思而忧愁的意思。可见,《尔雅》所说忧伤等情绪活动是对外界事物进行思考的过程中,有感而发的,与"思"这种思维活动关系非常密切。因此,思指思考、思维,与情志关系密切,是情志活动的基础。没有思维,人就无法对外界事件做出有益或有害于己的评价,各种情绪(情志)也就无从产生,无论是喜怒还是悲恐,均由思之而后生。因此,《内经》将"思"列于五志之中自有其合理性。同时,《内经》以思由脾所主,其与怒、喜、悲、恐等情志的关系,正与脾居中属土而滋养四脏、不主一时而四时皆主的基础性作用特点相应。

另外,《内经》中作为病因之"思"常与"忧""怵""所愿不得"等愿望不能满足的词语同用,如《素问·痹论》:"淫气忧思,痹聚在心。"《灵枢·口问》:"忧思则心系急,心系急则气道约,约则不利,故太息以伸出之。"《灵枢·百病始生》:"忧思伤心。"《素问·痿论》:"思想无穷,所愿不得,意淫于外,入房太甚,宗筋弛纵,发为筋痿。"单"思"或"思虑"者仅见《举痛论》"思则气结"及《五脏生成论》"思虑而心虚,故邪从之"语。因此,虽七情、五志中有"思",但从致病性而言,则是由于"思"之不遂而兼夹其他情志,方为病因。也就是说,"思"乃思维,并无致病性,但若对事物思之不遂而忧、而悲、而怒,或因愿望得到满足而喜,且超过一定限度,则可成为病因。因此,"思则气结"可能是由于思而忧愁导致气结,所谓"愁忧者,气闭塞而不行"(《灵枢·本神》)。(金光亮.《内经》情志理论研究//烟建华主编.内经学术研究基础.北京:中国中医药出版社,2010,194)

【原文】

天有五行御五位,以生寒暑燥湿风;人有五脏化五气,以生喜怒思忧恐。(《素问·天元纪大论》)

【串讲】

天有木、火、土、金、水五行,临治于东、西、南、北、中五个方位,从而产生寒、暑、燥、温、风等气候变化。五行御五位,指五行之气化,临治于东西南北中五个方位。御,治理。人的五脏动而化生五志之气,从而产生了喜、怒、思、忧、恐等情志变化。五气,是指化生情志的五种气机变动。

【原文】

东方……在脏为肝……在志为怒。

南方……在脏为心……在志为喜。

中央……在脏为脾……在志为思。

西方……在脏为肺……在志为忧。

北方……在脏为肾……在志为恐。(《素问·阴阳应象大论》)

【串讲】

在以五脏为核心的天地人藏象系统中，五脏之气各化为其相应的情志。肝，其情志为发怒；心，其情志为喜悦；脾，其情志为思虑；肺，其情志为悲忧；肾，其情志为恐惧。

【解读】

情志活动的机理在于精气运动。经文所说"五脏化五气"的五气，虽可理解为五脏之气，但它是类比于四季生化特点的精气活动方式和状态，即春木风生应精气的活跃宣泄、夏火热长应精气的亢奋外张、长夏湿化应精气的氤氲交融、秋金燥收应精气的收敛、冬水寒藏应精气的沉降，因此这里的五脏之气是化生五志的气机变动，故《素问·阴阳应象大论》说：在脏为肝，其志为怒；在脏为心，其志为喜；在脏为脾，其志为思；在脏为肺，其志为忧；在脏为肾，其志为恐。而精气的升降出入及其相互生克制化作用，则是各种情志活动生成以及它们相互影响的生理基础。具体表现为：怒是精气宣泄的方式和表现，喜是精气亢奋的方式和表现，思是精气氤氲的方式和表现，悲忧是精气收敛的方式和表现，恐是精气沉降的方式和表现。

生理情况下的情志活动是人体气机调节的重要方式。一般而言，人的心理或生理活动均会导致气机变化，如《素问·经脉别论》说："人之居处动静勇怯，脉亦为之变乎？"回答说："凡人之惊恐恚劳动静，皆为变也。"但并不是所有的心理或生理活动都会致人于病，"当是之时，勇者气行则已，怯者则著而为病也。"多数人具有自我调节的机能而免于病，其中重要机制就是通过情志活动的调节。人的情志的调节作用，即通过情志活动所产生的精气宣泄、亢奋、氤氲、收敛、沉降的运动，矫正生理活动中气机的偏颇来实现的，如怒则气机宣泄，矫正气的郁结滞涩；喜则气和顺畅达，矫正气的拘挛紧张；悲忧则精气收敛，矫正气的宣泄升腾；恐则精气缩降，矫正气的亢奋外张等，故《阴阳应象大论》说：怒胜思、思胜恐、恐胜喜、喜胜忧、忧胜怒。一般人都有这样的经验，当人自觉郁闷、头昏脑涨时，找人诉说、寻机泄怒，或可化解；饮酒亢奋，忘乎所以，若突遇惊险畏惧，就会一身冷汗，酒醒复原。如此等等，都是情志自我气机调节的例证。

情志是人正常的心理活动及表现，是人生命活动所不可或缺的，对于维持生命活动的和谐有序至关重要，然而若有太过不及，并超出自我调节限度，亦能为害，故《素问·举痛论》有怒则气上，喜则气缓，悲则气消，恐则气下，惊则气乱，思则气结之说，它可以理解为：大怒、暴怒时气机过度宣泄以至向上亢逆，大喜、狂喜时气机过度张扬以至弛张涣散，大悲深忧时气机过度收敛而销烁精气，怵惕恐惧时气机过于沉降以至下陷、精气失于固摄而流失，大惊而气机散乱，愁思深虑而使气机聚滞凝结，凡此皆足以致病。《素问·宣明五气》有一段"五精所并"的经文，如"精气并于心则喜，并于肺则悲""并于肾则恐"，说的就是五脏气机变动所导致的情志病证。并，偏聚的意思。气偏聚于心，则气机过度张扬以至弛张涣散而喜笑无制，如心火炽盛，心神错乱；气偏聚于肺，则气机过度收敛而销烁精气以致无故悲伤不能自制，如《金匮要略》的"脏躁"病；气偏聚于肾，则气机过于沉降以至下陷，在表现为各种内容的恐惧，同时往往有遗精滑泄或二便失禁等。

【释疑】

一问：情志是人气机变动的表现，而人动情太过又扰动气机而致病，是否互为因果或相互矛盾？

答：情志是生命活动中最高级的表现形式，它既有一般生物学基础，中医用精气的运动来阐述，但又有它独特的内涵。因此，它有比一般生理活动更加复杂的机理。人的精神意识虽是生命运动产生的，但它还有对身体生理活动的反向作用，哲学讲就是意识对物质的反作用。如怒是由于各种因素刺激人体而产生的发怒情绪，其内在机制是气血向上向外，怒只是外化的情绪表现。但人有心神这一高级意识的调控，使怒可大可小，小则化解而和缓，大则暴怒或盛怒不已，则气血上逆奔突则伤肝动肺而眩晕、头痛、吐血，气血横逆则伤脾而腹痛泄泻等。

二问：情志是气机变动的表现，气机紊乱可引起情志失调，但也能导致

躯体病变。请问如何把握二者的发生规律？

答：这是一个理论问题，也是一个临床问题，涉及人的气质禀赋、心身关系、心因性病史和心身疾病。躯体病变和情志变病都可由气机异常变动引起，但人的躯体禀赋和心理素质不同，每个人的病史，特别是经受精神刺激的过往史差异，病证趋向与临床表现也有区别。一般来说，躯体禀赋较壮、心理素质好的，其病证可能多表现在躯体方面，情志方面则较少，但如果心理素质较差，或 / 和曾经历过某些精神刺激，出现情志病症的几率则较大。同时，也与气机逆乱的严重程度有关，轻者仅为躯体不适或影响情志变化，重者多涉及躯体病证。以上情况多涉及心身类疾病，如肝气郁滞以至上逆，可导致胸胁胀痛、眩晕，也常见失眠、易怒，再加以精神刺激，气质刚悍者或可出现暴怒、晕厥，而性格平和或懦弱者多见疼痛加重等躯体症状。至于严重的精神障碍而躯体症状不明显者，其病因多以剧烈的精神刺激和性格内向者为主。总之，气机变动表现在躯体还是在情志方面，虽然复杂，但有一定规律可循，其理论可用于临床诊治和养生。

【资料】

一、气机间的相互影响与制约是情志相胜的机理

从历代医家所治验案的实际情况分析，情志相胜并不等同于情志五行相胜，同样阴阳互制、缓急相对之说也不能较好地解释情志相胜的机理。情志相胜的基本机理，应该是不同情志所引起的不同气机之间的相互影响与制约。理由如下：

1. 气是情志活动的内在机制　古代哲学中精气学说认为，气是构成万物的基本物质，气的运动是万物变化发展的基本机制。在此基础上形成的中医学，明确认为气是构成人体的最基本物质，气的运动是人体所有生理病理活动的根本机制，也是情志活动的内在机制。《素问·阴阳应象大论》云："人有五脏化五气，以生喜怒悲忧恐。"指出情志产生于五脏之气的变动；《素问·阴阳应象大论》云："喜怒伤气，寒暑伤形。"认为情志病因对人体的基本损害就是直接扰乱脏腑气机，且不同的情志对气机的影响也不同，如《素问·举痛论》"怒则气上，喜则气缓，悲则气消，恐则气下……惊则气乱……思则气结"及《灵枢·本神》"愁忧者，气闭塞而不行"等论。据此，可以设想情志相胜疗法的基本原理：当过度的情志刺激使气机出现某种紊乱状态而产生病态时，医者可通过使病人产生另一种情志的方法，改变其气机

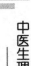

运行的方式（升降出入、缓急等），从而纠正原有病态的气机紊乱状态。这种方法与药物治疗的"以毒攻毒"在思路上有异曲同工之妙。

至于哪几种气机之间可以相互制约，恐无一定之规，也难深究。因为情志引起的气机变化常因人而有异，前引之《春秋繁露》曰"忧则气狂"，而《灵枢·本神》则曰"愁忧者气闭塞而不行"；《素问》之《举痛论》云"喜则气缓"，而《调经论》则云"喜则气下"等等，可能就是其反映。张从正言此法"必诡诈谲怪，无所不至，然后可以动人耳目，易人听视"，也反映出这一特点。

2. 气的运动变化是情志之间阴阳、五行及缓急关系的基础　同精气学说一样，阴阳、五行学说也是我国古代重要的哲学理论。阴阳、五行学说重点阐发事物的属性和相互关系，而气是阴阳、五行的基础，事物的阴阳、五行属性及其关系，从根本上说，都是气的属性及其关系。因此，情志相胜的五行相胜和阴阳互制说，都可概括在气机互调之内，它们难以解释的情志相胜现象，也都可以用气机互调加以说明。从不同气机变化之间的相互影响和制约来理解情志之间相胜的机理，既符合阴阳、五行相互制胜之基本道理，又不拘于各种情志的阴阳、五行属性，因而能够更好地全面解释各种情志相胜的现象。

同时，从根本上看，情志缓急相制的实质是气机的缓急相制，因为情志所致气机变化既有升降出入的不同，也有缓急的差别。故缓急相对之说本质上同于气机互调之论，可包含于后者之内。

3. 气机互调可概括药物与情志疗法的共同机理　中医学虽重视以情胜情等心理疗法治疗情志疾病，但也不偏废药石疗法，若两相配合，常能取得更好的效果。概而言之，药物治疗情志疾病的基本机理，无非是情志扰乱脏腑气机，而药物调整脏腑之气，意在反之于平。正如郑钦安《医法圆通·万病一气说》所说："气也者，周身躯壳之大用也。用药以治病，实以治气也。气之旺者宜平，气之衰者宜助，气之升者宜降，气之陷者宜举，气之滞者宜行，气之郁者宜解，气之脱者宜固，气之散者宜敛。知其气之平，知其气之变，用药不失宜，匡救不失道，医之事毕矣。"以方剂言，前有仲景之甘麦大枣汤调理心脾之气以治脏躁，后有逍遥散、柴胡疏肝散调理肝脾之气以治肝郁，均为以药治情志紊乱之典型方药。后世医家如陈士铎舒肝润肺治气恼呃逆；庄一生探吐法加平肝和胃治暴怒痰厥；叶天士苦辛清心达肝治情性躁急、阳动太过之鼻渊，清心益肾柔肝治烦劳晕厥；丁甘仁抑肝培土生金治情郁咳嗽等，运用甚多，均属从调整脏腑气机角度入手。林佩琴亦云："七情内起之郁，始而伤气，继必及血，终乃成劳，主治宜苦辛凉润宣通。"由此可知，治疗情志疾病的情志相胜之法与药物疗法，其基本机理均为通过调整人体气机，恢复其正常运行状态，法虽异而理则同。（金光亮.《内经》情志理论研究 // 烟建华主编. 内经学术研究基础. 北京：中国中医药出版社，2010，198–199）

二、怒志形成机理的研究

1. 人类怒志生成机制的意义：由于人类怒志的生成机制是对动物远祖机制的继承与演进，所以这一机制最原始、最本质的意义，是在受到欲望被阻逆、利益被侵犯的刺激时，为即将发动的以防御、驱逐以及征服为目的的攻击所做的准备反应，人类后天生活又为之附加了维护其事先认可的社会行为准则的意义。正是怒志的意义决定了在怒志的生成过程中精气向上、向外运动所要灌注的具体效应器的选择，也就是为什么"怒则气上"。

2. 怒志的生成，是涉及生理、心理两大系统的复杂反应，以内外刺激为始因，以人体精气的运动变化为基础，五脏所藏之神的活动贯穿于中。

除某些自然刺激之外，绝大多数刺激对于具体的个体而言，只有被个体主观判定具有阻逆其欲望、侵犯其利益、挑战其事先认可的社会行为准则的意义才会引发怒志生成。

在怒志生成过程中，人体精气的运动变化包含基础与信息两个生命层面，荷载了信息的气成为神气，气的信息运动在整个过程中发挥着重要的作用。

在怒志生成过程中，五脏所藏之神的活动依进化过程而言由低至高主要可分为魄、魂、神三个层级的反应，神通过意志对怒志生成进行调控。

3. 在受到刺激后，魂魄主导的模式化反应产生荷载敌意的神气引导行为指向，并发出荷载指令性信息的神气到达特定脏腑组织，调集大量精气急速向上、向外灌注到特定的各效应器从而迅速为攻击做好准备。虽然人并不一定会采取攻击行动，但魂魄仍然保留着动物远祖的反应模式。

与当前以心神为怒志反应主体的观点不同，本文认为在魂魄主导的模式化反应中精气运动的变化构成了怒志的情志表情和相应的生理和行为变化的主体。

反应中的各种反馈信息被传递给神形成感觉的组合，与引导行为指向的敌意、攻击意志联系在一起，经过长期的经验与多次的重复联系、对比，构成了我们对怒志的情志体验。

怒志向外表达为表情姿态及行为首先是精气运动的变化的必然结果，同时也使外界得以识别个体的反应信息，从而实现与对方的信息交流。

在此观点基础上，本文从怒所导致的疾病、疾病所导致的异常发怒、与怒相关的情志疗法、养生预防中的未怒先防与既怒防病四个方面，对怒志生成机制在临床中的应用作了初步探讨。认为由于怒志的生成涉及精气运动的基础与信息两个生命层面，影响到身心两个领域，在处理涉及怒志的临床问题时应综合考虑怒志对两个生命层面、身心两个领域的影响。（邵雷.《内经》怒志形成机理的研究.北京中医药大学2005级博士研究生学位论文）

【原文】

五脏所藏：心藏神，肺藏魄，肝藏魂，脾藏意，肾藏志，是谓五脏所藏。（《素问·宣明五气》）

【串讲】

五脏各有所藏之神：心所藏为神，肺所藏为魄，肝所藏为魂，脾所藏为意，肾所藏为志。藏，隐藏、藏纳、藏舍的意思，可以引申理解为主管之义。这就是五脏藏五神之说。

【原文】

肝藏血，血舍魂。

脾藏营，营舍意。

心藏脉，脉舍神。

肺藏气，气舍魄。

肾藏精，精舍志。（《灵枢·本神》）

【串讲】

肝贮藏血，魂隐居于血之中。脾贮藏营，意隐居于营之中。心主一身之脉，神隐居于脉之中。肺主一身之气，魄隐居于气之中。肾贮藏精，志隐居于精之中。舍，藏舍、驻舍的意思。五脏各藏其精，五精各舍其神，以见神根于精，由五脏所主管。

【解读】

一、关于五脏藏神理论

上两段原文提到的"藏"和"舍"，究其本意还是主司、管理之义，从而提出"五脏主五神"（简称"五脏藏神"）的论题。《内经》"五脏藏神"理论主要从五脏功能特性和五神的作用特点来理解，具体辨识如下：

1. 心藏神，其志为喜　经文说"心藏神""心藏脉，脉舍神"，此神与肝藏魂、肺藏魄同一等列、层次，为了与大概念神相区别，我们称之为心神。《六节藏象论》也说心为"神之变（处）"，与肺为"魂之处"、肝为"魄之居"同列，《天年》更说"神气舍心，魂魄毕具"，都可以成为学术佐证。心神的主要活动内容是"任物"，主持思维过程、情绪反应及神志活动产生的聪明智慧等，张介宾说它"总领魂魄，并赅意志"，我们称之为自觉意识。为什么它有如此高的地位呢？这主要是因为，从生物进化角度看，"神气舍心"才成其为人，心神唯人独有，因而是最后形成的，较魂魄更为高级，位列神系统的顶端，乃五神之主导、统领；从藏象角度看，心属阳中之太阳，为"生之本"，在五行属火，"火之精为神"（《素问·解精微论》）。只有心神精明，火耀阳旺，才能驱散阴霾鬼魅梦幻，保持精神健康；而火亢阳盛则狂妄迷乱、火微阳败则昏幻见鬼，都是心神病证的主要病证，甚至危及生命健康。如温病热邪逆传心包的神识昏迷，"衣被不敛，言语善恶不避亲疏"的神明之乱，都是临床常见的心神病证，治疗则围绕清心开窍立法处方用药。《古今医案按》记载：张子和路经亳州遇一妇女病喜笑不止，已半年，众医治之术穷。张以沧盐成块者二两余，火烧通赤，放冷研细，以河水一碗，同煎三五沸，稍温，与饮之。以钗探咽中，吐去热痰五升。次服火剂，火主苦，解毒汤是也。不数日而笑定。《内经》说"神有余则笑不休"，神即心火。心之情志为喜，在声为笑，心火之象。心火有余则神张而乱，以苦泄心火治愈。《万氏家传痘疹心法》记载一地方官员抱其义男的两周岁儿子给万全看，看后说："笑无情，恐出痘耳。诀云：喜引才方笑。此子不待喜引自笑，谓之无情。笑者，心之火声，火象也。经曰：'诸痛痒疮，皆属心火'，故恐出痘也。"该官员没有在意，没过许久，果然出痘，头面肿痒而死。盖无情喜笑，心火内盛，心神有余，痘虽未发亦是预后不良的先兆。

2. 肝藏魂，其志为怒　肝属阴中之阳，在五行属木，魂为木之精，是人的本体意识。《素问·阴阳离合论》说："天覆地载，万物方生，未出地者，命曰阴处，名曰阴中之阴；则出地者，命曰阴中之阳。"木的特性是根于阴而出于阳，有沟通阴阳之德。其母水，其子火，合于五脏，则乙癸同源、心肝同气。合之于魂，则以潜意识影响心神之灵拙，是心神的基础；它随神往来则光明爽朗、聪明智慧，此阳界人间之事；神敛神衰，唯魂独自活动，则为梦、为幻，此阴间冥界之际。正因为木能沟通阴阳，所以魂有沟通魄之感知与心神任物两者之间的作用。文中说"肝藏血，血舍魂"，认为魂藏于肝血，故后世医家有"魂昼日游于目，夜则归于肝"之说，肝血虚实都影响魂的安定而出现魂不安舍的病证。如《医宗必读》记载：一儒者，饱受科举考试的困苦煎熬，又吐衄，多至盈盆，尪羸骨立，多梦争斗，情景恐怖，遇劳即发，补心安神，久治无效。读《素问》知肝藏血，血舍魂。今作文苦，又多衄血，则魂失养，故交睫即魇。知此证非峻补不可，而草木力薄，遂以酒溶鹿角胶，空腹饮之，五日而安卧，一月而神宁。鹿角能峻补精血，血旺则魂安病愈。

怒为肝志，在生理上适量的倾诉或小发其怒有条达气机、疏泄肝气，防止抑郁而致气滞血瘀的作用，但暴怒、郁怒则可致气机冲逆，引起眩晕、昏厥等病证，还可伤脾肺、动血、耗精。临床当予柔肝、舒肝、降肝气、镇肝逆等治肝之法。

3. **肺藏魄，其志悲忧**　肺在五行属金，魄为金之精。魄是形体官窍中的感知、运动本能，乃动物即有的低级生命机能，所谓形中有气，知觉存焉，故《灵枢·本神》说："肺藏气，气舍魄。"但魄的这种本能，非魂不能激活，亦非魂不能达于心神，因而它是心神"任物"的基础，与魂动静离合，阴阳相成，则魄的感知和动作的灵敏、迟钝也与魂有关。魂魄合则为实，在心神主导下开展健全的精神活动；离则为虚，失去心神主导，为梦、为幻。其中心神、魂魄的相互作用，亦体现了金、木、火之间的五行制化关系。人的衰老过程中有"八十岁，肺气衰，魄离，故言善误。"肺藏魄失常的病证，可见感觉失常，幻觉、错觉；实证可发狂。如《灵枢·本神》说："肺喜乐无极则伤魄，魄伤则狂，狂者意不存人，皮革焦。"《名医类案》记载一病例："一人忽觉自形为俩，并卧，不语，难辨真假，问亦无所答对，此乃魄离之证。用朱砂、人参、茯苓浓煎服，真者气爽，假者即化。"此案属魄伤虚证，故用朱砂重镇虚怯，以参、苓益气补肺，健脾除湿，以治魄伤后产生的幻觉与错觉。

4. 脾藏意,其志为思 经文说"心之所忆谓之意",意发于心、主于脾;又说"脾藏营,营舍意",营为水谷精微,由脾所化。盖意念划归五神之一,是思维的开始,乃人类所特有,而思既为脾之志,也是思维的重要环节,智慧的标志。在精神活动中,无论意念,还是思虑,都需要脾营——后天水谷支持,同时脾又以"孤脏灌四旁"发挥土德养诸脏、调诸神的生理作用。如思在七情相胜中起着中央枢纽调节作用;又如归脾汤养心脾治疗气血不足诸证,特别指出对于思虑过度,劳伤心脾的健忘、失眠、不能集中精力等症状有很好疗效。

5. 肾藏志,其志为恐 "意之所存谓之志",志发于心、主于肾,是对意念进一步肯定。志之所以属于肾,乃以肾主藏精,在五行为水,水德沉静,故坚毅而固志不移。经文说"肾藏精,精舍志",肾精是志的生物基础,故年老精衰则志难乎为继,因病肾精不足者多有健忘、应事能力迟钝甚至呆滞、痴呆,必填精补肾,如龟灵集及参、茸、枸杞之类方药,或可取效。

肾在志为恐,表现在恐能伤肾,病机主要是恐则气下,失于固摄、闭藏,精气因而下流,此为肾气失守。如《古今医案按》记载:一人游惠山,晚归,不意看见巨神卧于寺门,因而恐惧奔避,自此便溺失禁,每日五六十次。周恭诊视后说:惊则心无所倚,恐则伤肾,此病是水火不交,心肾俱病,故二脏所合之腑小肠、膀胱失职,便溺失禁。俞震按云:此证当死,或用参芪温补之药以图侥幸。反之如果肾气不摄,气机下陷,除了表现为二便失禁等一系列躯体疾患外,或可兼有恐惧症状。

《内经》五脏藏神的理论,主要是通过五脏的精气活动、阴阳五行关系,探讨与把握精神活动的机理与规律。它注重的是精神活动中各个部分、各种因素的整体关系,精神活动与躯体生理、乃至于生存环境的整体关系,如此则五脏被赋予这种调节机制及其障碍(疾病)诊治的主体,这与西医学从脑髓神经解剖形态及神经递质分泌来研究精神活动,在研究思路、方法上有着根本差别。

《内经》学术体系以五脏为主体,精神活动亦纳入其中,形成了"神志五脏"之内涵,故五脏又称"五神脏",并且建构了中医神志学——五脏藏神的理论系统，充分体现了中医学精神理论的学术特色，并为其临床诊治各种精神障碍疾患奠定了坚实的理论基础。神志五脏包括五脏主五神与五志，五脏主五神主要论意识活动和思维活动，五脏主五志主要论情志活动。

二、学术构思：神的理论系统框架

《内经》有关神的概念、理论以及据其思辨推理方法建立的相互关系，构成中医学神理论系统的雏形。

1. 基本概念

①意识方面：心神，魂，魄。

心神：自觉意识，主"任物"，能统摄魂魄、主导思维、调节情志，是人的行为的最高指令与调节者。

魂：本体意识，主持生命体本能的意识反应，能沟通魄与心神间的信息。

魄：基础的生物本能，是形体官窍与生俱来的感觉能力（视、听、嗅、味、温湿、痛痒、触觉等）与运动能力。

②思维方面：意，志，思，虑，智。

③情志方面：怒，喜，思，忧（悲），恐，惊。

2. 系统理论

（1）精神魂魄：以阴阳分其属性，表列如下

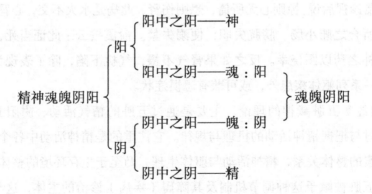

魄：意识活动中最基础的部分，在人类进化中最早形成，在人体则生而即有，主感受和采集信息，执行上位指令，完成成行为。

魂：意识活动中由先天生成、出生后早期受外界影响而完成的部分，在人类进化中晚于魄而早于心神。

心神：在人类进化中最后生成、完善，主要由后天训练而成，处于五神最高端地位。

（2）意识活动机理：魄接受内外刺激，形成神气，上传至魂，产生初级反应，下传至魄形成本能行为；或由魂将神气转导至心神，经思维将指令复由魂下传至魄，形成高级行为。魄的活力由魂激发，魂的活动受心神制约。

（3）思维活动：是由心主导完成的高级意识活动，其中意志能反制约制约心神，影响魂魄、情志。

（4）情志活动：由内外刺激魄而形成神气上传至魂，产生初级情志反应，此系遗传而来本能。动物仅此而已，人则由魂迅即将此神气上传至心神，经心神分析决策发出指令，下传魂魄，形成高级情志活动。

情志活动产生精气变动，即气机的宣泄、亢张、敛降、伏藏等，是人类调节精气活动的生命活力，不但可以使情志表达出来，交流信息，而且有利于精气运动的协调。

（5）神志五脏：五脏分与五神、五志相对应，是神志五脏的基本内容。主旨是建立以五脏五行阴阳方法分析、掌握神志活动的机理和规律。

【释疑】

问：如何评价"心主神明还是脑主神明"的争论？

长期以来，中医界就"心主神明还是脑主神明"而争论不休，"脑主神明"论者从解剖论事，认定这是医学科学的进步，并举出明代李时珍"脑为元神之府"和清代王清任"灵机记性全在于脑"之说为证。按《内经》五脏藏神之理，解剖学包括皮层在内的脑的机能可能被分为相对独立又相互联系的五个部分，分为五脏所主，而五脏主全神功能，可能还包括周围神经及其他与精神活动相关的众多内容。因此，在概念、理论的科学内涵上大不相同，各成体系；在诊治规范上，各具特色，各有优劣。总之，"道不同"，各有存在价值，我们中医同道完全不必自惭形秽，千方百计、费尽心思挖掘幽潜于古代文献中有关头脑精神资料，来证明我们"自古有之"。其实，从甲骨文字、《说文解字》、《尔雅·释诂》都可以找出头脑精神的联系，从《道藏》南北朝、宋代文献也可找出对脑观察及其对精神、形体关系的

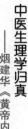

记载，但在方法学上这与严格意义上的生命科学与医学科学研究相去甚远，更谈不上形成相应的概念、理论。因此，关于"心主神明"还是"脑主神明"的争论，由于没有可比性而毫无意义，是一个典型的伪命题；改弦易辙，从脑髓解剖实体改造中医神志理论，建立所谓的"中医脑学"实在没有必要，结果也必然徒劳无功，因为临床治疗脑病仍然要从五脏、精气神立论，别无他途。